药膳玉函

YAOSHAN YUHAN

五批全国中医临床优秀人才项目

主编◎ 冉雪梦

雷行华

张泽学

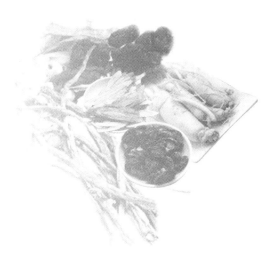

四川科学技术出版社

图书在版编目（CIP）数据

药膳玉函 / 冉雪梦，雷行华，张泽学主编. -- 成都：
四川科学技术出版社，2025.3. -- ISBN 978-7-5727
-1708-6

Ⅰ. R247.1

中国国家版本馆 CIP 数据核字第 2025VB3254 号

药膳玉函
YAOSHAN YUHAN

主　　编　冉雪梦　雷行华　张泽学

出 品 人　程佳月
策划编辑　戴　玲
责任编辑　吴　文
助理编辑　刘珏伶
营销编辑　刘　成
封面设计　墨创文化
责任出版　欧晓春
出版发行　四川科学技术出版社
　　　　　成都市锦江区三色路238号　邮政编码　610023
　　　　　官方微博:http://weibo.com/sckjcbs
　　　　　官方微信公众号:sckjcbs
　　　　　传真:028-86361756
成品尺寸　185 mm×260 mm
印　　张　13.75
字　　数　280千
印　　刷　成都蜀通印务有限责任公司
版　　次　2025年3月第1版
印　　次　2025年5月第1次印刷
定　　价　58.00元
ISBN 978-7-5727-1708-6

邮　　购:成都市锦江区三色路238号新华之星A座25层　邮政编码:610023
电　　话:028-86361758

编　委　会

>>> 前 言

俗语说：病来如山倒，病去如抽丝。临床上有很多疾病，虽经积极治疗，康复期却很漫长，甚至长期缠绵难愈。《黄帝内经·素问》有这样一段话："毒药攻邪，五谷为养，五果为助，五畜为益，五菜为充，气味合而服之，以补精益气。此五者，有辛酸甘苦咸，各有所利，或散，或收，或缓，或急，或坚，或软，四时五藏，病随五味所宜也。"可见，用食材对身体进行科学调养对疾病的康复具有重要意义。

关于药膳的"曰"可以说浩如烟海，但真正能精准指导临床的并不多，尤其在目前辨病、辨证、辨体"三辨合一"模式下筛选合适的药膳更是困难。目前较流行的药膳处方大多比较片面，缺乏系统化，制作过程也描述不详，缺乏可操作性。

谢梦洲、朱天民主编的《中医药膳学》对中医药膳的起源、发展、理论、应用及开发进行了较系统的总结，将食材和药材有机结合，为现代药膳学的发展提供了全新的思路。

本团队成员才疏学浅，然怀着抛砖引玉的态度，根据国家中医药管理局中医疾病诊疗方案和中医临床教材及部分相关专著，对临床常见病种按照以病为纲，以证为目，结合体质的思路对疾病进行较规范的细化分类、分型、分期，并根据细分结果推荐相应的药膳处方。其中部分药膳处方并非本团队独创，然每方必经团队成员精心筛选，反复推敲，以有利于身体康复和营养美味相结合为原则，从选材、剂量、制作、调味等方面进行论述。希望本书对临床医务工作者和普通患者及养生爱好者能有所帮助和启发。

本书编委会
2025 年 3 月

>>> 目 录

第一章　药膳基础知识

一、药膳的定义与分类

（一）药膳的定义

药膳是在中医理论指导下，将不同药物与食物进行合理组方配伍，采用传统和现代科学技术加工制作，具有独特的色、香、味、形、效，且有保健、防病、治病等作用的特殊膳食。它既将药物作为食物，又将食物赋以药用，药借食力，食助药威，两者相辅相成，相得益彰；既能果腹及满足人们对美味食品的追求，同时又能发挥保持人体健康、调节生理功能、增强机体素质、预防疾病发生、辅助疾病治疗及促进机体康复等重要作用。

（二）药膳分类

药膳基于"药食同源"的观念，主要由中药与食料两大类原料组成，具有隐药于食、辨证配伍等特点。药膳根据人体的不同需要、原料的不同性质、药膳的不同功效，分为不同类别。

1. 根据食材分类

药膳食材种类繁多，根据食材的用途、来源等进行分类。

（1）药食同源类：红枣、龙眼肉、生姜、枸杞、芝麻、山药、阿胶、甘草、蜂蜜、砂仁、陈皮、山楂、小茴香、干姜、佛手、香橼、桃仁、肉桂、胡椒、花椒、生姜、赤小豆等。

（2）中药类：益母草、鹿角胶、熟地黄、白芍、当归、鳖甲、黄芪、党参、川芎、三七、元胡、桂枝、鸡血藤、丹参、香附、鸡内金、乌药、艾叶、吴茱萸、牡丹皮、大黄、茯苓等。

（3）禽畜类：草龟、羊肝、兔肉、白鸽、羊肉、猪肝、鸡肉、猪肚、猪肉、猪骨、猪蹄、牛肉、猪腰、鹌鹑等。

（4）蔬菜类：韭菜、菠菜、银耳、白萝卜、莲藕、白菜、香菇、苦瓜、丝瓜、油菜、黄花菜、芥菜、胡萝卜、芹菜等。

（5）调味品类：食盐、冰糖、白糖、味精、米醋、香油、料酒、酱油、大蒜、葱等。

（6）果实类：柚子、西瓜、橙子、榴莲、葵花子、莲子、苹果等。

（7）酒类、茶类：米酒、黄酒、白酒等，红茶、绿茶等。

（8）花卉类：茉莉花、玫瑰花、牡丹花等。

（9）豆类及豆制品类：黑豆、豆皮、豆腐、腐竹等。

（10）水产类：螃蟹、鲤鱼、鲫鱼、鲈鱼等。

（11）粮食类：粳米、薏苡仁、小米等。

（12）蛋类：鸡蛋、鹌鹑蛋等。

2. 根据形态分类

药膳具有多样化的特点，人们不仅需要各种不同的食物以满足机体营养成分的需要，也需要不同形式、不同形态的膳食以满足视觉、嗅觉和味觉的需要。药膳作为特殊的膳食，同样也需要不同的形态，以体现药膳的色、香、味、形。

（1）菜肴类：本类药膳主要以肉类、蛋类、水产类、蔬菜类等为基本原料，配合一定的药材，以煨、炖、炒、蒸、炸、烤等制作方法加工的食物，如天麻蒸乳鸽、首乌鸡、陈皮木香烧肉等。

（2）粥食类：常以粳米、薏苡仁、小米等富含淀粉的原料，配以适合的药材，经熬煮等工艺制作的半流质状食品，如安胎鲤鱼粥、羊脊粥、菟丝子粥等。本类食品尤宜于老年人、病后调理、妇女产褥期的"糜粥浆养"。

（3）糕点类：这类食品属非主要膳食的点心类、零食类。常加入熬制后的固体或半固体状食物，配以药材粉末或药汁与糖拌熬，或掺入熬就的糖料中；或者选用某些食材与药材，经药液或糖、蜜等煎煮制作而成，如丁香姜糖、荸荠内金饼、十全大补糕等。

（4）饮品类：属佐餐类或日常饮用的液体类食物。它是将药材与食材经浸泡、绞榨、煎煮、蒸馏等方法加工制作而成。包括鲜汁，如鲜藕汁、荷叶汁；茶，如玫瑰茉莉茶、决明子茶；露汁，如银花露、菊花露；药酒，如当归元胡酒、巴戟牛膝酒；浓缩精汁，如虫草鸡精、人参精等。

（5）其他：不能归入上述各类的一些品类，如藕粉、怀山药泥、桃杞鸡卷、芝麻核桃糊、虫草鸭子罐头等。

3. 根据功效分类

由于药膳原料中有中药的成分，并且是根据中医理论进行组方配伍，因此药膳也具有功效特点和对疾病的防治作用。

（1）解表类：由辛凉或辛温的药材和食材组成，具有发汗、解肌透邪的功效，适宜于六淫之邪侵入肌表，或麻疹、疮疡初起，浮肿兼见表证者。

（2）清热类：由甘寒或苦寒的药材和食材组成，具有清热解毒、生津止渴的功效，适宜于机体热毒内蕴或余热未清之证。

（3）温里祛寒类：由辛温或辛热的药材和食材组成，具有温经通脉、散寒止痛的功效，适宜于里寒证，如寒邪内盛，或阳虚寒邪内生，或寒滞经脉等证。

（4）利水渗湿类：由甘淡利湿、通利水道的药材和食材组成，具有健脾益胃、利水祛湿、通利小便的功效，适宜于各种水湿证、湿热蕴结诸证。

（5）化痰止咳类：由祛痰止咳、降气平喘的药材和食材组成，具有祛痰化痰、宣肺止咳、降气平喘的功效，适宜于各种咳喘证。

（6）消食导滞类：由消积导滞、辛温通达的药材和食材组成，具有健脾开胃、消食化积、行气止痛的功效，适宜于消化不良、食积内停、腹胀腹痛等证。

（7）理气类：由芳香走窜、顺气宽胸的药材和食材组成，具有疏肝解郁、理气健脾、行气止痛的功效，适宜于胸胁胀痛、嗳气反酸、食后腹胀及食后便溏等证。

（8）理血类：由辛温苦等入血分的药材和食材组成，具有活血化瘀、消肿止痛之功，适宜于瘀血内停、跌打损伤等症。

（9）安神类：由质重沉降的药材和食材组成，具有重镇安神、养心的功效，适宜于神志失常、心神不宁、惊悸健忘、失眠多梦等。

（10）平肝潜阳类：由滋阴潜阳的药材和食材组成，具有息风镇静、平肝潜阳的功效，适宜于肝阳上亢、肝风内动、头目眩晕、抽搐等。

（11）润肠通便类：由滑润大肠、促进排便的药材和食材组成，具有润肠通便的功效，适宜于大便干燥、肠涩津亏等。

（12）固涩类：由酸甘收敛、固涩止脱的药材和食材组成，具有敛阴止汗、涩肠、涩精止遗、固崩止带的功效，适宜于气、血、精、津耗散或滑脱不禁诸证。

（13）补益类：由温肾壮阳、滋阴补肾、补中益气、益气生血的药材和食材组成，具有补养气血阴阳的功效，适宜于气血阴阳虚衰诸证。

4. 根据季节分类

按照四季可将药膳分为春季药膳、夏季药膳、秋季药膳和冬季药膳。季节不同，在药材和食物原料及烹调方法的选择上亦有所不同。夏季药膳多配用一些凉性、寒性的原料；冬季药膳多配用温性、热性或滋补的原料；春、秋药膳则配用一些平性的原料。

5. 根据五脏调养分类

（1）养心药膳：适宜于心失所养，出现心悸不安、心慌失眠、健忘躁动、哭笑无常、神志不清、舌体淡白或红而糜烂、脉结代或细弱之人，可选用养心护心、清心安神的药材和食材。

（2）养肝药膳：适宜于肝失所养，出现精神抑郁、多愁善感、沉闷欲哭、胸胁疼痛、肢体麻木震颤、头晕目眩、双目干涩、食欲缺乏、嗳气反酸、少腹胀痛、痛经闭经、腹水水肿、舌青紫、脉弦之人，可选用养肝护肝、疏肝理气的药材和食材。

（3）养肺药膳：适宜于肺失所养，出现悲哀忧伤、呼多吸少、咳嗽痰多、颜面水肿、鼻部干涩、皮肤粗糙、少气懒言、脉细弱之人，可选用养肺护肺、滋阴润肺的药材和食材。

（4）养脾药膳：适宜于脾失所养，出现食欲缺乏、腹胀便溏、水肿泄泻、脏器下垂、消瘦痿软、四肢痿废、口淡无味、舌淡苔厚腻、脉迟缓之人，可选用健脾益气、除湿化痰、开胃的药材和食材。同时，在养脾的同时也需照顾到胃，这样才能预防和减少胃肠等消化系统疾病的发生。

（5）养肾药膳：适宜于肾失所养，出现头晕耳鸣、失眠健忘、腰膝酸软、遗精盗汗、畏寒肢冷、小便清长、面色㿠白或黧黑、舌淡胖苔白或舌红少苔、脉沉细之人，可选用养肾补肾、温肾壮阳的药材和食材。

二、药膳的作用与功效

药膳主要适宜于初感邪气、素体虚弱或虚劳损害等患者，是中医"未病先防，既病防变"思想的实践应用。药膳功效由其所选用的药材、食材及搭配方式所决定，药膳的功效是治法的具体体现，包括散寒、温阳、理气、理血等，药膳的选用应依据患者病因、病位及病机进行分析，选用具有合适功效的药膳进行治疗，如《素问·阴阳应象大论》中曰："形不足者，温之以气；精不足者，补之以味。其高者，因而越之；其下者，引而竭之；中满者，泻之于内；其有邪者，渍形以为汗；其在皮者，汗而发之；其剽悍者，按而收之；其实者，散而泻之；审其阴阳，以别柔刚，阳病治阴，阴病治阳。定其血气，各守其乡，血实宜决之，气虚宜掣引之。"本书以疾病、证型为基础，对药膳进行分类，使之相得益彰。

（一）补虚

1. 气虚证

常配伍健脾、益气等药材，如白术茯苓田鸡汤具有健脾益气、利水消肿的功效。

2. 血虚证

常配伍补血、养血等药材，如糯米阿胶粥具有养血益气安胎的功效。

3. 阴虚证

常配伍滋补肝肾、养阴、生津等药材，如首乌鸡具有滋阴平肝、补精养血的功效。

4. 阳虚证

常配伍温阳益气等药材，如羊脊粥具有补肾助阳、益精气、强腰脊的功效。

（二）泻实

1. 气郁证

常配伍疏肝、行气、解郁等药材，如陈皮木香烧肉具有疏肝理气的功效，橘皮紫苏茶具有行气止痛宽膈的功效。

2. 血瘀证

常配伍活血、行气、止痛等药材，如丹参红花陈皮饮具有活血祛瘀、行气止痛的功效，三香饮具有行气活血的功效。

3. 痰湿证

常配伍燥湿、化痰、健脾等药材，如生姜陈皮茶具有化痰、降逆、止呕的功效，杏陈薏苡仁粥具有健脾理气、化痰散结的功效。

4. 火热证

常配伍清热、凉血、泻火等药材，如丹桃紫草粥具有清热解毒、活血消癥的功效，生地木棉花瘦肉汤具有滋阴清热、凉血祛湿的功效。

5. 食积证

常配伍消积、行气等药材，如莱菔子粥具有行气、消积、化痰的功效，荸荠内金饼具有开胃消食、清热导滞的功效。

三、药膳的选材与处理

（一）药膳的选材

药膳的选材要突出药膳"色、香、味、形、效"的统一。药材和食材均具有寒、热、温、凉四气及酸、苦、甘、辛、咸五味的特点。"四气"是药材和食材辨证施膳的依据，"五味"是指导药膳与对应脏腑相适应的向导。

1. 选材来源

药膳所用药材可以是新鲜药材，也可以是从药店购买的饮片，但一定要优质，凡是变质、发霉的均不能食用。药膳所用的药材和食材首先要净选，使之清洁干净，无杂质异物、无尘土、无霉变腐烂，还要注意其色、味纯正，外形美观，质量优良。为保证药膳疗效，还应对药材与食材进行必要的加工处理。有的需切片、切丝、切丁或切段，有的需粉碎为细末，有的则需按中药炮制的要求进行炮制加工，以减其毒性或副作用。

2. 食材四气的选择与配伍

对于药膳材料的特性，温性、热性的中药材，如生姜、大葱、红枣、核桃、小茴香等可以配合具有相似性质的食材，如羊肉、鸡肉、狗肉、鲫鱼等，起到温里、散寒、助阳的作用，治疗寒证、阴证；凉性、寒性的中药材，如绿豆、藕、荸荠、马齿苋、菊花等可以配合具有相似性质的食材，如西瓜、梨、鸭肉、兔肉、马肉等，起到清热、泻火、凉血、解毒的作用，治疗热证、阳证。还有一类中药材，无明显的温凉之偏，比较平和，称为平性，如人参、莲子、茯苓等可以配合具有相似性质的食材，如猪肉、牛肉、驴肉等，按照需要和配制原则添加，可以增加药膳的口感。

3. 食材五味的选择与配伍

酸味食疗中药能收敛、固涩，如乌梅、石榴等；苦味食疗中药能清热、降气、泻火、燥湿，如苦瓜清热解毒、杏仁降气等；甘味食疗中药能补养、调和、缓急止痛，如红枣、蜂蜜、饴糖之补脾和胃、养肺补虚、缓急止痛等；辛味食疗中药能发散、行气，如生姜、大葱发散风寒，橘皮、砂仁行气等；咸味食疗中药能软坚散结，如海藻、海带等；淡味食疗中药能渗利小便，如茯苓、薏苡仁等。应用药膳还应注意食疗中药的五味与五脏的关系。一般说来，辛入肺，甘入脾，苦入心，酸入肝，咸入肾。只有根据性味合理选用药膳，才能达到滋补身体、防治疾病的目的。

（二）药膳食材处理

1. 中药类

饮片类药材应先用清水对其进行清洗，清洗后根据不同的制作方式进行处理，一般制作菜肴、粥食、茶饮类药膳可清洗后直接进行加工；制作糕点类药膳，可以先将药材制成粉末，再进行加工，也可以将药物浸泡在100℃的开水中，或煎煮后静置凉取汤，再进行制作。

2. 粮食类

首先需要用清水对粳米、薏苡仁、小米等粮食类食材进行淘洗，防止掺杂杂质，影响口感，淘洗次数一般为2～3次，次数太少，无法清除杂质，次数太多，会导致维生素B和无机盐等水溶性物质过多流失。

3. 禽畜类

对禽畜类食材进行充分冲洗、浸泡，将其过多的血水冲洗干净，防止血液腥臭之气影响药膳的味道。尤其是对于内脏类物质，可适当加入生姜及白酒去腥增香。对于如羊肾、猪腰等内脏应充分去除肾盂，防止腥膻味过重；对于如甲鱼、鹌鹑等以肉质为取材目的的食材，应对其内脏进行清除。

4. 果实类

西瓜、莲子、桃仁等果实类食材，首先应去除果皮或种皮，一方面有利于有效成分的析出，另一方面可以提升口感，方便食用。

5. 水产类

淡水鱼类如鲤鱼、鲫鱼、鲈鱼等刮鳞去内脏处理；对于贝壳类应先将其浸泡于盐水中静置，予以吐沙处理。对于所有水产类食材建议用苏子叶或生姜进行腌制，以解其本身含有的毒素。

第二章　药膳的制作与食用方法

一、药膳的制作方法与注意事项

（一）药膳的制作方法

药膳的品类繁多，烹调方法由食材本身的特点决定，与治疗需要、适应对象等有密切的关系。常用药膳可分为热菜类、凉菜类、药粥类、饮品类和面点类等。

1. 热菜类药膳制作方法

热菜类药膳是最常见的药膳，烹调方法有炖、焖、煨、蒸、煮、熬、炒、卤、烧、炸等。

（1）炖：先将食物在沸水锅内焯去血污和腥膻味，然后放入炖锅内。另将纱布包好的药物用清水浸泡几分钟后放入锅内，再加入姜、葱、胡椒及适量清水，先用武火煮沸，去浮沫，再改用文火炖至熟烂。一般炖的时间掌握在2~3小时，炖得药膳质地软烂，如雪花鸡汤、十全大补汤等。

（2）焖：将原料冲洗干净后切成小块。将油倒入热锅中，至油温适度，下入食材，油炝之后，再加入药材、调料、汤汁，盖紧锅盖，用文火焖熟。焖得药膳酥烂、汁浓、味厚，如枣杏焖鸡、参芪鸭条等。

（3）煨：具体操作方法有两种。一种是将药材和食材经炮制之后，置于容器中，加入调料和一定量的水，慢慢地将其煨至软烂，此法制作的药膳汤汁浓稠，口味浓厚。另一种是将所要烹制的药材和食材预先经过一定的方法处理之后，用大菜叶或湿草纸包裹好，然后埋入刚烧的草木灰中，利用草木灰的余热将其煨熟。时间要长，中途可以添几次热草木灰以保持一定的温度。

（4）蒸：将药膳原料炮制加工后，和调料拌好，装入器皿中，待水沸时，置蒸笼内，用蒸汽蒸熟。笼内温度可以超过100℃，火候视原料的性质而定。一般蒸熟不烂的药膳可用武火，用中火蒸制有利于保持食材形状的完整，色泽美观。此法不仅用于药膳烹调，而且还可以用于药膳的炮制和药膳的消毒灭菌等。蒸法有六种：粉蒸、包蒸、封蒸、扣蒸、清蒸和汽锅蒸。

粉蒸：将药材和食材炮制好，拌入调料，再加米粉上笼蒸制，如粉蒸鸡。

包蒸：将药材和食材炮制好，拌入调料，再用菜叶或荷叶包牢上笼蒸制，如荷叶凤脯。

封蒸：将药材和食材炮制好，拌入调料，装在容器中加盖用湿棉纸封严上笼蒸制，如虫草鸭子。

扣蒸：将药材和食材炮制好，拌入调料，整齐地排放在容器内上笼蒸制。其法分明扣、暗扣两种，明扣为面形朝上排成；暗扣为面形朝下排成，蒸好后再翻扣在汤碗中，如参蒸鳝段。

清蒸：又叫清炖，与隔水炖法相似。将药材和食材炮制好后装入容器中，拌入调料，加少许白汤或清水上笼蒸制，如田七鸡。

汽锅蒸：将药材和食材调配好之后，放在一种特制的土陶汽锅内。此锅的底部中心有一汽柱，直通锅内，蒸汽由气柱冲入锅内的原料中。由于上面有盖子，这样蒸汽一方面作为热量传递的媒介；另一方面蒸汽与原料结合后的原汤又随水汽凝沉于锅中，有利于保持原汁和药性。

（5）煮：将药材和食材按要求炮制加工后，放置在锅中，加入调料，注入适量的清水或汤汁，用武火煮沸后，再用文火煮至熟。此法适宜于体小、质软类的原料，煮的时间比炖的时间短。此类药膳口味清鲜，如石斛花生。

（6）熬：将原料择去杂质，冲洗干净。锅内先注入清水，再放入原料和调料，用武火烧沸后，去浮沫，改用文火熬至汁稠味浓即可。熬制一般都在3小时以上，多适宜烹制含胶质重的原料。此类药膳汁稠、味浓、软烂，如冰糖银耳。

（7）炒：先将药材提取成一定比例的药液，用药液调拌食物或将药液直接加入锅内翻炒或用于勾芡。热锅后，注入适量的油烧至适温，下入原料快速翻炒，断生即好。有些直接可以食用的味美色鲜的药物也可以同食材一起炒。如芳香型的药材在临起锅时勾汁加入，以保持其气味芬芳。炒的方法分为四种，即生炒、熟炒、滑炒、干炒。

生炒：先将食材和药材投入热油锅中炒至五六成热，再放入配料一起炒至八成熟，加入调味品，迅速翻炒几下即好，如生煸枸杞。

熟炒：先把食材加工成半熟或全熟后切好，放入热油锅煸炒后，再加入药材、辅料、调味品和汤汁，翻炒几下即成，如解暑酱色兔。

滑炒：将食材和药材加工成丝、丁、片、条，用食盐、淀粉、鸡蛋调匀上浆，放入武火热油的锅里迅速翻炒，兑汁投料，急火速成。本法所制药膳滑嫩香鲜，如杜仲腰花。

干炒：将食材和药材切好后，再用调味拌匀，放入八成热的油锅中翻炒，待水汽炒干微黄时，加入调料同炒，汁尽起锅。本法所制药膳干香脆嫩，如枸杞肉丝。

（8）卤：将经过加工后的食材和药材一同放入卤汁中，用中火逐步加热烹制，直至熟透。本法所制药膳味厚气香。

卤汁的配制：大茴香50克、草果皮50克、桂皮50克、甘草50克、花椒25克、丁香25克。装入纱布袋，扎紧口，投入10升清水中，加入适量的酱油、白酒、食盐、冰糖姜、葱等调料，用文火煮沸，待透出香味，颜色呈酱红色时，即可以用来卤制原料。卤汁每次使用过后要注意保持清洁，避免腐坏变质。

（9）烧：先将食材经过煸、煎、炸处理后，进行调味调色，然后再加入药材、汤或清水，用武火烧开，文火焖透，烧至汤汁稠浓。本法所制药膳汁稠味鲜，如参杞红烧猪蹄。注意汤或清水应适量，一次加足，避免烧干或汁多。

（10）炸：炸法是武火多油的烹调方法。将药材制成药液或打成细末，调成糊状裹入食材，再入油锅内加热至熟。一定要用武火、热油，同时掌握好火候，防止过热烧焦。本法所制药膳味香酥脆。根据药材和食材的特点分为清炸、干炸、软炸及酥炸等。

清炸：将食材生料或半生熟料加酱油、绍酒、食盐、调料和药汁后，再入油锅炸，一般清炸的原料都不挂糊。本法所制药膳外脆里嫩，如山楂肉干。

干炸：将药材和食材生料加调料拌渍后，挂糊入油锅中炸熟。本法所制药膳里外酥透，如解暑酱包兔。

软炸：将无骨食材切成较小的块、片、条等形状，用调料、药粉调成浆挂糊后，下到五六成热的温油锅里炸制。油温不宜过高或过低，以免烧焦或脱浆。炸时应避免粘连，炸到外表发硬时捞出，待油温升高后复炸一次。本法所制药膳略脆鲜嫩。

酥炸：将原料煮、蒸熟，再放入鸡蛋和药粉中挂糊后，下油锅炸至深黄色发酥为止。本法所制药膳香酥鲜嫩，如怀山肉麻丸。

2. 凉菜类药膳的制作方法

凉菜类药膳是将药膳原料或经制熟处理，或生用原料经加工后冷食的药膳菜类。有拌、炝、腌、卤、蒸、冻等方法。

（1）拌：将药膳原料的生料或已凉后的熟料加工切制成一定形状，再加入调味品拌和制成。拌法简便灵活，用料广泛，易调口味。特点是清凉爽口，能理气开胃。有生拌、熟拌、温拌、凉拌的不同制法。

（2）炝：将原料切制成所需形状，经加热处理后，加入各种调味品拌渍，或再加花椒炝成药膳。特点是口味或清淡，或鲜咸麻香。有普通炝与滑炝等不同制法。

（3）腌：将原料浸入调味卤汁中，或以调味品拌匀，腌制一定时间，排除原料内部的水分，使原料入味。特点是清脆鲜嫩，浓郁不腻。有盐腌、酒腌等不同制法。

（4）冻：将含胶质较多的原料投入调味品后，加热煮至一定程度后停止加热，待其冷凝后食用。特点是晶莹剔透，清香爽口。此类制法原料必须是含胶汁多者，否则难以成冻。

3. 药粥的制作方法

药粥是药材与米谷类食材共同煮熬而成，具有制法简单，服用方便，易于消化吸收的特点。药粥被古人推崇为益寿防病的重要膳食。

（1）生药饮片与米谷同煮：形、色、味均佳。能食用的生药与米共同煮制，如红枣、百合、怀山药、薏苡仁等，既增加粥的美观，又味道鲜美，增强疗效，如薏苡仁莲子粥。

（2）中药研末与米谷同煮：较大的中药块或质地较硬的药材难以煮烂时，可将其粉碎为细末后与米同煮。如茯苓、贝母、天花粉等，多宜研末做粥。

（3）药材提汁与米谷同煮：刺激性太强的药物，如川芎、当归等，不宜直接与米谷同煮，需煎煮取汁与米谷共煮制粥，如麦门冬粥、参苓粥。

（4）汤汁类与米谷同煮：将动物乳汁或肉类汤汁与米谷同煮成粥，如乳粥、鸡汁粥。

4. 药膳饮品的制作方法

药膳饮品包括药酒、保健饮品、药茶等。它们以药材、水或酒为主要原料加工制作成饮品，具有保健或治疗作用。

（1）药酒配制法是以白酒、黄酒为基料，浸泡或煎煮相应的药材，滤去渣后所获得的饮品。酒是最早加工而成的药品和饮品两用品。酒有"通血脉，行药力，温肠胃，御风寒"作用，酒与药合，可起到促进药力的作用，所以药酒是常用的保健治疗性饮品。制作药酒有冷浸法、热浸法、煎煮法、酿造法等不同工艺。

（2）保健饮品制法是以药物、水、糖为原料，用浸泡、煎煮、蒸馏等方法提取药液，再经沉淀、过滤、澄清，加入冰糖、蜂蜜等兑制而成。特点是生津养阴，润燥止渴。

（3）药茶制法是将药物与茶叶相配，置于杯内，冲以沸水，闷盖15分钟左右即可饮用。也可根据个人饮食习惯加白糖、蜂蜜等；或将药物加水煎煮后滤汁当茶饮；或将药物加工成细末或粗末，分袋包装，临饮时以开水冲泡。特点是清香醒神，养阴润燥，生津止渴。

5. 药膳面点的制作方法

药膳面点是指将药物加入面点中制成的保健治疗食品。这类食品可作主食，也可作点心类零食。多是将药物制成粉末，或将药物提取液与面粉共同和揉，按面点制作方法加工而成。主要制作工艺包括和面、揉面、下药、上馅等工艺流程，药膳面点可以分为多种类型，如包类、饺类、糕类、团类、卷类、饼类、酥类、条类等。

（二）药膳制作的注意事项

1. 注意中药性能

由于药膳原料必须有药物，药物的性能功效与药物的准备、加工过程常常有着密切的关系。如难以溶解的药宜久煮才能更好地发挥药效；易于挥发的药物则不宜久熬，以防有效成分损失。又如补气类药膳不宜多加芳香类调味品，以防耗气伤气；滋阴类药膳不宜多用辛热类调味品，以防伤阴助热等。如果只讲究口味，不了解药材的性能，会导致药效降低，甚至引起相反的作用，失去药膳的基本功能。

2. 注意色香味形

药膳不同于普通膳食，具有保健防病、抗衰美容等作用，除尽最大可能保持和发挥药食功效外，还应在色、香、味、形诸方面制作加工出特点，激发用膳者的食欲。如果药膳体现出来的全是"药味"，不讲究膳食的基本功能，影响食欲，不仅不能发挥药膳的功用，反而连膳食的作用也不能展现。对某些形、色、味较差的药物，或者药味较重的药物，不宜将药物本身呈现于药膳中，可药食分制，取药物制作后的有效部分与一定的食物混合。如可将药物煎后取汁，用药汁与食物混合制作；或将药食共烹后去除药渣，仅留食物供食用；或将药物制成粉末，再与食料共同烹制。这种隐药于食的方法可使用膳者免受不良形质气味药物的影响，在感官上保持膳食特点，达到药膳的作用。

3. 配料必须严谨

药物的选用与配伍，必须遵循中医理法方药的原则，注意药物与药物、药物与食物、药物与配料或调味品之间的性效组合。任何食物和药物都有其四气、五味，对人体五脏六腑功能都有相应的促进或制约作用。因此，选料应当注意药与药、药与食之间的性味组合，尽量应用相互促进的协同作用，避免相互制约的配伍，更须避开配伍禁忌的药食搭配，以免导致副作用的产生。

（1）药物与药物配伍禁忌

"十八反"是指：甘草反甘遂、大戟、海藻、芫花；乌头反贝母、瓜蒌、半夏、白蔹、白及；藜芦反人参、沙参、丹参、玄参、细辛、芍药。

"十九畏"是指：硫黄畏朴硝；水银畏砒霜；狼毒畏密陀僧；巴豆畏牵牛；丁香畏郁金；川乌、草乌畏犀角；牙硝畏三棱；官桂畏赤石脂；人参畏五灵脂。

（2）药物与食物配伍禁忌

猪肉：反乌梅、桔梗、黄连；同苍术食，令人动风；同荞麦食，令人落毛发，患风病；同鸽肉、鲫鱼、黄豆食，令人气滞。

猪血：忌地黄、何首乌；同黄豆食，令人气滞。

猪心：忌吴茱萸。

猪肝：同荞麦、豆酱食，令人发痛疾；合鲤鱼肠子食，令人伤神；合鱼肉食，令人生痈疽。

羊肉：反半夏、石菖蒲；忌铜、丹砂和醋。

狗肉：反商陆；忌杏仁。

鲫鱼：反厚朴；忌麦冬、芥菜、猪肝。

鲤鱼：忌朱砂、狗肉。

龟肉：忌酒、果、苋菜。

雀肉：忌白术、李子、猪肝。

鸭蛋：忌李子、桑葚。

鳖肉：忌猪肉、兔肉、鸭肉、苋菜、鸡蛋。

二、药膳的食用方法与时间

（一）服用方法

《神农本草经》曰："病在胸膈以上者，先食后服药；病在心腹以下者，先服药而后食；病在四肢血脉者，宜空腹而在旦；病在骨髓者，宜饱食而在夜。"药膳虽与中药方剂不同，但药膳因其特殊的属性，既可发挥治疗疾病的功能，又可以代餐服用，故药膳的服用方式也应依据药性而决定。李杲云："病在上者，不厌频而少；病在下者，不厌顿而多。少服则滋荣于上，多服则峻补于下。"《素问·五常政大论》云："治温以清，冷而行之；治清以温，热而行之""治热以寒，温而行之；治寒以热，凉而行之"。服用方式可分为温服、热服、冷服及频服。具体如下：

1. **温服**

一般药膳均宜温服，药膳制作好后晾一会儿，待其不冷不热时服，如平和补益的药膳。

2. **热服**

凡治伤风感冒的药膳，宜趁热服下，以达到发汗目的；祛寒通血脉的药膳也如此，以利于祛寒活血。

3. **冷服**

在药膳冷却后服。一般具有止吐、清热功效的药膳，可冷服。

4. **频服**

凡咽喉病、呕吐病者，或茶饮类，宜采用频服的方法，缓缓服下，如此能使药膳充分接触患部，持续发挥作用。

（二）服用频次

煎汤代茶类，可一日数服。糕点类、菜肴类、粥食类，可一日分两次或三次服用。

（三）服药注意与禁忌

1. 不同疾病患者的食物禁忌

肝病忌辛辣；心病忌咸；水肿忌盐；骨病忌酸甘；胆病忌油腻；寒病忌瓜果；疮疖忌鱼虾；头晕、失眠忌胡椒、辣椒、茶等。

2. 不同体质患者的食物禁忌

凡证见阴虚内热、痰火内盛、津液耗伤的患者，忌食姜、椒、羊肉之温燥发热饮食；凡外感未除，及喉疾、目疾、疮疡、痧痘之后，忌食芥、蒜、蟹、鸡蛋等发风动气饮食；凡属湿热内盛之人，当忌食饴糖、猪肉、酪酥、米酒等助湿生热饮食；凡中寒脾虚、大病、产后之人，忌食西瓜、李子、田螺、蟹、蚌等积冷饮食；凡各种失血、痔疮、孕妇等人，忌食慈姑、胡椒等动血饮食；妊娠期妇女，禁用破血通经、催吐及辛热、滑利饮食。

3. 调护适当

（1）饮食得当：营养固然重要，如果摄入不当或过多，非但不能取得预期效果，甚至还会出现病态反应。《灵枢·五味论》中有"酸走筋，多食之，令人癃；咸走血，多食之，令人渴；辛走气，多食之，令人洞心；苦走骨，多食之，令人变呕；甘走肉，多食之，令人悗心"等论述。

（2）情志调护：避免情绪大幅波动，情绪刺激有碍于机体的运化及调整，加重脏腑的负担。如忧思伤脾，大怒伤肝，大喜伤心，惊恐伤肾等。

（3）特别调护：服用补益药膳后，应注意饮食，不宜进食生冷油腻及难消化的食物，以免滋腻碍胃。服药膳出汗后要注意避风，注意休息，避免劳累等。

三、药膳的贮存与保鲜

药膳需要特殊的贮存手段以减缓药膳有效成分的挥发，防止霉菌侵害，以达到保存有效成分及防止腐烂变质的目的。保鲜的贮存方式一般包括：普通保鲜法、低温保鲜法、真空保鲜法等。

（一）普通保鲜法

将药膳用保鲜膜、保鲜袋、保鲜纸等辅助物品保鲜。此方法操作简单，可有效防止霉菌的侵袭，既可以单独使用，也可以联合其他方式协同贮存药膳。这种方法保鲜时间较短，一般用于菜肴、粥食类等药膳的保存。

（二）低温保鲜法

将药膳贮存在低温设备里，减缓细菌繁殖速度，减缓水分的挥发以及氧化反应的发生。对于低温冷藏，需要将冷藏环境的温度控制在4～10℃，如果温度过高，细菌增殖速度就无法得到有效抑制；如果温度过低就会破坏食物中原本的细胞结构，药食中的液体会随着化冻而流失，损失药膳的营养成分。这种保鲜方式一般用于点心等零食类药膳。

（三）真空保鲜法

将易腐蚀食物放于负压、低氧环境中，可以有效降低食物氧化、变质、发霉的概率，还可以减少食物表面空气流动，减少水分蒸发，具有保鲜、保养功能，这也是集中保鲜方式中效果最佳的一种。但本种方式的操作较为苛刻，需要尽可能地隔绝食物与空气的接触，否则无法起到保鲜的目的。这种保鲜方式主要用于肉食类、卤制品等食物的保存。

（四）干燥保存法

将药膳放在一定容器内，置于室内通风干燥处，尽量隔绝水源或潮湿区域。此种操作方式需要根据药膳的性质来决定，仅适宜于脱水制品的药膳使用。虽然操作极为简单，耗材少，但适宜范围较少。这种保存方式一般用于葛粉、藕粉等食材的保存。

第三章　内科病证药膳

第一节　眩晕（高血压病）

【疾病简介】

眩是眼花，晕是头昏，二者常同时并见，故统称为"眩晕"。轻者闭目即止；重者如坐车船，旋转不定，不能站立，或伴有恶心、呕吐、汗出，甚至昏倒等症状。

眩晕可归纳为如下四种类型，其中以肝阳上亢及气血亏虚证较为多见。

【辨证施膳】

1. 肝阳上亢证

眩晕耳鸣，头痛且胀，每因烦劳或恼怒而头晕、头痛加剧，面时潮红，急躁易怒。证候分析：肝阳上亢，上冒清空，故头晕头痛。劳则伤肾，怒则伤肝，均可使肝阳更盛，故头晕头痛更甚。阳升则面部潮红，肝旺则急躁易怒。肝火扰动心神，故少寐多梦。口苦，舌质红，苔黄，脉弦，皆是肝阳上亢之症。

选用夏枯草煲猪肉调养。

夏枯草煲猪肉

【食材】夏枯草20克，猪瘦肉50克。

【做法】将猪瘦肉切薄片，夏枯草装入纱布袋中，扎口；同放入砂锅内，加水适量，文火炖至肉熟烂；弃药袋，加食盐、味精调味即成。

【功效】平肝清热，疏肝解郁。

【药膳释义】

夏枯草：《雷公炮制药性解》曰，"味苦辛，性寒，无毒，入肝经。主瘰疬瘿瘤，湿脾脚肿，肝虚目痛，冷泪畏光，散血破癥，生肌解毒。夏枯草三四月开花，是时正厥阴风木主令，其为肝经之药明矣。丹溪曰：夏至即枯者，盖禀纯阳之气，得阴气则枯也"。

【适宜人群】适宜于肝火上炎所致头痛、眩晕、目疼、耳鸣、烦躁、胁痛、凛病、痰核等症。

【注意事项】脾胃虚寒、大便溏薄者慎用。

2. 气血亏虚证

眩晕动则加剧，劳累即发，面色白，唇甲不华，发色不泽，心悸少寐，神疲懒言，饮食减少，舌质淡，脉细弱。气虚则清阳不展，血虚则脑失所养，故头晕且遇劳加重。心主血脉，其华在面，血虚则面色苍白，唇甲不华。血不养心，心神不宁，故心悸少寐。气虚则神疲懒言，饮食减少。舌质淡，脉细弱，均是气血两虚之象。

选用归芪蒸鸡调养。

归芪蒸鸡

【食材】炙黄芪100克，当归20克，嫩母鸡1只（1 500克），绍酒30克。

【做法】嫩母鸡宰杀后去净毛，剖腹去内脏洗净，剁去爪不用，用开水焯去血水，再于清水中冲洗干净，沥干水待用。当归洗净，块大者顺切几刀；葱洗净剖开，切成寸许长段；姜洗净去皮，切成大片。把当归、炙黄芪装于鸡腹内，将鸡置锅内，腹部朝上，闭合剖口；姜、葱布于鸡腹内，注入适量清水，加入食盐、绍酒、胡椒粉，用湿棉纸将锅口封严。上笼蒸约2小时后取出，去封口纸，去姜、葱，加适量味精调味，装盘即成。

【功效】补气生血。

【药膳释义】

（1）炙黄芪：《雷公炮制药性解》曰，"味甘，性微温，无毒，入肺、脾二经，内托已溃疮疡，生肌收口，外固表虚盗汗，腠理充盈"。炙黄芪具有补益脾肺作用。

（2）当归：《本草经集注》曰，"味甘、辛，温、大温，无毒。主治咳逆上气，温疟寒热，洗在皮肤中，妇人漏下绝子，诸恶疮疡，金疮，煮饮之。温中止痛，除客血内塞，中风痉，汗不出，湿痹，中恶，客气虚冷，补五脏，生肌肉。"

【适宜人群】气血亏虚型眩晕者。

【注意事项】湿热内阻、阴虚火旺、肝阳上亢高血压者不宜。

3. 肾精不足证

眩晕而见精神萎靡，少寐多梦，健忘，腰膝酸软，遗精，耳鸣。偏于阳虚者，四肢不温，形寒怯冷，舌质淡，脉沉细无力。精髓不足，不能上充于脑，故眩晕，精神萎靡。肾虚则心肾不交，故少寐、多梦、健忘。腰为肾之腑，肾虚则腰膝酸软。肾开窍于耳，肾虚故时时耳鸣。精关不固故遗精。

选用金樱子炖猪小肚调养。

金樱子炖猪小肚

【食材】金樱子30克，猪小肚1个。

【做法】先将猪小肚去净肥脂，切开，用盐、生粉拌擦，用水冲洗干净，放入锅内煮15分钟，取出在冷水中冲洗。金樱子去净外刺和内瓤，同猪小肚放入砂锅内，加清水适量，武火煮沸后，文火炖3小时，再加适量食盐、味精调味即成。

【功效】缩尿涩肠，固精止带，益肾固脱。

【药膳释义】

（1）金樱子：《雷公炮制药性解》曰，"味酸涩，性温，无毒，入脾、肺、肾三经。主脾泄下痢，血崩带下，涩精气，止遗泄，除咳嗽，止小便，助真气，润颜色，久服延年。先去刺，剖开去子，复拭去毛用。"

（2）猪小肚（猪膀胱）：《随息居饮食谱》曰，"甘，咸，凉。炙食，治梦中遗溺。"

【适宜人群】肾精不固者。

【注意事项】肾阴虚火旺者不宜食用，表邪未解及有实邪者不宜食用。另外，食用时要特别注意将猪小肚漂洗干净，否则会有骚味。

4. 痰浊中阻证

眩晕而见头重如蒙，胸闷恶心，食少多寐，苔白腻，脉濡滑。痰浊蒙蔽清阳，则眩晕头重如蒙。痰浊中阻，浊阴不降，气机不利，故胸闷恶心。脾阳不振，则少食多寐。苔白腻，脉濡缓，均为痰浊中阻所致。

选用白术猪肚粥调养。

白术猪肚粥

【食材】白术30克，槟榔10克，生姜10克，猪肚1个，粳米100克，葱白3根（切细末）。

【做法】将白术、槟榔和生姜装入纱布袋内，并扎口；猪肚洗净，将药袋纳入猪肚中缝口，用水适量煮猪肚令熟，取汁，入米煮粥，将熟时加入葱白、食盐调味。空腹食用。

【功效】健脾消食，理气导滞。

【药膳释义】

（1）白术：《本草经集注》曰，"味苦、甘，温，无毒。主治风寒湿痹，死肌，痉，疸，止汗，除热，消食。

（2）槟榔：《雷公炮制药性解》曰，"味辛甘涩，性温无毒，入胃、大肠二经。主消谷逐水，宣脏利腑，攻坚行滞，除痰癖，杀三虫，却伏尸，疗寸白，攻脚气，解诸蛊。坠药性如铁石，治厚重如奔马，见火无功。"

（3）猪肚：《随息居饮食谱》曰，"甘温。补胃，益气充饥。退虚热，杀劳虫，止带浊遗精，散瘕痞积聚。肉厚者良。须治洁煨糜，颇有补益。外感未清、胸腹痞胀者，均忌。"

【适宜人群】痰湿中阻者。

【注意事项】不宜长时间食用，一般以3～5天为1疗程。气虚下陷者忌用。

第二节　消渴（糖尿病）

【疾病简介】

消渴是以多饮、多食、多尿、身体消瘦，或尿浊、尿有甜味为特征的病证。消渴之名，首见于《黄帝内经·灵枢·五变》："五脏皆柔弱者，善病消瘅。"指出了五脏虚弱是发生消渴的重要因素。对于饮食不节、情志失调等致病因素，也分别作了论述。如《黄帝内经·素问·奇病论》说："此肥美之所发也，此人必数食甘美而多肥也，肥者令人内热，甘者令人中满，故其气上溢，转为消渴。"《黄帝内经·灵枢·五变》说："怒则气上逆，胸中畜积，血气逆流……转而为热，热则消肌肤，故为消瘅。"根据发病因素及临床表现的不同而有"消""消渴""肺消""膈消""消中"等名称。

历代医家在《黄帝内经》的基础上，对本病研究又有进展。《金匮要略》立消渴专篇，提出三消症状及治疗方药。《外台秘要·消中消渴肾消》引《古今录验》说："渴而饮水多，小便数，有脂，似麸片甜者，皆是消渴病也。"又说"每发即小便至甜""焦枯消瘦"。《卫生宝鉴》说："夫消渴者……小便频数其色如浓油，上有浮膜，味甘甜如蜜。"对于消渴的临床特点也有进一步的认识。《诸病源候论·消渴候》说："其病变多发痈疽。"《圣济总录·消渴门》也指出："消渴者……久不治，则经络壅涩，留于肌肉，变为痈疽。"《河间六书·宣明论方·消渴总论》说："消渴一证，故可变为雀目或内障"。《儒门事亲·刘河间三消论》说："夫消渴者，多变聋盲、疮癣、痤痱之类""或蒸热虚汗，肺痿劳嗽"。说明古代医家，对消渴的兼证，早已有比较深刻的认识。

本病虽有上、中、下三消之分，肺燥、胃热、肾虚之别，实际上"三多"症状往往同时存在，仅表现程度上有轻重的不同，或有明显的多饮，而其他二者不甚显著；或以多食为主，而其他二者为次；或以多尿为重，而其他二者较轻。由于三消症状各有偏重，故冠以上、中、下三消之名，作为辨证的标志。通常把多饮症状较突出者称为上消，多食症状较突出者称为中消，多尿症状较突出者称为下消。在治法上《医学心悟·三消》说："治上消者，宜润其肺，兼清其胃……治中消者，宜清其胃，兼滋其肾……治下消者，宜滋其肾，兼补其肺"，可谓深得治疗消渴之大旨。大体本证初起，多属燥热为主，病程较长者，则阴虚与燥热互见，病久则阴虚为主，治疗上无论上、中、下三消均应立足滋肾养阴，燥热较甚时，可佐以清热；下消病久，阴损及阳者宜阴阳并补。由于消渴多见阴虚燥热，常能引起血瘀，则可在以上各法中，适当佐以活血化瘀之品。

【辨证施膳】

1.上消肺热津伤证

临床表现：烦渴多饮，口干舌燥，尿频量多，舌边尖红，苔薄黄，脉洪数。

选用五汁饮调养。

五汁饮

【食材】梨200克，荸荠500克，鲜芦根100克（干品减半），鲜麦门冬50克（干品减半），藕500克。

【做法】梨去皮、核，荸荠去皮，鲜芦根洗净，鲜麦门冬切碎，藕去皮、节，然后以洁净纱布绞取汁液和匀；一般宜凉饮，不甚喜凉者可隔水炖温服。如无鲜芦根、鲜麦门冬，亦可选用干品另煎和服。

【功效】清热润燥，养阴生津。

【药膳释义】

（1）梨：《随息居饮食谱》曰，"甘，凉。润肺清胃，凉心涤热，息风化痰已嗽，养阴濡燥，散结通肠，消痈疽，止烦渴。解丹石、烟煤、炙煿、高粱、曲糵诸毒"。

（2）荸荠：《随息居饮食谱》曰，"甘，寒。清热、消食、析酲、疗膈、杀疳、化铜、辟蛊、除黄、泄胀、治痢、调崩。以大而皮赤，味甜无渣者良，风干更美。多食每患胀痛，中气虚寒者忌之。煮熟性平，可入肴馔，可御凶年。澄粉点目，去翳如神；味亦甚佳，殊胜他粉。"

（3）鲜芦根：《名医别录》曰，"味甘，寒。主治消渴，客热，止小便利。"

（4）鲜麦门冬：《本草经集注》曰，"味甘，平、微寒，无毒。主治心腹结气，伤中，伤饱，胃络脉绝，羸瘦，短气。身重，目黄，心下支满，虚劳客热，口干燥渴，止呕吐，愈痿蹶，强阴益精，消谷调中，保神，定肺气，安五脏，令人肥健，美颜色，有子。久服轻身，不老，不饥"。

（5）藕：《随息居饮食谱》曰，"甘，平。生食生津，行瘀止渴，除烦开胃，消食析醒。治霍乱口干，疗产后闷乱。罨金疮，止血定痛，杀射罔、鱼蟹诸毒。熟食补虚，养心生血。开胃舒郁，止泻充饥。捣罨冻疮，亦可入馔。果中灵品，久食休粮"。

【适宜人群】燥热伤津者。

【注意事项】素体阳虚或脾胃虚寒者不宜多服。

【附方】五汁饮（《重订广温热论》）：鲜生地100克，鲜石斛100克，鲜芦根50克，生梨200克，甘蔗100克。同上方方法以洁净的纱布绞挤取汁饮用即可。功用：清热润燥，养阴生津，且增加了清胃经火热之力，除上述病证外，还可用于内伤消渴和呕吐等。

2. 中消胃热炽盛证

临床表现：多食易饥，形体消瘦，大便干结，苔黄，脉滑实有力。

选用石膏乌梅饮调养。

石膏乌梅饮

【食材】生石膏150克，乌梅20枚。

【做法】生石膏打碎，用纱布包裹，与乌梅同煎，去渣取汁，调入白糖，代茶频饮。

【功效】清热泻火，生津止渴。

【药膳释义】

（1）生石膏：《神农本草经》曰，"味辛，微寒。主中风寒热，心下逆气，惊，喘，口干苦焦不能息，腹中坚痛，除邪鬼；产乳，金疮。"

（2）乌梅：《本草经集注》曰，"味酸，平，无毒。主下气，除热烦满，安心，肢体痛，偏枯不仁，死肌，去青黑志，恶疾。止下痢，好唾，口干"。

【适宜人群】适宜于温热病热邪未尽、气热伤津所致壮热不已、汗出口渴、面红目赤、舌燥少苔、脉细数等症。可用于糖尿病的多饮属胃热伤阴者；亦可用于夏季中暑、流行性脑膜炎后期等热盛津已伤。

【注意事项】本膳性味寒凉，适宜于热盛伤津的病证。体寒或脾胃虚寒的人群忌食本膳。

【附方】乌梅粥（《保健药膳》）：乌梅20克，粳米100克，冰糖适量。先将乌梅煎取浓汁，去渣，入粳米煮粥。粥熟后加冰糖少许，稍煮即可。功效：生津止渴，敛肺止咳，涩肠止泻，安蛔止痛。适宜于慢性久咳、久泻、久痢、便血、尿血、虚热烦渴等症，夏季干渴也可饮用。

3. 下消肺阴亏虚证

临床表现：尿频量多，浑浊如膏脂，或尿甜，口干唇燥，舌红，脉沉细数。

选用生地百合粥调养。

生地百合粥

【食材】生地黄汁50毫升，百合50克，生姜2片，粳米60克。

【做法】生地黄洗净切段，绞汁备用；百合50克洗净备用；粳米加水煮粥，煮沸数分钟后加入生地黄汁、百合与生姜片，煮成稀粥食用。

【功效】清热养阴，滋阴润肺。

【药膳释义】

（1）生地黄汁：《本草经解》中记载，"气寒，味甘，无毒。主伤中，逐血痹，填骨髓，长肌肉，作汤除寒热积聚，除痹，疗折跌绝筋。久服轻身不老，生者尤良。地黄气寒，禀天冬寒之水气，入足少阴肾经；味甘无毒，得地中正之土味，入足太阴脾经。气味重浊，阴也。阴者中之守也，伤中者，守中真阴伤也"。

（2）百合：《本草经解》中记载，"甘平，平则气降，气化及于州都，则小便利。甘则脾润，脾行胃之津液，则大便利也。脾为中州，补中者味甘益脾也；肺主气，益气者气平肃肺也"。

【适宜人群】 热伤阴分证。

【注意事项】热病初起或湿温病者不宜食用。

第三节　中风病（脑卒中）

【疾病简介】

中风又名脑卒中，是以突然出现口眼㖞斜，言语不利，半身不遂，甚则猝然昏倒，不省人事为特征的病证。因病起急骤，症见多端，变化迅速，与自然界中风性善行数变的特性相似，故古代医学家以此取象比类，称为中风，又因其发病突然，也称为卒中。阴阳失调、气血逆乱是本病的病机特点，与心、肝、肾三脏关系密切。本病多见于中老年人，四季均可发病，但以冬春两季为发病高峰，是一种发病率高、死亡率高、致残率高、严重危害人类健康的疾病。有外邪侵袭而引发者称为外风，又称真中风或真中；无外邪侵袭而发病者称为内风，又称类中风或类中。现代医学中的脑血管疾病（脑梗死、脑出血等）属于中风病。

临床上，根据病情的轻重、病位的深浅，将中风分为中经络、中脏腑两大类。中经络者，病情较轻，病位较浅，一般无神志的改变，仅见口眼㖞斜，言语不利，或有半身不遂；中脏腑者，病情较重，病位较深，主要表现为神志不清，㖞僻不遂，并且常有发病先兆及后遗症出现。

【证候分类】

（一）中经络

1.风痰瘀阻证

半身不遂，口舌歪斜，舌强言謇或不语，偏身麻木，头晕目眩，舌质暗淡，舌苔薄白或白腻，脉弦滑。

证候分析：本证多有正气不足，脉络空虚，风痰乘虚入中经络，气血痹阻，故见半身不遂，口舌歪斜，舌强言謇或不语，偏身麻木；风邪上扰，故见头晕目眩；舌质暗淡，舌苔薄白或白腻，脉弦滑为风痰瘀阻之证。

2.肝阳上亢证

半身不遂，偏身麻木，舌强言謇或不语，或口舌歪斜，眩晕头痛，面红目赤，口苦咽干，心烦易怒。舌质红或红绛，舌苔薄黄，脉弦有力。

证候分析：平素忧郁恼怒，情志不畅，肝气不舒，气郁化火，则肝火偏旺，阳亢化风，横窜络脉，故出现半身不遂，偏身麻木，舌强言謇或不语，或口舌歪斜；肝阳升发太过，血随气逆，亢扰于上，故出现眩晕头痛，面红目赤，口苦咽干；肝性失柔，则心烦易怒；舌质红或红绛，舌苔薄黄，脉弦有力为肝阳上亢之证。

3. 气虚血瘀证

半身不遂，口舌歪斜，言语謇涩或不语，偏身麻木，面色苍白，气短乏力，口角流涎，自汗出，手足肿胀，舌质暗淡，舌苔薄白或白腻，脉沉细、细缓或细弦。

证候分析：本证患者多久病体虚，致气虚血瘀，脉络痹阻，不能濡养经脉，故见半身不遂，口舌歪斜，言语謇涩或不语，偏身麻木；气血不足，故见面色苍白，气短乏力；卫气虚弱，不能固护肤表，故为自汗；舌质暗淡，舌苔薄白或白腻，脉沉细、细缓或细弦为气虚血瘀之证。

4. 阴虚风动证

半身不遂，口舌歪斜，舌强言謇或不语，偏身麻木，烦躁失眠，眩晕耳鸣，手足心热，舌质红绛或暗红，少苔或无苔，脉细弦或细弦数。

证候分析：年老体衰，肝肾阴虚，水不涵木，风阳内动，风痰瘀阻经络，故见半身不遂，口舌歪斜，舌强言謇或不语，偏身麻木；肝阳上扰，故见眩晕；肾精不足，耳失充养，故见耳鸣；虚火上扰，故见失眠；阴虚失润，虚火内炽，故见手足心热；舌质红绛或暗红，少苔或无苔，脉细弦或细弦数为阴虚风动之证。

（二）中脏腑

除见中经络的症状外，还有昏迷嗜睡或昏愦无知等神志症状。

【辨证施膳】

中风患者群分为三期（急性期、恢复期、后遗症期），调理从药膳编制和食养角度出发，中风后遗症人群分为偏于虚证与偏于实证进行调理。中风后遗症偏于虚证人群，分为偏于气、血、阴、阳虚证进行调理；中风后遗症偏于实证人群，分为风、火、痰、瘀四类邪气偏盛人群进行调理。

中风病急性期伴有意识丧失，适宜食用流食，口味清淡；中风病急性期不伴有意识丧失人群，适宜糊状饮食，口味清淡；中风病恢复期及后遗症期人群，可以正常饮食，包括菜肴和主食。

中风病是以正气亏虚，饮食、情志、劳倦内伤等引起气血逆乱，产生风、火、痰、瘀，导致脑脉痹阻或血溢脑脉之外为基本病机，其中风、火、痰、瘀、虚是中风病的主要病机因素。中风病恢复期及后遗症期按照虚实分治，实证中又分为风、火、痰、瘀偏盛进行膳食推荐；虚证中以气、血、阴、阳偏虚证进行膳食推荐。

1. 中风病急性期伴有意识障碍人群

选用薏苡仁冬瓜汤、人参桂圆饮调养。

薏苡仁冬瓜汤

【食材】 新鲜冬瓜连皮带子100克，薏苡仁30克。

【做法】 将新鲜冬瓜、薏苡仁洗净，冬瓜切成丁；薏苡仁加清水适量，武火煮沸后，改文火煲半小时；下新鲜冬瓜再煲10分钟，调味，饮汤。

【功效】利水消肿，健脾利湿。

【药膳释义】

（1）冬瓜子：《本草经集注》曰，"白瓜子味甘，平、寒，无毒。主令人悦泽，好颜色，益气，不饥，久服轻身耐老。主除烦满不乐，久服寒中。可做面脂，令面泽"。

（2）冬瓜皮：《中药大辞典》曰，"甘，凉。利水消肿。治水肿，腹泻，痈肿"。

（3）薏苡仁：《雷公炮制药性解》曰，"味甘，微寒无毒，入肺、脾、肝、胃、大肠五经。利肠胃，消水肿，祛风湿，疗脚气，治肺痿，健脾胃。薏苡仁总湿热，故入上下五经。盖受热使人筋挛，受湿使人筋缓者可用"。

【适宜人群】中风病急性期伴有意识障碍人群。

【注意事项】肝阳上亢中风患者慎用。

人参桂圆饮

【食材】人参5克，桂圆肉5克。

【做法】将人参、桂圆肉洗净，加入1 500毫升水，大火烧开后关至最小火，熬至500毫升左右即成，频频代茶饮。

【功效】补气活血，止渴生津。

【药膳释义】

（1）人参：《雷公炮制药性解》曰，"味甘，性微温，无毒，入肺经，补气活血，止渴生津，肺寒可服，肺热伤肺。去芦用"。

（2）桂圆肉：又名龙眼干，益智，性甘味温，归心、脾经。《雷公炮制药性解》："味甘，性温，无毒，入心、脾二经。主补血气，养肌肉，益虚，美颜色，除健忘，治怔忡，增智慧，明耳目，久服延年。"

【适宜人群】中风病急性期伴有意识障碍人群。

【注意事项】肝阳上亢、风痰阻络中风患者慎用。

2. 中风病急性期不伴有意识障碍人群

选用蒲公英淡竹叶粥、银耳红枣莲子羹调养。

蒲公英淡竹叶粥

【食材】蒲公英30克（新鲜60克），淡竹叶10克（新鲜30克），糯米60克。

【做法】先将蒲公英30克、淡竹叶10克加入250毫升水入锅浸泡20分钟，大火烧开换成小火，熬20分钟滤去药渣后备用；糯米浸泡一晚，加入适量水与上述药液熬糯米成粥即成。

【功效】清热解毒，化痰生津。

【药膳释义】

（1）蒲公英：味苦甘，性寒，无毒，入脾、胃二经。《雷公炮制药性解》曰："化热毒，消恶疮结核，解食毒，散滞气。"

（2）淡竹叶：气大寒，味甘平，无毒。《本草经解》曰："主胸中痰热，咳逆上气。"

【适宜人群】中风病急性期不伴有意识障碍人群。

【注意事项】脾胃虚寒者慎用。

银耳红枣莲子羹

【食材】银耳6克，红枣10克，莲子10克。

【做法】先将银耳用冷水发涨，红枣切成两半；银耳、红枣、莲子入锅，加入500毫升水大火烧开，改为小火，炖30分钟，关火后焖一晚即可食用。

【功效】滋补生津，养血安神。

【药膳释义】

（1）银耳：甘、淡，平，无毒；归肺、胃、肾经。《中华本草》曰："甘、淡，平，无毒。滋补生津，润肺养胃。主虚劳咳嗽，痰中带血，津少口渴，病后体虚，气短乏力。"

（2）红枣：《本草经解》曰，"气平，味甘，无毒。主心腹邪气，安中养脾气，平胃气，通九窍，助十二经，补少气少津液，身中不足，大惊四肢重，和百药"。

（3）莲子：《本草经解》曰，"气平涩，味甘，无毒。主补中，养神，益气力，除百疾"。

【适宜人群】中风病急性期不伴有意识障碍人群。

【注意事项】脾胃虚寒者慎用。

3. 中风病后遗症期偏阳虚人群

选用肉苁蓉煨羊肉、山药补肾粥进行调养。

肉苁蓉煨羊肉

【食材】肉苁蓉10克，羊肉200克。

【做法】将羊肉洗净，先用生姜、料酒焯水，将羊肉和生姜捞起放入砂锅中，加入2500毫升水，将肉苁蓉放入一起炖，炖至羊肉软烂，捞出肉苁蓉，加入适量食盐，撒入香菜，吃肉喝汤。

【功效】补肾助阳，润肠通便。

【药膳释义】

（1）肉苁蓉：《本草经解》曰，"肉苁蓉同白胶、杜仲、地黄、当归、麦冬，治妇人不孕。同人参、鹿茸、牡狗茎、白胶、杜仲、补骨脂，治阳痿及老人阳衰，一切肾虚腰痛，兼令人有子。同黄芪，治肾气虚。同北味，丸，治水泛成痰。同鹿茸、山药、白茯丸，治肾虚白浊。同沉香、脂麻丸，治汗多便闭。同山萸、北味丸，治消中易饥。专用二三两白酒煎服，治老人便闭。同山药、杞子、山萸、北味、黄芪、归参，治肾燥泄泻。同白芍、甘草、黄芩、红曲，治痢"。

（2）羊肉：《金匮要略》曰，"羊肉暖补肝脾之温气，以消凝郁也……其诸主治，止带下，断崩中，疗反胃，治肠滑，暖脾胃，起劳伤，消脚气，生乳汁，补产后诸虚"。

【适宜人群】中风病后遗症期偏阳虚人群。

【注意事项】阴虚患者慎用。

山药补肾粥

【食材】山药60克，粳米60克。

【做法】将山药洗净切2～3厘米段，粳米淘洗；将粳米放入煲内，加水适量，待粥熟后加入山药炖烂，调入盐、香油即可。

【功效】补脾固肾，养肺益精。

【药膳释义】

山药：《本草经解》曰，"气温平，味甘，无毒。主伤中，补虚羸，除寒热邪气，补中，益气力，长肌肉"。

【适宜人群】中风病后遗症期偏阳虚人群。

【注意事项】脾胃虚寒者慎用。

4. 中风病恢复期、后遗症期偏气虚人群

选用黄芪龙眼肉童子鸡调养。

黄芪龙眼肉童子鸡

【食材】黄芪30克，龙眼肉10克，童子鸡半只。

【做法】童子鸡半只洗净备用，将黄芪30克、龙眼肉10克加入汤锅内，加入2 500毫升冷水，加入适量生姜、葱，大火烧开，小火炖至肉烂，加入适量盐即可。

【功效】补益气血，健脾益肺。

【药膳释义】

（1）黄芪：《本草经解》，"气微温，味甘，无毒。主痈疽，久败创，排脓，止痛，大风癞疾，五痔，鼠瘘，补虚，小儿百病"。

（2）龙眼肉：《本草经解》，"气平，味甘，无毒。主五脏邪气，安志厌食，除蛊毒，去三虫"。

【适宜人群】中风病恢复期、后遗症期偏气虚人群。

【注意事项】风痰阻络中风患者慎用。

5. 中风病恢复期、后遗症期偏血虚人群

选用当归猪肉饭、龙眼红枣荞麦粥调养。

当归猪肉饭

【食材】当归10克，五花肉100克，大米50克。

【做法】先将五花肉洗净加姜焯水，焯水时把五花肉煮至刚好熟透，将熟透的五花肉切成丁备用；当归、大米洗净入锅，加入适量冷水，加入肉丁，大火烧开，小火慢炖，加适量盐，等待水干饭成，若偏淡可自行加入少量生抽拌匀即可。

【功效】补血止痛，滋补肝肾。

【药膳释义】

（1）当归：《本草经解》曰，"气温，味苦，无毒。主咳逆上气，温疟，寒热洗洗在皮肤中，妇人漏中绝子。诸恶疮疡，金疮，煮汁饮之"。

（2）五花肉：《随息居饮食谱》曰，"甘咸平。补肾液，充胃汁。滋肝阴，润肌肤，利二便，止消渴，起尪羸"。

【适宜人群】中风病恢复期、后遗症期偏血虚人群。

【注意事项】中风患者阴虚、湿热者慎用。

龙眼红枣荞麦粥

【食材】龙眼肉10克，红枣30克，荞麦50克。

【做法】先将红枣对半切开，同荞麦、龙眼肉加入适量水熬煮成粥即成。

【功效】补心脾，益气血。

【药膳释义】

（1）荞麦：《随息居饮食谱》曰，"甘温。罗面煮食，开胃宽肠，益气力，御风寒，炼滓秽，磨积滞"。

（2）龙眼肉：《雷公炮制药性解》曰，"味甘，性温，无毒，入心、脾二经。主补血气，养肌肉，益虚，美颜色，除健忘，治怔忡，增智慧，明耳目，久服延年"。

（3）红枣：《雷公炮制药性解》曰，"味甘，性平，无毒，入心、脾二经。主和百药，益五脏，润心肺，养脾胃，补精气，生津液，通九窍，强筋骨，祛邪气，悦颜色。去核用"。

【适宜人群】中风病恢复期、后遗症期偏血虚人群。

【注意事项】中风患者阴虚、湿热者慎用。

6. 中风病恢复期、后遗症期偏阴虚人群

选用枸杞山药炒猪肝调养。

枸杞山药炒猪肝

【食材】枸杞5克，山药250克，猪肝250克。

【做法】枸杞清水泡发后备用；猪肝洗净血水切成0.5厘米薄片，加入少许料酒、淀粉、盐和匀备用，山药洗净削皮后切成0.5厘米薄片，放入清水清洗一下捞起备用；锅中加入适量猪油、清油烧热，倒入猪肝爆炒1分钟后加入山药，山药加入后炒1分钟左右加入枸杞，翻炒数次加入适量盐即成。

【功效】滋补肝肾，养血健脾。

【药膳释义】

（1）枸杞：《神农本草经》曰，"味苦，寒。主五内邪气，热中，消渴，周痹。久服坚筋骨，轻身，不老"。

（2）山药：《神农本草经》曰，"味甘，温。主伤中，补虚羸，除寒热邪气，补中，益气力，长肌肉。久服耳目聪明，轻身不饥，延年"。

（3）猪肝：《王孟英随息居饮食谱》曰，"甘，苦，温。补肝明目。治诸血病，用为向导。余病均忌，平人勿食。打伤青肿，炙猪肝贴之。一切痈疽初起，新宰牡猪肝，切如疮大一块，贴之，以布缠定，周时即愈。肝色变黑，狗亦不食。阴痒，炙猪肝纳入，当有虫出"。

【适宜人群】中风病恢复期、后遗症期偏阴虚人群。

【注意事项】阳虚、痰湿、脾胃虚寒者慎用。

7. 中风病恢复期、后遗症期风邪偏盛人群

选用天麻炖鲤鱼、夏菊决明粥调养。

天麻炖鲤鱼

【食材】天麻10克，鲤鱼250克。

【做法】先用开水将天麻10克泡发；鲤鱼洗净去鳞、去除内脏；锅内倒入适量猪油，将鲤鱼煎至两面焦黄，加入2 000毫升开水，再加入天麻，熬开后倒出至砂锅中炖40分钟左右，加入少量盐即可。注意：如果老年人怕刺，可以把鱼放入破壁机打碎后食用。

【功效】息风止痉，平肝潜阳。

【药膳释义】

（1）天麻：《本草经解》曰，"气平，味辛，无毒。主诸风湿痹，四肢拘挛，小儿风痫惊气，利腰膝，强筋力"。

（2）鲤鱼：《随息居饮食谱》曰，"甘，温。下气，功专行水，通乳，利小便，涤饮止咳嗽"。

【适宜人群】中风病恢复期、后遗症期风邪偏盛人群。

【注意事项】湿热偏盛者慎用。

夏菊决明粥

【食材】夏枯草10克，杭白菊10克，炒决明子30克，粳米50克。

【做法】将夏枯草10克、杭白菊10克、炒决明子30克同2 500毫升水熬煮半小时，捞出夏枯草、炒决明子；将洗净的粳米加入药液中，大火烧开后小火熬至粥稀稠适度即可。

【功效】清肝明目，祛风潜阳。

【药膳释义】

（1）夏枯草：《本草经解》曰，"气寒，味苦辛，无毒。主寒热，瘰疬鼠瘘，头疮破瘢，散瘿结气，脚肿湿痹，轻身"。

（2）杭白菊：《本草经解》曰，"气平，味苦，无毒。主诸风，头眩肿痛，目欲脱，泪出，皮肤死肌，恶风湿痹"。

（3）炒决明子：《神农本草经》曰，"味咸，平。主青盲，目淫，肤赤，白膜，眼赤痛，泪出。久服益精光，轻身"。

【适宜人群】中风病恢复期、后遗症期风邪偏盛人群。

【注意事项】湿热偏盛者慎用。

8. 中风病恢复期、后遗症期痰邪偏盛人群

选用佛手陈皮粥、荷叶粳米粥调养。

佛手陈皮粥

【食材】佛手10克，陈皮10克，粳米50克。

【做法】佛手、陈皮洗净切细粒备用；将1 000毫升水大火烧开，然后加入佛手、陈皮、粳米，小火熬至粥软稀稠适度即成。

【功效】疏肝理气，化痰止咳。

【药膳释义】

（1）佛手：《中国药典》曰，"疏肝理气，和胃止痛。用于肝胃气滞，胸胁胀痛，胃脘痞满，食少呕吐"。

（2）陈皮：《本草经解》曰，"气温，味苦辛，无毒。主胸中瘕热逆气，利水谷。久服去臭，下气通神"。

【适宜人群】中风病恢复期、后遗症期痰邪偏盛人群。

【注意事项】肝肾阴虚者慎用。

荷叶粳米粥

【食材】新鲜荷叶50克（干品10克），粳米50克。

【做法】将1 000毫升水大火烧开，加入新鲜荷叶、粳米，小火熬至粥软即成。

【功效】化湿和胃，升清降浊。

【药膳释义】

新鲜荷叶：《雷公炮制药性解》曰，"主雷头风，破血止渴"。

【适宜人群】中风病恢复期、后遗症期痰邪偏盛人群。

【注意事项】阴虚体质者慎用。

9. 中风病恢复期、后遗症期火邪偏盛人群

选用豆豉冬瓜汤、莲肉栀子粥汤调养。

豆豉冬瓜汤

【食材】淡豆豉10克，冬瓜200克。

【做法】将冬瓜洗净切厚约0.5厘米片备用；将500毫升水烧开后加入豆豉，熬15分钟后加入冬瓜，煮至冬瓜熟透即成。

【功效】清热去火。

【药膳释义】

（1）淡豆豉：《本草经解》曰，"气寒，味苦，无毒。主伤寒头痛寒热，瘴气恶毒，烦躁满闷，虚劳喘吸，两脚疼冷。豆豉气寒，禀天冬寒之水气，入足太阳寒水膀胱经、手太阳寒水小肠经；味苦无毒，得地南方之火味，入手少阴心经、手少阳相火三焦经。气味俱降，阴也。伤寒有五，风寒湿热温，当其初伤太阳也，太阳经行于头，而本寒标热；故必头痛寒热，豆豉气寒能清，味苦能泄，所以主之也。瘴气恶毒，致烦躁满闷，热毒郁于胸中，非宣剂无以除之，故用豆豉苦寒，所以涌之也。虚劳喘吸，火乘肺也，两脚疼冷，火上而不降也；豆豉苦寒足以清火，清上则火自降，所以皆主之也"。

（2）冬瓜：《食疗本草》曰，"寒，上主治小腹水鼓胀。又，利小便，止消渴。又，其子：主益气耐老，除心胸气满，消痰止烦"。

【适宜人群】中风病恢复期、后遗症期火邪偏盛人群。

【注意事项】阳虚、气虚者慎用。

莲肉栀子粥汤

【食材】莲子30克，炒栀子6克，粳米50克。

【做法】先将炒栀子加入1 000毫升水烧开，30分钟后捞出栀子，将莲子、粳米加入熬至成粥即可。

【功效】清心养神。

【药膳释义】

（1）莲子：《本草经解》曰，"气平涩，味甘，无毒。主补中，养神，益气力，除百疾。久服轻身耐老，不饥延年"。

（2）炒栀子：《本草经解》曰，"气寒，味苦，无毒。主五内邪气，胃中热气，面赤酒疱皶鼻，白癞赤癞，疮疡"。

【适宜人群】中风病恢复期、后遗症期火邪偏盛人群。

【注意事项】阳虚、气虚人群慎用。

10. 中风病恢复期、后遗症期瘀血偏盛人群

选用桃仁炖鹌鹑调养。

桃仁炖鹌鹑

【食材】桃仁10克，鹌鹑1只。

【做法】鹌鹑焯水后放入陶瓷锅内，加入5 000毫升水、桃仁，姜、葱适量，大火烧开后小火炖2小时左右即成，加入适量盐调味即可。

【功效】活血化瘀，利水化湿。

【药膳释义】

（1）桃仁：《本草经解》，"气平，味苦甘，无毒，主瘀血，血闭癥瘕邪气，杀小虫"。

（2）鹌鹑：《随息居饮食谱》曰，"甘平。和胃消结热，利水化湿，止疳痢，除膨胀，愈久泻"。

【适宜人群】中风病恢复期、后遗症期瘀血偏盛人群。

【注意事项】中风病气虚、痰湿者慎用。

第四节 感 冒

【疾病简介】

感冒，中医称之为"伤风"，是指感受风邪，导致营卫不和，以鼻塞、流涕、喷嚏、头痛、恶寒、发热、全身不适等为主要临床表现的外感疾病。感冒根据病邪性质不同，可分为风寒感冒、风热感冒、暑湿感冒等多种类型。

1. 风寒感冒

多因感受风寒之邪所致，表现为恶寒重、发热轻、无汗、头痛、肢节酸痛、鼻塞声重、时流清涕、咽痒咳嗽、痰白稀薄、舌苔薄白、脉浮或浮紧等症状。治疗以辛温解表、宣肺散寒为主。

2. 风热感冒

多因感受风热之邪所致，表现为发热重、微恶风、头胀痛、有汗、咽喉红肿疼痛、咳嗽、痰黏或黄、鼻塞黄涕、口渴喜饮、舌边尖红、苔薄白微黄、脉浮数等症状。治疗以辛凉解表、清热解毒为主。

3. 暑湿感冒

多发生在夏季，表现为身热、微恶风、汗少、肢体酸重或疼痛、头昏重胀痛、咳嗽痰黏、鼻流浊涕、心烦口渴、或口中黏腻、渴不多饮、胸闷泛恶、小便短赤、舌苔薄黄而腻、脉濡数等症状。治疗以清暑祛湿解表为主。

【辨证施膳】

1. 风寒感冒证

选用生姜红枣茶、防风粥、五神汤、川芎白芷炖鱼头、姜糖苏叶饮、葱豉粥调养。

生姜红枣茶

【食材】生姜50克，红枣10颗。

【做法】将切好的生姜和洗净的红枣放入锅中，加入适量的清水，用大火煮沸后转小火，继续煮15～20分钟，让生姜和红枣的有效成分充分渗出。在煮制过程中，可根据个人口味适量调整水量，以达到理想的口感和浓度。

【功效】解表散寒，健脾和胃。

【药膳释义】

（1）生姜：《本草经解》曰，"味辛，性温，无毒，入肺、心、脾、胃四经。主通神明、去秽恶、散风寒、止呕吐、除泄泻、散郁结、畅脾胃、疗痰嗽"。

（2）红枣：味甘、性温、无毒，入脾、胃经，具有补气养血、安神、缓和药性等功效。

【适宜人群】风寒感冒者。

【注意事项】风热感冒者不宜。

防风粥

【食材】防风10克，葱白2根，粳米100克。

【做法】先将防风、葱白煎煮取汁，去渣；粳米按常法煮粥，待粥将熟时加入药汁，煮成稀粥服食。

【功效】祛风解表，散寒止痛。

【药膳释义】

（1）防风：气温，味甘，无毒。主要治疗大风、头眩痛、恶风、风邪、目盲无所见、风行周身、骨节疼痹、烦满等症状。

（2）葱白：气平，味辛无毒。葱白主要用于治疗伤寒寒热，当中风导致面目浮肿时，它还能帮助出汗。

（3）粳米：《本草经解》曰，"气平，味甘苦，无毒，入肺、脾、心经，主益气，止烦止泄"。粳米又称硬米或圆米，具有补中益气、健脾养胃、除烦止渴、止泻痢等功效，对于脾胃虚弱、食少纳呆、倦怠乏力、心烦口渴、泻痢等症，都能发挥良好的食疗作用。

【适宜人群】风寒感冒者。

【注意事项】风热感冒者不宜。

五神汤

【食材】荆芥、紫苏叶各10克，茶叶6克，生姜10克，红糖30克。

【做法】红糖加水适量，烧沸，使红糖溶解；荆芥、紫苏、茶叶、姜用另锅加水，文火煎沸；倒入红糖水搅匀即成。

【功效】发汗解表。

【药膳释义】

（1）荆芥：其性味辛温，归肺经和肝经，主要用于治疗感冒、头痛、麻疹、风疹、疮疡初起等症状。

（2）紫苏叶：其性味辛温，归肺、脾经。解表散寒、行气和胃、理气安胎。

（3）生姜：性味辛、微温，归肺、脾、胃经。发散风寒、温中止呕、温肺止咳。

（4）红糖：性温，味甘，入脾经。益气补血、健脾暖胃、缓中止痛、活血化瘀，还具有治肝气郁结、利肠通便、缓肝明目的功效。

【适宜人群】风寒感冒者。

【注意事项】风热感冒者不宜。

川芎白芷炖鱼头

【食材】川芎3克、白芷9克，花鲢鱼头1个，葱、胡椒各适量。

【做法】花鲢鱼头洗净去鳃；药材洗净，稍浸泡；所有食材放入砂锅内，加入开水1 250毫升，先武火烧沸，再以文火炖30分钟；入食盐调味即成。

【功效】祛风散寒，活血止痛。

【药膳释义】

（1）川芎：《本草经解》曰，"气温，味辛，无毒，入肝、肺经，主中风入脑头痛，寒痹筋挛，缓急金疮，妇人血闭无子"。川芎别名香果、京芎、山鞠穷、芎穷，为伞形科植物川芎的根茎，辛温，入肝行血，为"血中之气药"，具有活血行气，祛风止痛等功效。主治血瘀之胸胁腹部诸痛、风湿痹痛、经闭痛经、月经不调、跌打损伤、头痛、风湿痹痛等。

（2）白芷：气温、味辛、无毒，入胃、大肠经。具有祛风、燥湿、消肿、止痛等多种功效。

（3）胡椒：《得配本草》曰，"辛，热，有毒。入足阳明经气分除寒湿，下膈气，治一切风冷、积滞、痰饮、泻痢诸痛，杀一切鱼肉鳖蕈诸毒"。具有温中散寒、下气、消痰之功效。

（4）葱：富含维生素和矿物质，有助于增强人体免疫力。具有提神醒脑、促进消化、抗菌消炎的功效。

【适宜人群】风寒感冒者。

【注意事项】风热感冒者不宜。

姜糖苏叶饮

【食材】生姜3克，紫苏叶3克，红糖15克。

【做法】将生姜、紫苏叶洗净，切成细丝，同置茶杯内，加沸水浸泡5～10分钟；放红糖拌匀即成。

【功效】发汗解表，驱寒健胃。

【药膳释义】

（1）生姜：性味辛、微温，归肺、脾、胃经。发散风寒、温中止呕、温肺止咳。

（2）紫苏叶：气温、味辛，无毒，可以下气除寒。

（3）红糖：性温、味甘，入脾经。益气补血、健脾暖胃、缓中止痛、活血化瘀，还具有治肝气郁结、利肠通便、缓肝明目的功效。

【适宜人群】风寒感冒者。

【注意事项】风热感冒者不宜。

葱豉粥

【食材】葱白50克，淡豆豉20克，粳米50克。

【做法】将葱白洗净，切成碎末备用；淡豆豉用温水泡20分钟，洗净备用；粳米用水淘洗干净，放入锅内，加入清水1500毫升，用武火烧沸，再改文火慢慢熬煮，熟后加入葱末、淡豆豉，以及少许姜末、胡椒粉，继续熬煮5分钟，停火。

【功效】发汗解表，通阳解毒。

【药膳释义】

（1）淡豆豉：《本草经解》曰，"气寒，味苦，无毒，入膀胱、小肠、心、三焦经，主伤寒头痛寒热，瘴气恶毒，烦躁满闷，虚劳喘吸，两脚疼冷"。

（2）葱白：气平，味辛，无毒。葱白主要用于治疗伤寒寒热，当中风导致面目浮肿时，它还能帮助出汗。

（3）粳米：《本草经解》曰，"气平，味甘苦，无毒，入肺、脾、心经，主益气，止烦止泄"。粳米又称硬米或白米，具有补中益气、健脾养胃、除烦止渴、止泻痢等功效，对于脾胃虚弱、食少纳呆、倦怠乏力、心烦口渴、泻痢等症，粳米都能发挥良好的食疗作用。

【适宜人群】风寒感冒者。

【注意事项】风热感冒者不宜。

2. 风热感冒证

选用银花茶、薄荷粥调养。

银花茶

【食材】金银花20克，茶叶6克，白糖适量。

【做法】将金银花和茶叶放入锅内，加入适量的清水；使用武火煮沸3分钟；加入白糖，搅拌至溶解。

【功效】辛凉解表。

【药膳释义】

（1）金银花：味甘、寒，归肺、心、胃经。清热解毒、疏散风热，临床上主要用于治疗痈肿疔疮、喉痹、丹毒等病证。

（2）茶叶：富含茶多酚、儿茶素等多种抗氧化物质，具有提神醒脑、清热解毒、抗氧化、防衰老等功效。

（3）白糖：味甘、性寒，入脾、肺经，具有润肺生津、补中益气、清热燥湿、化痰止咳、滋阴柔肝、解毒醒酒、降浊怡神等功效，可用于治疗中虚脘痛、脾虚泄泻、肺燥咳嗽等多种不适的症状。

【适宜人群】风热感冒者。

【注意事项】风寒感冒者不宜，糖尿病患者忌服。

薄荷粥

【食材】薄荷15克（鲜品30克），粳米50克，冰糖适量。

【做法】先将薄荷放入锅内，加入清水适量，煮2～3分钟，弃渣留汁；粳米洗净煮粥。待粥将熟时，加入冰糖适量及薄荷汁，再煮一二沸即可。

【功效】疏散风热，清利咽喉。

【药膳释义】

（1）薄荷：性凉，味辛，能疏散风热、清利咽喉、解毒透疹、通鼻窍、疏肝解郁、理气健胃。

（2）粳米：《本草经解》曰，"气平，味甘苦，无毒，入肺、脾、心经，主益气，止烦止泄"。粳米又称硬米或圆米，具有补中益气、健脾养胃、除烦止渴、止泻痢等功效，对于脾胃虚弱、食少纳呆、倦怠乏力、心烦口渴、泻痢等症，都能发挥良好的食疗作用。

（3）冰糖：性平、味甘，入脾、肺二经，具有补中益气、和胃润肺、止咳化痰、解毒、去脂降压等功效。

【适宜人群】风热感冒者。

【注意事项】痰湿盛所致的痰多稀白、脘腹胀满、身重、呕吐等症状的人群不宜过多食用冰糖，糖尿病患者忌服。

3. 暑湿感冒证

选用新加香薷饮调养。

新加香薷饮

【食材】香薷6克，鲜扁豆花10克，厚朴6克，金银花10克，连翘10克。

【做法】将香薷、鲜扁豆花、厚朴、金银花和连翘分别洗净；将上述5味原料一同放入锅内，加水适量；武火烧开，改用文火继续煎煮，去渣留汁；代茶饮服。

【功效】祛暑解表，清热化湿。

【药膳释义】

（1）香薷：味辛，性微温，入肺、胃经。具有发汗解表、化湿和中、利水消肿的功效。

（2）厚朴：味苦、辛，温，归脾、胃、肺、大肠经。能燥湿消痰、下气除满，主要用于治疗湿滞伤中、痰饮喘咳、脘痞吐泻、食积气滞、腹胀便秘等症状。

（3）金银花：味甘、寒，归肺、心、胃经。能清热解毒、疏散风热，临床上主要用于治疗痈肿疔疮、喉痹、丹毒等病证。

（4）连翘：性味苦，微寒，归肺、心、小肠经。能清热解毒、消肿散结、疏散风热。

（5）鲜扁豆花：性味甘，平，归脾、胃、大肠经。能健脾和胃、消暑化湿、清热解毒、消肿利尿。

【适宜人群】暑湿感冒者。

【注意事项】孕妇、哺乳期妇女以及过敏体质者等特殊人群，应谨慎食用或避免食用。

第五节　不　寐

【疾病简介】

不寐亦称"失眠"或"不得眠""不得卧""目不瞑"，是以经常不能获得正常睡眠为特征的一种病证。轻者入寐困难，时寐时醒，或醒后不能再寐；重则彻夜不寐。

本病主要分虚实证。虚证多属阴血不足，心失所养，临床特点为体质瘦弱，面色无华，神疲懒言，心悸健忘；责在心脾肝肾。实证多因肝郁化火，食滞痰浊，胃腑不和，特点为心烦易怒，口苦咽干，便秘溲赤。本病病位主要在心，由于心神的失养或不安，神不守舍而不寐，且与肝、胆、脾、胃、肾相关。如急躁易怒而不寐，多为肝火内扰；脘闷苔腻而不寐，多为胃腑宿食、痰热内盛；心烦心悸，头晕健忘而不寐，多为阴虚火旺、心肾不交；面色少华，肢倦神疲而不寐，多属脾虚不运、心神失养；心烦不寐，触事易惊，多属心胆气虚等。

【辨证施膳】

1. 阴虚火旺证

选用人参炖乌骨鸡调养。

人参炖乌骨鸡

【食材】乌骨鸡1只，人参30克，猪肘半只，母鸡1只。

【做法】将乌骨鸡和母鸡宰杀后去毛，用沸水烫一下，斩去爪，去掉头和内脏，然后清洗干净备用。用温水将人参洗净，用刀将猪肘刮洗干净。将葱切段，姜切片备用。在砂锅中加入清水，置于旺火上，放入母鸡、猪肘、葱段、姜片。待水煮沸后，撇去浮沫，转小火慢炖。当母鸡和猪肘炖至五成熟时，将乌骨鸡和人参加入同炖。用食盐、料酒、味精、胡椒粉调味，继续炖煮，直至鸡肉酥烂。

【功效】滋阴清热，养心安神。

【药膳释义】

（1）人参：味甘、微苦，性微温，归脾、肺、心、肾经。大补元气、补脾益肺、生津止渴、安神益智。

（2）乌骨鸡：乌雄鸡肉，味甘温，无毒；补中，止心痛。乌雌鸡，温，味酸，无毒；主除风寒湿痹，治反胃、安胎及腹痛，蹉折骨疼，乳痈。

（3）猪肘：味甘咸、性平，归脾、肾、胃经。猪肘中含有大量的胶原蛋白，有助于改善人的皮肤组织细胞的储水功能，使皮肤更加光泽、柔润、细腻。同时，猪肘还有和血脉、润肌肤、填肾精、健肠胃的作用，对于改善焦虑症、神经衰弱等不适情况也有良好效果。

【适宜人群】适宜于阴虚内热所致虚烦少寐、神志不宁、五心烦热、心悸神疲等。

【注意事项】心脾两虚者不宜。

2. 心脾两虚证

选用百合粥、柏子仁粥、甘麦红枣汤、猪心枣仁汤调养。

百合粥

【食材】百合30克，糯米50克，冰糖适量。

【做法】将百合剥皮、去须、切碎，糯米洗净；上二味同入砂锅中，加水适量，煮至米烂汤稠，加入冰糖即成。

【功效】宁心安神，润肺止咳。

【药膳释义】

（1）百合：味甘、性寒，归心、肺经。养阴润肺、清心安神，常用于治疗阴虚燥咳、劳嗽咯血、虚烦惊悸、失眠多梦、精神恍惚等病证。

（2）糯米：性味甘、温，归脾、胃和肺经。补中益气、健脾止泻、缩尿、敛汗、解毒，主治脾胃虚寒泄泻、霍乱吐逆、消渴尿多、自汗、痘疮、痔疮等病证。

（3）冰糖：味甘、性平，无毒，归脾、肺二经。补中益气、和胃润肺、止咳嗽、化痰涩等功效。

【适宜人群】适宜于热病后余热未清所致之精神恍惚、心神不安、不寐，以及妇女围绝经期综合征等，也可用于中老年人的滋养保健。

【注意事项】湿热、痰湿者不宜。

柏子仁粥

【食材】柏子仁15克，粳米100克，蜂蜜适量。

【做法】将柏子仁去壳、除杂、洗净，研碎；将洗净的粳米和研碎的柏子仁一起放入锅内，加入清水；用大火烧沸后，改小火煲成稠粥，在粥中加入适量的蜂蜜调味，搅拌均匀后即可食用。

【功效】养心安神，润肠通便。

【药膳释义】

（1）柏子仁：味甘、性平，归心、肾、大肠经。治疗惊悸、失眠、心悸等症状。滋养心血，改善睡眠质量。《本草纲目》曰："安魂定魄，益智宁神。"

（2）粳米：《本草经解》曰，"气平，味甘苦，无毒，入肺、脾、心经，主益气，止烦止泄"。粳米又称硬米或圆米，具有补中益气、健脾养胃、除烦止渴、止泻痢等功效，对于脾胃虚弱、食少纳呆、倦怠乏力、心烦口渴、泻痢等症，都能发挥良好的食疗作用。

（3）蜂蜜：味甘、性平，归脾、肺、大肠经。补中缓急、润肺止咳、润肠通便。

【适宜人群】适宜于心血虚所致虚烦不眠、健忘多梦及习惯性便秘，老年性便秘等，另外，对血虚脱发有一定的治疗效果。

【注意事项】湿热、痰湿者不宜。

甘麦红枣汤

【食材】甘草20克，小麦100克，红枣10枚。

【做法】将甘草放入砂锅，加清水500毫升，大火烧开，小火煎至200毫升，过滤取汁留用；将红枣洗净，与小麦一同入锅加水，慢火熬至麦熟，加入甘草汁，再煮沸后即可食用。

【功效】安心养神，和中缓急。

【药膳释义】

（1）甘草：性味甘，性平，归心、肺、脾、胃经。治疗脾胃虚弱、倦怠乏力、心悸气短、咳嗽痰多、脘腹、四肢挛急疼痛、痈肿疮毒等症状，还可以缓解药物的毒性及烈性。

（2）小麦：味甘、性凉，归心、脾、肾经。养心、益肾、除热、止渴，常用于治疗脏躁、烦热、消渴、泄痢、痈肿、外伤出血、烫伤等症状。

（3）红枣：味甘、温，归脾、胃经。补脾和胃、益气生津、调营卫、解药毒，可治疗胃虚食少、脾弱便溏、气血津液不足、营卫不和、心悸怔忡等症状。

【适宜人群】适宜于心阴不足，肝气失和所致之脏躁、心神不宁、精神恍惚、心烦失眠、悲伤欲哭、哈欠频作等。

【注意事项】阳虚、痰湿者慎用。

猪心枣仁汤

【食材】猪心1个，茯神15克，酸枣仁15克，远志6克。

【做法】将猪心剖开，洗净，置砂锅内，再将洗净的酸枣仁（打破）及茯神、远志一起放入锅内，加清水适量；先用武火烧沸，打去浮沫后，改用文火，炖至猪心熟透即成。只食用猪心及汤；服食时可加精盐少许调味。

【功效】补血养心，益肝宁神。

【药膳释义】

（1）猪心：性平，味甘咸，归心经。养心安神，镇惊。

（2）酸枣仁：性平，味酸；入心、脾、肝、胆四经。养肝，宁心，安神，敛汗。用于治疗虚烦不眠，惊悸怔忡，烦渴，虚汗等症状。

（3）茯神：性平，味甘、淡，主要归心、脾经。宁心、安神、利水。主治心虚惊悸、健忘、失眠、惊痫、小便不利等症状。其他古籍如《名医别录》《药性论》和《本草再新》中也有关于茯神功效的论述，包括治疗风眩、风虚、五劳、口干、止惊悸、多恚怒、善忘，可开心益智、养精神等。

（4）远志：性温，味苦、辛，归经于心、肾、肺经，可安神益智、祛痰开窍、消痈散肿。

【适宜人群】适宜于心肝血虚所致的心悸、失眠等症。

【注意事项】痰热扰心者慎用。

3. **心胆气虚证**

选用磁石粥、朱砂煮猪心调养。

磁石粥

【食材】磁石30克，粳米100克。

【做法】将磁石捣碎，加水于砂锅内先煎1小时，滤汁去渣；砂锅内加入粳米、生姜、大葱，倒入药汁，同煮为粥，晚餐温服。

【功效】重镇安神。

【药膳释义】

（1）磁石：性寒，味咸；归心、肝、肾经。镇惊安神、平肝潜阳、聪耳明目、纳气平喘。

（2）粳米：《本草经解》曰，"气平，味甘苦，无毒，入肺、脾、心经，主益气，止烦止泄"。粳米又称硬米或圆米，具有补中益气、健脾养胃、除烦止渴、止泻痢等功效，对于脾胃虚弱、食少纳呆、倦怠乏力、心烦口渴、泻痢等症，都能发挥良好的食疗作用。

【适宜人群】适宜于心神不安所致心烦失眠、心慌心悸、头晕头痛等。

【注意事项】阳虚者慎用。

朱砂煮猪心

【食材】猪心1个，朱砂1克。

【做法】将猪心洗净剖开，朱砂填入心腔内，外用细线捆扎；将猪心放入足量的清水中熬煮至熟，再酌加细盐、小葱即成。

【功效】重镇安神，养心镇惊。

【药膳释义】

（1）猪心：性平，味甘咸；归心经。养心安神，镇惊。常用于治疗惊悸怔忡、自汗、失眠、神志恍惚、癫、狂、痫等症状。同时补血养心，安神镇惊。

（2）朱砂：性微寒，味甘；归心经。安神，可用于治疗心悸易惊、失眠多梦、癫痫发狂等症状。定惊，对小儿惊风有一定的治疗作用。解毒，用于疮疡肿毒、喉痹等。

【适宜人群】心胆气虚失眠者。

【注意事项】湿热体质、肝胃不和、失眠者不宜服用。

第六节　咳　　嗽

【疾病简介】

咳嗽是指肺气上逆作声，咯吐痰液，为肺系疾病的主要证候之一。有声无痰为咳，有痰无声为嗽，一般多为痰声并见，难以截然分开，故以咳嗽并称。咳嗽不仅是肺系疾病的主要证候之一，亦是肺系多种病证的一个症状。中医讲究整体观念，认为咳嗽多与外感六淫之邪和脏腑内伤有关，需辨证施治。

根据病因的不同，咳嗽的证候表现各异。咳嗽的辨证，首当辨别外感咳嗽与内伤咳嗽。外感咳嗽起病急，病程短，常伴有表证；内伤咳嗽起病缓，病程长，多伴他脏病证。咳而伴喘促，则为咳喘；咳而伴呕恶，则为咳呕；咳而咯痰黄稠腥臭，则为肺痈；咳而痰中带血，或咳血鲜红，则为咳血；咳而声低气怯，则为虚证咳嗽；咳而声高气粗，或阵咳连声，则为实证咳嗽。

【辨证施膳】

1. 内伤咳嗽之肺阴亏耗证

选用蜜蒸百合、真君粥、玉竹瘦肉汤、人参胡桃汤调养。

蜜蒸百合

【食材】百合100克，蜂蜜50克。

【做法】若是鲜百合，需剥片；若是百合干，则需要提前浸泡至发软；将洗净的百合放入碗中备用（将百合洗净）；在百合上加入蜂蜜，并用筷子或勺子搅拌均匀，确保每一片百合都均匀地裹上蜂蜜；准备好蒸锅，将装有搅拌好的百合和蜂蜜的碗放入蒸锅中，蒸熟即食用，慢慢吞服。

【功效】润肺止咳。

【药膳释义】

（1）百合：味甘、性寒，归心经、肺经。具有养阴润肺、清心安神的作用。

（2）蜂蜜：味甘、性平，主要归脾、肺和大肠经。补中缓急、润肺止咳、润肠通便。对于肠燥便秘，脾胃虚弱，脘腹（腹部）作痛，肺燥干咳，肺虚久咳等病证都是比较适宜的。它还具有补中润燥、解毒、止痛等功效，适当进食蜂蜜对肺燥咳嗽、便秘、神经衰弱、口疮等都有一定缓解作用。

【适宜人群】适宜于肺阴虚导致的咳嗽，症见干咳或燥咳，咳而无痰或少痰。

【注意事项】湿热者慎用。

真君粥

【食材】杏子5～10枚，粳米50～100克。

【做法】选用成熟的杏子，将杏子煮烂至软化；去除杏子的核，然后切成小丁备用；将粳米洗净后，加入适量清水煮沸；煮粥的过程中，不时搅拌以防止粘底，慢慢熬煮至米熟，粥变得浓稠；当米熟粥浓稠时，加入准备好的杏丁，同时加入适量的冰糖，根据个人口味调整甜度。

【功效】清肺润胃，止咳平喘。

【药膳释义】

（1）杏子：味苦，微温，有小毒。归肺、大肠经，功效能止咳平喘，润肠通便。

（2）粳米：《本草经解》曰，"气平，味甘苦，无毒，入肺、脾、心经，主益气，止烦止泄"。粳米又称硬米或圆米，具有补中益气、健脾养胃、除烦止渴、止泻痢等功效，对于脾胃虚弱、食少纳呆、倦怠乏力、心烦口渴、泻痢等症，都能发挥良好的食疗作用。

【适宜人群】适宜于肺燥伤阴之咳嗽，症见干咳无痰，或痰少而黏，不易咳出，伴咽干口渴，食欲欠佳等。

【注意事项】湿热者慎用。

玉竹瘦肉汤

【食材】玉竹30克，猪瘦肉150克。

【做法】将玉竹洗净，切片或直接用纱布包好备用（若选择切片，可以提前用温水浸泡10分钟，软化后更易切片）；猪瘦肉洗净后，切成薄片或小块备用；将处理好的玉竹和猪瘦肉放入锅中，加入清水约4碗（注意，根据锅具大小和火候，可能需要适当调整水量）；大火煮沸后，转小火继续煮约30分钟，直至玉竹和猪瘦肉熟烂；煮好后，加入适量的食盐和味精进行调味。

【功效】养阴润肺止咳。

【药膳释义】

（1）玉竹：性平、味甘，归肺、胃经，可以起到生津止渴、养阴润燥的功效。

（2）猪瘦肉：性平，味甘、咸；归脾、胃、肾经。强身健体、补肾养血、补中益气。

【适宜人群】适宜于肺阴亏虚、肺络失润的燥咳，症见干咳，无痰或少痰，咽干口燥思饮，手足心热，大便干结，小便短赤，舌红苔少或干燥，脉细数等。

【注意事项】外感咳嗽不宜。

人参胡桃汤

【食材】人参6克，核桃仁30克，红枣7枚，生姜5片。

【做法】清洗人参，去除泥土和杂质，如果是干人参则需要浸泡约半小时软化；取出核桃仁，如果是带壳的核桃，需要事先去壳取出核桃仁；红枣洗净；将准备好的人参、核桃仁、生姜片和红枣放入锅中，加入足够的清水，水量大约覆盖所有材料；大火烧开后，转小火慢煮30分钟至1小时，以确保人参的营养成分充分释放；煮好后，将药渣捞出，只取汤汁。

【功效】补益肺肾，纳气定喘。

【药膳释义】

（1）人参：《本草经解》曰，"气微寒，味甘，无毒，入肺、脾经。补五脏，安精神，定魂魄，止惊悸，除邪气，明目，开心益智；久服轻身延年"。人参别名山参、园参，为五加科植物人参的根，具有大补元气、复脉固脱、补脾益肺、生津养血、安神益智等功效。

（2）核桃仁：性温，味甘。归肾、肺、大肠经。温补肺肾、定喘润肠。《本草纲目》曰："补气养血，润燥化痰，益命门，利三焦，温肺润肠。"

（3）红枣：《本草经解》曰，"气平，味甘，无毒，主心腹邪气，安中养脾气，平胃气，通九窍，助十二经，补少气少津液，身中不足，大惊四肢重，和百药，久服轻身延年"。红枣，被视为"补中益气"的佳品，既能调和药性，又能滋养身体，具有补脾和胃，益气生津，调营卫，解药毒之功。对于湿热内盛、脘腹胀满、食积停滞者，应慎用或禁用。此外，红枣的食用量也不宜过多，过量食用可能导致腹胀、消化不良等不适症状。忌与海鲜同食。

【适宜人群】适宜于肺肾两虚、气失摄纳所致咳嗽及喘证，症见咳嗽喘促，不能平卧，动辄喘甚，咳声低弱，短气乏力，脉弱等。

【注意事项】外感咳嗽不宜。

2.外感咳嗽之风寒袭肺证

选用百部生姜汁调养。

百部生姜汁

【食材】百部50克，生姜50克。

【做法】将生姜洗净，切块并拍扁；干百部需要先用清水浸泡半小时左右；将处理好的生姜和百部同入瓦煲（或其他适宜的煮锅）中，加入适量的水煎煮；待水煮沸后，转小火继续煎煮15分钟。煎煮完成后，将药汁和药渣分开，晾凉即可饮用。

【功效】疏风散寒，降气止咳。

【药膳释义】

（1）百部：性微温，味甘、苦；主要归肺经。用于新久咳嗽、百日咳、肺痨咳嗽等。百部有润肺止咳之功，暴咳、久咳均可用治。

（2）生姜：《本草经解》，"气微温，味辛，无毒，入胆、肝、肺经，久服，去臭气，通神明"。

【适宜人群】适宜于风寒外袭、肺气壅塞所致咳嗽，咳声重浊，气急咽痒，咳痰稀薄色白，鼻塞流涕，发热，恶寒，无汗等。还可用于慢性支气管炎反复发作及风寒之邪引起的喘证的辅助治疗。

【注意事项】外感咳嗽不宜。

杏仁粥

【食材】杏仁10克，粳米50克。

【做法】将杏仁去皮尖，放入锅中加水煮至杏仁软烂，去渣留汁；用药汁煮粳米成粥，调入食盐或冰糖即可。

【功效】降气化痰，止咳平喘。

【药膳释义】

（1）杏仁：味苦，微温，有小毒；归肺、大肠经。止咳平喘，润肠通便。

（2）粳米：《本草经解》曰，"气平，味甘苦，无毒，入肺、脾、心经，主益气，止烦止泄。"粳米又称硬米或圆米，具有补中益气、健脾养胃、除烦止渴、止泻痢等功效，对于脾胃虚弱、食少纳呆、倦怠乏力、心烦口渴、泻痢等症，都能发挥良好的食疗作用。

【适宜人群】适宜于痰浊壅肺、肺气失降所致之咳嗽气喘，痰多黏腻色白，胸满窒闷，大便偏干等。

【注意事项】湿热、阴虚者不宜。

3. 外感咳嗽之风热犯肺证

选用桑白皮枇杷饮调养。

桑白皮枇杷饮

【食材】桑白皮25克，枇杷叶15克。

【做法】先将桑白皮洗净，切段，晒干；枇杷叶刷去毛，洗净，切碎，晒干后蜜炙；将处理好的桑白皮和枇杷叶放入锅内，加水适量煎煮30分钟，去渣取汁即成。

【功效】清热泄肺，止咳平喘。

【药膳释义】

（1）桑白皮：味甘，性寒；归肺、脾经。《滇南本草》称其"止肺热咳嗽"。

（2）枇杷叶：性微寒，味苦，归肺、胃经。能清肺和胃，降气化痰。《本草再新》曰："清肺气，降肺火，止咳化痰"。

【适宜人群】适宜于热邪伏肺，宣降失常所致之咳喘证，症见咳嗽气喘，呼吸气粗，身热面赤，咯痰白黏或黄稠，大便干燥或便秘，舌红苔黄，脉数等。

【注意事项】外感风寒咳嗽不宜。

第七节　便　　秘

【疾病简介】

便秘是大便秘结不通，排便时间延长，或欲解便而艰涩不畅的一种病证。本证多见于各种急慢性病中，通常为其中的一个症状。

便秘虽属大肠传导功能失常，但与脾胃即肾脏的关系甚为密切，其发病原因有燥热内结、津液不足、情志失和、气机郁滞，以及劳倦内伤、身体衰弱、气血不足等。分为热秘、气秘、虚秘、冷秘等四类。

【辨证施膳】

1.虚秘之肠燥津亏证

选用苏子麻仁粥、蜂蜜决明茶、郁李仁粥调养。

苏子麻仁粥

【食材】紫苏子、火麻仁各15克，粳米50克。

【做法】将紫苏子、火麻仁捣烂如泥，此步骤可以用研钵或其他工具进行。将捣烂的紫苏子和火麻仁加水慢慢研磨，以滤出汁水并去除渣滓。取一锅，加入适量的清水和粳米，大火煮沸后转小火熬煮。待粳米煮至半熟时，将之前研磨得到的紫苏子和火麻仁的汁水加入锅中，继续熬煮。待粥煮至浓稠适中时，即可关火。根据个人口味，可以选择加入适量的冰糖或其他调味品进行调味。

【功效】降气润肠，通导大便。

【药膳释义】

（1）紫苏子：味辛，性温；归肺、大肠经。具有降气消痰、止咳平喘、润肠的功效。

（2）火麻仁：味甘，性平，但有小毒；主要归脾、胃、大肠经。火麻仁富含脂肪油，能够刺激肠黏膜，增加分泌，促进肠蠕动，对肠燥便秘有很好的疗效。止渴通淋：对于消渴、小便赤涩等症状有改善作用。活血通经：对于月经不通、产后血虚等症状有一定的调理作用。滋养补虚：对于体质虚弱、老年人等群体，具有滋养作用。紫苏子与火麻仁两药同用，上开肺闭，下润肠燥，尽显配伍之妙；以之为粥，更合调治结合的药膳宗旨。本方可谓是通便药膳粥食的经典方剂。

（3）粳米：《本草经解》曰，"气平，味甘苦，无毒，入肺、脾、心经，主益气，止烦止泄"。粳米又称硬米或圆米，具有补中益气、健脾养胃、除烦止渴、止泻痢等功效，对于脾胃虚弱、食少纳呆、倦怠乏力、心烦口渴、泻痢等症，都能发挥良好的食疗作用。

【适宜人群】用于阴血津液亏虚、大肠失润所致的大便燥结难下，头晕目眩，面色白，唇甲无华，心悸，舌淡苔白，脉沉细等，也可用于肺虚肠燥之久咳劳嗽病的调理及病后、老人、孕产妇便秘或习惯性便秘等。

【注意事项】湿热者不宜。

蜂蜜决明茶

【食材】生决明子10～30克，蜂蜜适量。

【做法】将生决明子捣碎，加水200～300毫升，煎煮5分钟；加入蜂蜜，搅匀后当茶饮用。

【功效】润燥滑肠，泄热通便。

【药膳释义】

（1）生决明子：又称草决明、羊明、羊角豆等，是原卫生部公布的药食同源作物之一，具有清热明目、润肠通便、润燥通便、降血脂、降血压的功效。味甘、苦、咸，性微寒，归肝、胆、肾、大肠经。

（2）蜂蜜：味甘，性平，主要归脾、肺和大肠经。蜂蜜具有补中缓急、润肺止咳、润肠通便的功效。《本草纲目》云："和营卫，润脏腑，通三焦，调脾胃。"

【适宜人群】适宜于热病伤津所致的大便干燥不通，数日不行，兼肝火上炎，目赤肿痛，头痛眩晕，小便短赤，舌红苔黄燥，脉滑数者，亦可用于老人肠燥便秘兼有高血压病、高脂血症者。

【注意事项】胃肠燥热便秘者不宜。

郁李仁粥

【食材】郁李仁30克，粳米100克。

【做法】将郁李仁研末，加水浸泡淘洗，过滤取汁，加入粳米中煮成粥，空腹食用。

【功效】润肠通便，利水消肿。

【药膳释义】

（1）郁李仁：苦、甘，性平；归脾、大肠、小肠经。其性专降下，善导大肠燥结，利周身水气。郁李仁富含多种营养成分，具有健脾开胃、补血益气、调节血脂等作用。郁李仁具有润燥滑肠的功效，常用于改善肠燥便秘、食积气滞、腹胀等症状；富含苦杏仁苷、脂肪油等成分，有助于软化大便，促进肠道蠕动；具有利水消肿的功效，能够治疗水肿胀满、脚气浮肿等症状。根据部分资料，郁李仁还具有活血散瘀的功效，对跌打损伤等病证有一定的辅助治疗作用。《本草经疏》曰："性专降下，善导大肠燥结，利周身水气。"

（2）粳米：《本草经解》曰，"气平，味甘苦，无毒，入肺、脾、心经，主益气，止烦止泄"。粳米又称硬米或圆米，具有补中益气、健脾养胃、除烦止渴、止泻痢等功效，对于脾胃虚弱、食少纳呆、倦怠乏力、心烦口渴、泻痢等症，都能发挥良好的食疗作用。

【适宜人群】适宜于大肠燥涩、水气不利所致的大便干燥秘结，小便不利，腹部胀满，兼有面目浮肿者。亦用于肝硬化腹水，四肢浮肿的辅助治疗。

【注意事项】胃肠燥热者慎用。

2. 气秘之腑气不通证

选用杏仁汤调养。

杏仁汤

【食材】杏仁10克，火麻仁10克，板栗30克，芝麻15克。

【做法】将杏仁去皮与火麻仁一起捣碎，以充分发挥其药效；板栗炒熟后去外壳，以增加其风味且易于消化；芝麻炒香；将上述处理好的材料放入砂锅中，加入适量的水；煎煮后去渣留汁，将汁浓缩至合适的口感和浓度即可。

【功效】理气宽肠，润燥通便。

【药膳释义】

（1）杏仁：味苦，微温，有小毒；归肺、大肠经。止咳平喘，润肠通便，被医家誉为"散寒止咳平喘之要药"。

（2）火麻仁：味甘，性平，但有小毒；归脾、胃、大肠经。具有肠燥便秘、止渴通淋、活血通经的功效。

（3）板栗：性平，味甘；归脾、胃、肾。具有养胃健脾、补肾强筋、活血止血等多种功效。

（4）芝麻：性平，味甘；归肝、肾、大肠经。具有滋补肝肾、润燥滑肠、通乳等功效。根据中医相关理论，芝麻可以用于治疗肝肾不足、头晕目眩、贫血、便秘、乳汁不足等症状；可以配伍其他中药材使用，如桑葚、女贞子、熟地黄等，用于精血亏虚、头晕眼花、须发早白、肠燥便秘的治疗。

【适宜人群】适宜于肺气上逆所致的腑气不通，胸胁痞满，甚则腹胀腹痛，食少纳呆，大便秘结，欲便不得，苔薄白而腻，脉弦者；或肺燥津亏之干咳劳嗽，无痰或少痰，或痰中带血等；亦可用于中老年人日常保健。

【注意事项】阴虚便秘者不宜。

3. 热秘之胃肠燥热证及阴虚肠躁证

选用番泻叶茶、桃花馄饨调养。

番泻叶茶

【食材】番泻叶1.5～10克。

【做法】将番泻叶放入茶杯中，一般以沸水泡5分钟后饮用。

【功效】泻下通便，清热导滞。

【药膳释义】

番泻叶：性寒，味甘、苦；归大肠经。具有苦寒降泄的功效，能够清导实热，适宜于热结便秘。对于习惯性便秘和老年便秘也有良好的治疗效果。一般小剂量即可起到缓泻作用。对于水肿胀满的情况，番泻叶具有很好的改善作用。对于胃、十二指肠出血，番泻叶浸液在胃镜下喷洒有即刻止血的作用。番泻叶能抑制人体内多种细菌的活性，促进抗体产生，防止病毒对人体细胞产生伤害。常用于消灭大肠杆菌、白喉杆菌以及金黄色葡萄球菌等。番泻叶作用较广泛而强烈，用于急性便秘比慢性便秘更适合。

【适宜人群】适宜于积滞便秘或习惯性便秘，症见大便干结，口干口臭、面赤身热、小便短赤、心烦、腹部胀满或疼痛等，也可治疗老年便秘，产后便秘。

【注意事项】气虚、阳虚便秘者不宜。

桃花馄饨

【食材】鲜毛桃花 30 克，面粉 100 克，瘦猪肉 100 克，鸡汤等适量。

【做法】将瘦猪肉洗净，切碎，和葱、姜剁为肉泥，加精盐、味精调匀为馅；将面粉与鲜毛桃花加水适量揉为面团，擀成皮；将面皮与馅做成馄饨，入鸡汤中煮熟。

【功效】泻下通便，清热利水。

【药膳释义】

（1）鲜毛桃花：行气活血，泻下通便，可攻逐干便，解除胀塞，有通便、利水双重功效。鲜毛桃花具有一定的药用价值，可以用于治疗皮肤瘙痒、大便燥结、脚气病、脚膝浮肿等症状。此外，鲜毛桃花还可以润肺止咳，对小儿久咳不愈有一定的疗效。

（2）猪瘦肉：性平，味甘、咸；归脾、胃、肾经。具有强身健体、补肾养血、补中益气、滋阴润燥的功能。

【适宜人群】适宜于燥热内结所致的大便燥结、腹中胀痛，以及食积便秘、水肿、小便不利等症。此外，它还可用于浮肿而大小便不通、腹胀口干、舌苔腻、脉滑实者。桃花馄饨中的桃花能行气活血、泻下通便，而面粉则长于养脾气、厚肠胃，二者结合具有通便、利水的双重功效。

【注意事项】气虚便秘者不宜。

第八节　头　　痛

【疾病简介】

头痛是指由于外感六淫或内伤杂病所引起的以头部疼痛为主要临床特征的疾病。头痛既是一种常见病证，也是一个常见症状，可以发生于多种急、慢性疾病过程中，有时亦是某些相关疾病加重或恶化的先兆。西医学中的高血压性头痛、偏头痛、紧张型头痛、丛集性头痛、外伤后头痛以及感染发热性疾病所致头痛等，均可参考本节辨证施治。

外感头痛为感受六淫邪气而出现的头痛，伴发热恶风等。外感头痛分为伤风头痛、伤寒头痛、风寒头痛、风热头痛、风湿头痛、伤暑头痛等不同类型。

内伤头痛主要是因为脏腑、气血损伤，或内邪上扰所致的头痛，可以分为肝阳上亢型、瘀血阻滞型、气血亏虚型、肾精亏虚型、痰浊中阻型等。

【辨证施膳】

（一）辩证要点

1. 辨外感内伤

可根据起病方式、病程长短、疼痛性质等特点进行辨证。外感头痛，一般发病较急，病势较剧，多表现掣痛、跳痛、胀痛、重痛、痛无休止，多因外邪所致；内伤头痛，一般起病缓慢，痛势较缓，多表现隐痛、空痛、昏痛、痛势悠悠，遇劳则剧，时作时止。

2. 辨疼痛性质

掣痛、跳痛多为阳亢、火热所致；重痛多为痰湿；冷感而刺痛，为寒厥；刺痛固定，常为瘀血；痛而胀者，多为阳亢；隐痛绵绵或空痛者，多为精血亏虚；痛而昏晕者，多为气血不足。

3. 辨疼痛部位

一般气血、肝肾阴虚者，多以全头作痛；阳亢者痛在枕部，多连颈肌；寒厥者痛在巅顶；肝火者痛在两颞。就经络循行部位而言，前部为阳明经，后部为太阳经，两侧为少阳经，巅顶为厥阴经。

4. 辨诱发因素

因劳倦而发，多为内伤，气血阴精不足；因气候变化而发，常为寒湿；因情志波动而加重，与肝火有关；因饮酒或暴食而加重，多为阳亢；外伤之后而痛，应属瘀血。

（二）药膳

选用宁心酒、决明子粥、天麻鱼头、参芪粳米粥、鹿茸川芎汤调养。

宁心酒

【食材】桂圆250克，桂花60克，白酒2 500毫升，白糖120克。

【做法】以上前2味置容器中，加入白糖和白酒，密封，浸泡30天即成。

【功效】安神定志，宁心止痛。

【药膳释义】

（1）桂圆：性温、味甘，入心、脾、胃经。益心脾，补气血，具有良好的滋养补益作用。

（2）桂花：性温、味辛，具有健胃、化痰、生津、平肝的作用。

（3）白酒：具有活血化瘀、开胃、提供热量的功效。

（4）白糖：性平、味甘，具有润肺生津、补中益气、清热燥湿、化痰止咳等功效。

【适宜人群】适宜于气血亏虚头痛人群。

【注意事项】糖尿病患者忌服。

决明子粥

【食材】决明子10～15克，粳米100克，白菊花10克。

【做法】先将决明子入锅内炒至微有香气，取出待冷后，与白菊花同煎取汁去渣，然后与粳米煮粥，粥将熟时，加入冰糖，稍煮即可食用。

【功效】平肝潜阳。

【药膳释义】

（1）决明子：味甘苦咸，性微寒，归肝经和大肠经。炒决明子具有清肝明目、通便的功效。

（2）粳米：性甘，平；入脾、胃、肺经，具有健脾益气、和胃除烦、止泻止痢的功效。

【适宜人群】适宜于肝阳上亢头痛者。

【注意事项】腹泻、胃痛的人不宜食用。

天麻鱼头

【食材】天麻25克，川芎10克，茯苓10克，鲜鲤鱼2条（每条600克以上），绍酒45克，湿淀粉50克。

【做法】将鲜鲤鱼去鳞，剖腹，挖去内脏，洗净，再从鱼背部将鱼剖为两半，每半剁为3～4节，每节划3～5刀（不要划透），共分为8份，用8个蒸碗分盛。把川芎、茯苓切成大片，入水与天麻同浸泡4～6小时，捞出天麻置米饭上蒸软蒸透，晾凉后切成薄片备用。把天麻薄片分为8等份，每份约3克，分别夹入各份鱼块中。然后放入绍酒、姜、葱，注入适量的清汤，上笼蒸约30分钟。鱼蒸好后，去葱、生姜，把鱼与天麻扣入碗中，原汤倒入锅内，调入白糖、食盐、味精、胡椒粉、麻油、湿淀粉、酱油，煮沸，去浮沫，浇在各份鱼的面上即成。

【功效】平肝息风，活血止痛，滋阴安神。

【药膳释义】

（1）天麻：其性平，味甘，专入肝经，走肝经气分，具有息风止痉、平肝阳、祛风的作用。

（2）川芎：辛温，入肝行血，为血中之气药，具有活血行气、祛风止痛的作用。

（3）茯苓：其性平，味甘、淡，健脾利湿，具下行之性，有宁心安神，止眩定惊之功。

（4）鲜鲤鱼：味美可口，营养价值高，极易消化，且具有利尿降压的作用，故与中药相配后，既能滋精血、益肝肾，使真阴得补，又能利小便、平肝阳。

【适宜人群】高血压头痛、神经性头痛均宜。

【注意事项】无特别禁忌。

参芪粳米粥

【食材】黄芪60克，人参5克，粳米150克。

【做法】先将黄芪、人参切成薄片，用冷水浸泡30分钟，放入砂锅中煮开，再用文火煎成浓汁。反复煎两次，混合药液，同粳米加水适量煮粥。

【功效】健脾益气，固表止汗，养血止痛。

【药膳释义】

（1）黄芪：其性微温，味甘，具有补中健脾，益气固表，利尿消肿，托毒生肌的作用。

（2）人参：其性温，味甘、微苦，可大补元气，补脾益肺，安神益智，生津止渴。

【适宜人群】适宜于气虚头痛者。

【注意事项】肝阳上亢者不宜。

鹿茸川芎汤

【食材】羊肉90克，鹿茸（片）9克，川芎12克，锁阳15克，红枣少许。

【做法】将羊肉洗净、切块；川芎、锁阳、红枣（去核）洗净；把全部用料一起放入锅内，加清水适量，武火煮沸后，文火煮2小时，适量加入盐、胡椒等调味即可。

【功效】补肾益精，行血止痛。

【药膳释义】

（1）鹿茸（片）：壮肾阳、益精血、强筋骨、调冲任、托毒疮。

（2）锁阳：味甘，性温；归肝、肾、大肠经。有补肾阳、益精血、润肠通便的功效。

【适宜人群】适宜于阳虚头痛者。

【注意事项】阴虚火旺者不宜服用。

第九节 呃 逆

【疾病简介】

呃逆是以喉间呃呃连声，声短而频，不能自主为主要临床表现的病证。呃逆俗称打嗝，古称"哕"，又称"哕逆"。呃逆的病位在膈，病变关键脏腑为胃，并与肺、肝、肾有关。胃居膈下，肺居膈上，膈居肺胃之间，肺胃均有经脉与膈相连；肺气、胃气同主降，若肺胃之气逆，皆可使膈间气机不畅，逆气上出于喉间，而生呃逆；肺开窍于鼻，刺鼻取嚏可以止呃，故肺与呃逆发生有关。产生呃逆的主要病机为胃气上逆动膈。

根据呃逆声音高低、是否有力、持续发作时间以及伴有的临床症状，可将其分为寒热虚实四个大类。若呃逆声音沉缓有力，伴有四肢寒冷、面色发青、遇寒加重、得温则减的表现时，则属于胃中寒冷证型；若是呃逆声响亮音调高，且频率快速，伴有便秘、小便黄赤、口臭口渴等症状时，则属于胃火上逆证型；若是呃逆声音低微且持续时间长而无力，伴有大便稀溏、呕吐清水、腹痛、喜温喜按等症状时，则属于脾阳虚证；若是呃逆短促不得续，伴有食欲减退、烦躁不安、舌红苔少、脉细数等症状时，多考虑是胃阴亏虚证。

【辨证施膳】

（一）辨证要点

1. 辨虚实寒热

实证呃声响亮有力，连续发作；虚证呃声时断时续，低长无力。寒证呃声沉缓，面青肢冷便溏；热证呃声高亢而短，面红肢热，烦渴便结。

2. 辨病情轻重

呃逆在治疗时首先须分清是生理现象还是病理反应。一时气逆而发的暂时性呃逆，属于生理现象，无需治疗；若呃逆反复发作，兼次症明显，或出现在其他急慢性疾病过程中，则多属病理反应引起的呃逆，当辨证论治。如为一般呃逆，经治可愈，病情尚轻；若呃逆发于老年正虚，重病后期，或大病卒病之中，呃逆断续不继，呃声低微，气不得续，饮食难进，脉细沉伏，是元气衰败、胃气将绝之危候。

（二）药膳

1. 寒邪犯胃

选用生姜红枣粥、丁香姜糖、麦冬竹茹茶、苁蓉炖羊肉、石斛养胃粥调养。

生姜红枣粥

【食材】生姜8克，粳米或糯米100克，红枣2枚。

【做法】生姜洗净切成薄片或细粒，加入洗净的粳米或糯米中，放入红枣2枚，同煮成粥。

【功效】散风寒、暖脾胃。

【药膳释义】

生姜：其性温，味辛，具有解表散寒、止呕、化痰止咳等功效。

【适宜人群】适宜于脾胃虚寒、反胃呕逆的人群。

【注意事项】风热犯胃之呃逆者不宜。

丁香姜糖

【食材】丁香粉5克，生姜碎末50克，白砂糖250克。

【做法】将白砂糖放入锅内，加水少量，以小火煎熬至较稠厚时，加入生姜碎末及丁香粉调匀，再继续煎熬至用铲挑起即成丝状，而不黏手时停火。将制好的膳食倒在表面涂过食用油的大搪瓷盆中，待稍冷，分割成条，再分割为小块即可。

【功效】温脾肾，降逆止呃。

【药膳释义】

丁香粉：《雷公炮制药性解》曰，"味甘辛，性温无毒，入肺、脾、胃、肾四经。主口气腹，霍乱反胃……壮阳暖腰膝，疗冷气，杀酒毒"。

【功效】温补脾肾，降逆止呃。

【适宜人群】适宜于阳虚呃逆的人群。

【注意事项】阴虚者不宜。

2. 胃火上逆

选用麦冬竹茹茶调养。

麦冬竹茹茶

【食材】绿茶3克，麦冬20克，竹茹10克。

【做法】将麦冬、竹茹、绿茶一起放入砂锅，加400毫升清水，浸透；煎至约250毫升，去渣取汁，再调入冰糖溶化即可。

【功效】清热泻火，降气止呃。

【药膳释义】

（1）绿茶：能使人精神振奋，增强记忆能力。绿茶能消除疲劳，促进新陈代谢，并对心脏、血管、胃肠等器官组织有益。

（2）麦冬：其性寒，味甘、微苦，具有养阴润肺、清心除烦、益胃生津的功能。

（3）竹茹：其性凉，味甘；清热化痰，除烦止呕，凉血。

【适宜人群】胃阴亏虚之呃逆者。

【注意事项】脾肾阳虚者不宜。

3. 脾阳虚

选用苁蓉炖羊肉调养。

苁蓉炖羊肉

【食材】核桃15克，黑枣6颗，羊肉250克，生姜3片，米酒少许，当归20克，肉苁蓉30克，淮山药15克，桂枝10克。

【做法】先将羊肉洗净，在沸水中滚烫一下，去掉血水和羊膻味；将所有药材加入锅中，羊肉置于药材上方，加入少量米酒，以及适量水（水量盖过材料即可）；用大火煮滚后，再转小火炖约40分钟即可。

【功效】温补肾阳。

【药膳释义】

（1）当归：性温，味甘，具有补血活血、调经止痛的功效，还能够润燥通便。《神农本草经》曰："当归，味甘，温。主咳逆上气，温疟寒热，洗在皮肤中，妇人漏下、绝子，诸恶疮疡金疮。煮饮之。一名干归。"

（2）肉苁蓉：甘、咸、温，归肾经、大肠经，临床主要用于阳痿、不孕、腰膝酸软、肠燥便秘，具有补肾益精、补肾强腰、润肠通便的作用。

（3）淮山药：生津止渴、保健养颜。

（4）桂枝：性味辛、甘、温，归心、肺、膀胱经，具有发汗解表，温经通阳的作用。

【适宜人群】脾肾阳虚之呃逆者。

【注意事项】阴虚者不宜。

4. 胃阴亏虚证

选用石斛养胃粥调养。

石斛养胃粥

【食材】石斛15克，粳米50克。

【做法】先将石斛洗净，与粳米共泡12小时；将石斛与粳米放入砂锅内并加入适量水，用大火煮滚后，再转小火熬约40分钟即可。

【功效】养胃生津，滋阴止呃。

【药膳释义】

石斛：《本草经解》曰，"气平，味甘，无毒。主伤中，除痹，下气，补五脏虚劳羸瘦，强阴益精。久服厚肠胃"。

【适宜人群】适宜于脾阴虚之呃逆者。

【注意事项】阳虚者不宜。

第十节　腰　　痛

【疾病简介】

腰痛是指以腰部一侧或两侧疼痛为主要症状的一类病证。西医学的腰肌纤维炎、强直性脊柱炎、腰椎骨质增生、腰椎间盘突出、腰肌劳损等腰部病变以及某些内脏疾病属中医腰痛范畴，中医将腰痛分为瘀血腰痛、寒湿腰痛、肾虚腰痛、湿热腰痛。本节主要介绍肾虚腰痛及寒湿腰痛的辨证论治，因外科、妇科疾患引起的腰痛，不属本节讨论范围。

1. 瘀血腰痛

这类患者常有受伤的病史，局部疼痛如针刺，痛有定处，按压时疼痛加重，有的日轻夜重，可出现俯仰不便，重则不能转侧。中药治疗以活血化瘀，通络止痛为主，常用的中成药有跌打丸、三七片等。

2. 寒湿腰痛

这类患者多有在阴冷潮湿的环境长期居住的生活史，或受风寒湿邪侵袭，常表现为腰部冷痛，遇到寒冷阴雨天气疼痛加重，如局部热敷或在天气晴暖时会有明显改善，常用的中成药有腰痛宁、虎力散等。

3. 肾虚腰痛

这类患者常表现为腰部酸软无力，劳动后加重，有时会出现小便频数，怕冷，精神萎靡，或者耳聋耳鸣，头晕目眩等，常用的中成药有壮腰健肾丸、六味地黄丸等。

4. 湿热腰疼

这类患者常伴有腰部灼热，小便黄赤，足膝肿痛等湿热症状，常用的中成药有四妙丸等。

【辨证施膳】

（一）辨证要点

1. 辨外感内伤

有久居冷湿，劳汗当风，外感湿热，或腰部过度劳累，跌扑伤损病史，起病急骤，或腰痛不能转侧，表现为气滞血瘀征象者，为外感腰痛；年老体虚，或烦劳过度，七情内伤，气血亏虚病史，起病缓慢，腰痛绵绵，时作时止，表现为肾虚证候者，属内伤腰痛。

2. 辨标本虚实

肾精不足，气血亏虚为本；邪气内阻，经络壅滞为标。《景岳全书·腰痛》说："既无表邪，又无湿热，或以年衰，或以劳苦，或以酒色斫丧，或以七情忧郁，则悉属真阴虚证。"

（二）药膳

1. 肾阴虚证

选用熟地黄精牛筋汤、女贞子杜仲煲猪脊骨汤调养。

熟地黄精牛筋汤

【食材】熟地黄20克，黄精20克，干牛筋100克。

【做法】先将干牛筋洗净，泡软；同洗净后的药材熟地黄、黄精一起放入炖盅内，加清水适量，用文火隔水炖约3小时，加油、盐调味。

【功效】滋阴，补肝益肾，强筋骨。

【药膳释义】

（1）熟地黄：其性微温，味甘；归肝、肾经。补血滋阴，填精益髓。

（2）黄精：其性平，味甘；归脾、肺、肾经。具有健脾益肾，补气养阴，润肺之功。

【适宜人群】肝肾阴虚腰痛者。

【注意事项】阳虚腰痛、血瘀气滞者不宜。

女贞子杜仲煲猪脊骨汤

【食材】女贞子15克，杜仲20克，山茱萸15克，猪脊骨500克。

【做法】先将猪脊骨洗净斩块，与洗净后的药材女贞子、杜仲、山茱萸一起放入炖盅内，加清水适量，用文火隔水炖约3小时，加食盐调味。

【功效】滋补肝肾，强健筋骨。

【药膳释义】

（1）女贞子：其性凉，味甘、苦；归心、肝经。可补肝肾，强腰膝，乌须发，明目。

（2）杜仲：其性温，味甘、微辛；归肝、肾经。可补肝肾，强筋骨，安胎。

（3）山茱萸：其性微温，味酸、涩；归肝、肾经。有滋补肝肾，收敛固涩之功。

【适宜人群】肝肾阴虚腰痛者。

【注意事项】寒湿腰痛者不宜。

2. 肾阳虚证

选用肉桂巴戟炖羊肉汤、鹿茸炖鸡汤调养。

肉桂巴戟炖羊肉汤

【材料】肉桂10克，巴戟天15克，杜仲15克，枸杞15克，羊肉300克。

【做法】先将羊肉洗净切块；将洗净后肉桂、巴戟天、枸杞一起放入炖盅内，加清水适量，用文火隔水炖约2小时，加入盐调味。

【功效】温补肾阳，强筋健骨。

【药膳释义】

（1）肉桂：其性热，味辛、甘；归肾、脾、心、肝经。可补火助阳，温经通脉，祛寒止痛。

（2）巴戟天：其性微温，味辛、甘；归肾、肝经。具有补肾壮阳，强筋骨，祛风湿之功。

（4）杜仲：其性温，味甘、微辛；归肝、肾经。可补肝肾，强筋骨，安胎。

（5）枸杞：性甘，平；归肝、肾经。滋补肝肾、益精明目。《本草经集注》曰："补益精气，强盛阴道。"

【适宜人群】阳虚腰痛者。

【注意事项】阴虚、寒湿腰痛者不宜。

鹿茸炖鸡汤

【材料】鹿茸10克，鸡肉300克。

【做法】先将鸡肉洗净切块，与洗净后的鹿茸一起放入炖盅内，加清水适量用文火隔水炖约2小时。

【功效】补肾阳，益肾精。

【药膳释义】

鹿茸：其性温，味甘、咸；归肝、肾经。有补肾阳，益精血，强筋骨之功。

【适宜人群】适宜于阳虚腰痛者。

【注意事项】阴虚、寒湿腰痛者不宜。

3. 寒湿证

选用千年健杜仲瘦肉汤、桂枝巴戟排骨汤调养。

千年健杜仲瘦肉汤

【材料】千年健15克，杜仲15克，陈皮10克，瘦肉200克。

【做法】先将瘦肉洗净切块，与洗净后的药材一起放入炖盅内，加清水适量，用文火隔水炖约2小时，加入食盐调味。食肉饮汤，每周2次。

【功效】祛风除湿，强健筋骨。

【药膳释义】

（1）千年健：味苦、辛，性温；归肝、肾经。祛风湿，壮筋骨。主治风寒湿痹：本品辛散苦燥温通，既能祛风湿，又能入肝肾强筋骨。

（2）杜仲：其性温，味甘、微辛；归肝、肾经。可补肝肾，强筋骨，安胎。

（3）陈皮：同妊娠恶阻痰滞证"生姜陈皮茶"。

【适宜人群】适宜于寒湿腰痛者。

【注意事项】阴虚者不宜。

桂枝巴戟排骨汤

【材料】桂枝15克，巴戟天15克，胡椒3克，猪排骨250克。

【做法】猪排骨洗净切块，与洗净后的药材桂枝、巴戟天、胡椒一起放入炖盅内，加清水适量，用文火隔水炖约2小时，加油盐调味。食肉饮汤，每周2次。

【功效】祛风散寒，除湿止痛。

【药膳释义】

（1）桂枝：性味辛、甘、温，归心、肺、膀胱经，具有发汗解表，温经通阳的作用。

（2）巴戟天：《本草经集注》曰，"味辛、甘、微温，无毒。主治大风邪气，阴痿不起，强筋骨，安五脏，补中，增志，益气。治头面游风，小腹及阴中相引痛，下气，补五劳，益精，利男子。"

（3）胡椒：《随息居饮食谱》曰，"辛热，温中除湿，化冷积，止冷痛，去寒痰，已寒泻，杀一切鱼肉、鳖、蕈、阴冷食毒。色白者胜。多食动火烁液，耗气伤阴，破血堕胎，发疮损目。故孕妇及阴虚内热、血证、痔患，或有咽喉、口齿、目疾者皆忌之。绿豆能制其毒"。

【适宜人群】适宜于寒湿腰痛者。

【注意事项】阴虚者不宜。

第十一节　耳鸣、耳聋

【疾病简介】

耳鸣、耳聋都是听觉异常的症状。以患者自觉耳内鸣响，如闻潮声，或细或暴，妨碍听觉的称耳鸣；听力减弱，妨碍交谈，甚至听觉丧失，不闻外声，影响日常生活的称为耳聋；症状轻者称为重听。

1. 肝胆火盛

突然耳鸣或耳聋，头痛面赤，口苦咽干，心烦易怒，怒则更甚，或夜寐不安，胸胁胀闷，大便秘结，小溲短赤。舌质红，苔黄，脉多弦数。治以清肝泻火为主。

2. 痰火郁结

两耳蝉鸣，时轻时重，有时闭塞如聋，胸中烦闷，痰多，口苦，或胁痛，喜得太息，耳下胀痛，二便不畅。舌苔薄黄而腻，脉象弦滑。治以化痰清火、和胃降浊为主。

3. 风热上扰

外感热病中，出现耳鸣，或耳聋，伴见头痛、眩晕、呃逆、心中烦闷，耳内作痒，或兼寒热身痛等表证。苔薄白腻，脉浮或弦数。治以疏风清热为主。

4. 肾精亏虚

耳鸣或耳聋，多兼见眩晕、腰酸膝软、颧赤口干、手足心热、遗精等。舌红，脉细弱或尺脉虚大。治以滋肾降火，收摄精气为主。

5. 清气不升

耳鸣、耳聋，时轻时重，休息暂减，烦劳则加，四肢困倦，劳怯神疲，昏愦食少，大便溏薄，脉细弱，苔薄白腻。治以益气升清为主。

【辨证施膳】

1. 肝胆火盛

选用菊花粥、柴栀天花马蹄粉汤调养。

菊花粥

【食材】菊花末10克，大米60克。

【做法】大米洗净，加入适量清水，用武火煮沸后，改用文火慢熬，待粥熟时，加入菊花末，稍煮片刻即可。

【功效】清热平肝。

【药膳释义】

菊花：味辛、甘、苦，性微寒；归肺、肝经。具有疏散风热，平抑肝阳，清肝明目，清热解毒的作用。

【适宜人群】适宜于肝胆火逆上逆之耳鸣者。

【注意事项】虚证耳鸣者不宜。

柴栀天花马蹄粉汤

【食材】柴胡、栀子各9克，天花粉18克，马蹄粉30克。

【做法】柴胡、栀子、天花粉一起装入纱布袋中，扎紧袋口，放入锅中煎汤，捞出药包后，加马蹄粉、白糖煮开即可。

【功效】清热平肝，泻火除烦。

【药膳释义】

（1）柴胡：味苦、辛，性微寒；归肝、胆经。功能：解表退热，疏肝解郁，升举阳气。

（2）栀子：其性寒，味苦；归心、肺、三焦经。具有泻火除烦，清热利湿，凉血解毒之功。

（3）天花粉：味甘、微苦，性微寒；归肺、胃经。清热泻火，生津止渴，消肿排脓。

（4）马蹄粉：味甘，性寒；归肺、胃经。能清热生津，化痰消积。

【适宜人群】适宜于肝火上逆之耳鸣者。

【注意事项】虚证耳鸣者不宜。

2. 痰火郁结

选用芹菜粥调养。

芹菜粥

【食材】芹菜100克，大米200克。

【做法】芹菜择洗干净，切段；大米洗净，与芹菜段共煮粥食用。

【功效】清热化痰。

【药膳释义】

芹菜：性甘、辛、微苦，凉；入肝、胃、肺经。具有平肝，清热，祛风，利水，止血，解毒之功。

【适宜人群】痰火郁结之耳鸣者。

【注意事项】虚证耳鸣者不宜。

3. 肾精亏虚

选用四味猪肉汤、黑豆炖狗肉、首乌鸡块、鲤鱼脑髓粥调养。

四味猪肉汤

【食材】山茱萸、补骨脂、知母各10克，龟板20克，猪瘦肉100克。

【做法】山茱萸、补骨脂、知母、龟板装入纱布袋内，扎紧袋口；猪瘦肉洗净，切成小块，与药袋一起放入锅中，加入适量清水，武火煮开后，撇去浮沫，改文火炖至猪肉熟烂，调味即可。

【功效】补肾益精，强筋壮骨。

【药膳释义】

（1）补骨脂：其性温，味辛、苦；归肾、脾经。补肾阳，温脾止泻，平喘。

（2）知母：其性寒，味苦，归肺、胃、肾经。功能有清热泻火，润燥通便，生津止渴。

（3）龟板：其性微寒，味甘、咸，归肝、肾、心经。滋阴潜阳，补肾健骨，补心养血。

（4）山茱萸：其性微温，味酸、涩，归肝、肾经，有滋补肝肾，收敛固涩之功。

【适宜人群】肾虚耳鸣者。

【注意事项】痰火、肝火上逆耳鸣者不宜。

黑豆炖狗肉

【食材】狗肉500克，黑豆100克。

【做法】将狗肉洗净，切成块，和黑豆一起加水煮沸后，炖至烂熟，加五香粉、盐、糖、姜调味服食。

【功效】补肾精，强筋骨。

【药膳释义】

（1）狗肉：性温，味甘。温补脾胃，补肾助阳，壮气力，补血脉，还有滋补作用，增强抗寒能力。

（2）黑豆：其性味平、味甘，归于脾、肾、肺三经。具有祛风除热、调中下气、解毒利尿、补肾养血的功效。

【适宜人群】适宜于肾虚耳鸣者。

【注意事项】痰火、肝火上逆耳鸣者不宜。

首乌鸡块

【食材】何首乌20克，带骨鸡肉500克，枸杞100克，花椒水20克，绍酒25克。

【做法】先把何首乌洗净，放于碗内，加入绍酒15克及白糖，上屉蒸1小时，取出备用。鸡肉剁块，放入沸水锅中烫透，捞出沥去水；烫肉的原汤撇去浮沫，用器皿盛装待用。葱、姜洗净，切段。洁净炒锅置火上，加入猪油烧热，放入葱、姜、鸡块，翻炒几次后加入酱油、绍酒、花椒水，再把原鸡汤倒入，放何首乌、枸杞，旺火烧开后，转入小火，将鸡块炖熟烂，拣去何首乌、姜、葱，加入味精，旺火收汁，用淀粉勾芡，淋入香油出锅即成。

【功效】滋补肝肾，养阴填精。

【药膳释义】

（1）何首乌：补肝肾，益精血，解毒截疟。《本草纲目》曰："能养血益肝，固精益肾，健筋骨，乌须发，为滋补良药。不寒不燥，功在地黄、天门冬诸药之上。"

（2）带骨鸡肉：甘温而入脾、胃经，营养丰富，富含蛋白质、脂肪、多种维生素及微量元素，能益肾填精，滋补气血，是虚劳羸瘦、年老体弱、久病体虚者的良好补益食物。

【适宜人群】肝肾阴虚耳鸣者。

【注意事项】凡阳虚证较明显，或有大便溏泄、湿痰较重的患者慎用。

鲤鱼脑髓粥

【食材】鲤鱼脑髓60克，大米180克。

【做法】鲤鱼脑髓洗净，与大米同煮粥，以五味调和，空腹食。

【功效】聪耳明目。

鲤鱼脑髓：味甘，性平；归肝、肾经。明目，聪耳，定痫。

【适宜人群】适宜于耳聋久治不愈者。

【注意事项】无特别禁忌。

4. 清气不升

选用黑木耳瘦肉汤调养。

黑木耳瘦肉汤

【食材】黑木耳30克，猪瘦肉100克，生姜适量。

【做法】猪瘦肉切丁，黑木耳洗净，加姜3片，水适量，文火炖煮30分钟，加盐服食。

【功效】补肾纳气，活血润燥。

【药膳释义】

黑木耳：性味甘平，具有清肺润肠、滋阴补血、活血化瘀、明目养胃等功效。

【适宜人群】肾虚耳鸣者。

【注意事项】痰火、肝火上逆耳鸣者不宜。

第十二节　癌瘤（肿瘤）

【疾病简介】

恶性肿瘤的表现分为局部表现、全身性症状和系统功能紊乱三个方面。肿块是瘤细胞异常增生所形成的，可以在体表发现或在深部摸到肿物，也可以看到器官（如肝脏、甲状腺）或淋巴结的肿大。良性肿瘤所形成的肿块生长较慢，表面光滑，界限清楚，活动度好；恶性肿瘤一般生长较快，表面不平，不易推动。肿瘤引起的疼痛开始多为隐痛或钝痛，夜间明显，以后逐渐加重，疼痛难忍，昼夜不停，且疼痛部位常伴明显触痛。溃疡是肿瘤组织坏死所形成的，呈火山口状或菜花样，不一定疼痛，有时因并发感染而使表面出现恶臭的血性分泌物，此时可伴有溃疡部疼痛。肿瘤破裂或侵犯血管可致出血。若肿瘤在体表，出血可直接发现；若肿瘤在体内，出血可表现为血痰、黏液血便或血性白带等。大量出血可表现为咯血、呕血或便血，且反复不止。

全身性症状乏力和消瘦是肿瘤生长快，消耗能量大，加之患者进食量下降，消化吸收不良所造成。由于肿瘤供血不足，发生坏死或合并感染，故肿瘤患者常有发热现象。贫血是肿瘤反复出血、造血障碍或造血物质吸收不良引起。恶病质指肿瘤患者晚期出现的全身衰竭的表现。

扶正祛邪为治疗恶性肿瘤的基本方法。恶性肿瘤多属本虚标实之证，故在治疗上，以扶正祛邪贯穿治疗的始终。运用扶正祛邪治疗原则时，既要重视整体情况，又不能忽视局部肿块，使扶正而不留邪，祛邪而不伤正，以达邪去正复之目的。扶正是通过调补气血阴阳，扶助正气，抗拒邪气，以补助攻而达到治疗目的。治疗上气虚可选用生黄芪、党参、白术、太子参、茯苓等；血虚常用阿胶、熟地黄、白芍、当归、鸡血藤；阴虚选用生地黄、熟地黄、淮山药、山茱萸、天冬、枸杞、女贞子、南沙参、北沙参、石斛等；阳虚则选用仙灵脾、仙茅、补骨脂、荜澄茄、附子等。在运用扶正法时，尤须注重调补脾肾，因为脾为后天之本、气血生化之源；而肾藏精为先天之本、元气之根、水火之宅，元阴、元阳内寄其中；通过脾肾双补，就能使精血更加旺盛，元气更加充足，从而维持身体各脏腑组织器官的正常生理功能以抵御外邪，使邪去正复，身体恢复健康。祛邪是对清热解毒、活血化瘀、软坚散结、祛痰利水等法的具体运用，以达到攻伐癌瘤、消除或控制肿瘤发展的目的。在运用祛邪法时重在祛除痰浊、瘀血，因为痰瘀互结是恶性肿瘤的主要病理基础。痰和瘀既是病理产物，又可作为一种病因作用于机体。在痰和瘀两者之中，治瘀又重于治痰，如朱丹溪提出："气血冲和，万病不生，一有怫郁，诸病生焉。"古人还有"瘀血不去，新血难安"以及《金匮要略》中"血不利则为水之"说，而"水聚又可成为痰"。在肿瘤病中常用的祛瘀药有：土鳖虫、水蛭、泽兰叶、益母草、地龙、壁虎、三棱、莪术、丹参等。

【辨证施膳】

临床上肿瘤患者每个阶段表现不一样。肿瘤患者重点在于保持良好的心态，规律一日三餐，保障健康的饮食起居，在此基础上根据具体临床表现选择适宜的中药药膳调理辅助。

1. 扶正固本

选用薏仁百合粥调养。

薏仁百合粥

【食材】 百合10克，薏苡仁30克，粳米50克。

【做法】 将百合、薏苡仁、粳米洗净，加清水适量，武火煮沸后，改文火煲半小时，粥熟后分次食用。

【功效】 利水消肿，健脾利湿，宁心安神。

【药膳释义】

（1）薏苡仁：《雷公炮制药性解》曰，"味甘，微寒无毒，入肺脾肝胃大肠五经。利肠胃，消水肿，祛风湿，疗脚气，治肺痿，健脾胃。薏苡仁总湿热，故入上下五经。盖受热使人筋挛，受湿使人筋缓者可用"。

（2）百合：《本草经解》曰，"气平，气甘，无毒。主邪气腹胀心痛，利大小便，补中益气。百合气平，禀天秋平之金气，入手太阴肺经；味甘无毒，得地中正之土味，入足太阴脾经。气降味和，阴也"。

【适宜人群】虚证肿瘤患者。

【注意事项】湿热体质肿瘤患者慎用。

2. 清热解毒

选用排骨蒲公英汤、猪蹄无花果汤调养。

排骨蒲公英汤

【食材】优质猪排骨1根，新鲜蒲公英50克。

【做法】将猪排骨切段洗净焯水后加清水适量，葱段3节、生姜3片，武火煮沸后，改文火煲1.5小时，猪排骨炖烂后把新鲜蒲公英切段入锅，汤开后关火，加入适量盐调味。

【功效】滋阴生津，清热解毒。

【药膳释义】

（1）猪排骨：《随息居饮食谱》曰，"冬令极冷之时，取煺净好猪肋肉，每块约二斤，勿浸水气，晾干后，去其里面浮油及脊骨肚囊，用糖霜擦透其皮，并抹四围肥处（若用盐亦可，然藏久易醭也）。悬风多无日之所。至夏煮食，或加盐酱煨，味极香美，且无助湿发风之弊，为病后、产后、虚人食养之珍"。

（2）新鲜蒲公英：《雷公炮制药性解》曰，"味苦甘，性寒，无毒；入脾、胃二经。化热毒，消恶疮结核，解食毒，散滞气。细锉，同忍冬藤取汁入酒，以治乳痈，服罢欲睡，是其功也，睡觉，病已安矣"。

【适宜人群】热毒较盛伴阴津不足之肿瘤患者。

【注意事项】阳虚肿瘤患者慎用。

猪蹄无花果汤

【食材】优质猪蹄1只，无花果50克。

【做法】将猪蹄洗净焯水后加清水适量，葱段3节、姜3片，武火煮沸后，改文火煲2小时；炖烂后加入无花果再炖15分钟，加入适量盐调味。

【功效】滋阴生津，填精滋阴，清热润肠。

【药膳释义】

（1）猪蹄：《随息居饮食谱》曰，"甘咸平。填肾精而健腰脚，滋胃液以滑皮肤。长肌肉，可愈漏疡，助血脉，能充乳汁。较肉尤补，煮化易凝"。

（2）无花果：《随息居饮食谱》曰，"甘寒。清热疗痔，润肠，上利咽喉。中寒忌食"。

【适宜人群】阴虚伴便秘之肿瘤患者。

【注意事项】阳虚、湿热较盛之肿瘤患者慎用。

第四章 妇科病证药膳

第一节 妇科病证药膳的特点与适宜范围

一、妇科病证药膳定义

妇科病证药膳是一种专门针对女性妇科疾病制作的药膳，它以传统中医学理论为指导，结合女性的生理特点和妇科病的特点，采用具有调理、保健、治疗作用的药材和食材，通过合理地搭配和烹饪，制作出美味可口、营养丰富、易于消化吸收的药膳。

二、妇科药膳的特点

（一）针对女性生理特点

妇科药膳主要根据女性的生理特点，如月经、带下、妊娠、产育和哺乳等生理过程，以及女性的心理特点，如容易情绪波动、焦虑抑郁、心理压力大等，进行调理。

（二）药食结合特点

妇科药膳取材都是日常生活中较为常见的药材和食材，如红枣、枸杞、当归、黄芪、党参、茯苓、粳米、山药、莲子、百合、乌鸡、猪蹄、鲫鱼等，这些药材和食材结合搭配制成药膳具有很好的保健和治疗作用。

（三）美味可口

妇科药膳遵循中医理论，在合理搭配食材和药材的同时，注重口感和味道的调制，以五味调养五脏之气，具有一般食物的色、香、味、形特征，不仅具有养生保健、防治疾病作用，还能满足口腹之欲。

（四）调理治疗

妇科药膳是在辨证论治的基础上进行配伍，根据机体气血阴阳、脏腑经络的偏盛偏衰，结合女性的生理病理特点，用药膳补偏救弊，调理脏腑气血，平衡阴阳，从而达到防治疾病的目的。

三、适宜范围

（一）妇科疾病

妇科药膳主要用于预防、调理和治疗女性的常见妇科疾病，如月经不调、痛经、不孕症、围绝经期综合征、妊娠病、产后病、带下病及妇科杂病等。

（二）亚健康状态

妇科药膳也可以用于调理女性的亚健康状态，如体质虚弱、免疫力低下、易疲劳等，针对不同的体质进行调理，以增进健康、改善体质、预防疾病。

（三）其他疾病

妇科药膳也可以用于治疗其他与女性相关的疾病，如贫血、脾胃病、代谢性疾病等，同时妇科药膳也具有养颜美容的功效。

第二节　月经病药膳

【疾病简介】

月经病是指月经的周期、经期或经量发生异常，或伴随月经周期、或绝经前后出现明显不适症状为特征的疾病。常见月经病有月经先期、月经后期、月经先后无定期、月经过多、月经过少、经期延长、崩漏、闭经、痛经、月经前后诸证、绝经前后诸证、绝经后骨质疏松症等。病因主要有外感寒热湿邪、情志所伤、饮食劳倦、房劳多产、体质因素等，使脏腑功能失常，气血失调，导致肾—天癸—冲任—胞宫轴功能紊乱。月经病的治疗是通过调理肾、脾、肝，调理气血及冲任，以达到调经治本的目的。《素问·上古天真论》曰："女子七岁，肾气盛，齿更发长；二七而天癸至，任脉通，太冲脉盛，月事以时下，故有子……七七，任脉虚，太冲脉衰少，天癸竭，地道不通，故形坏而无子也。"《傅青主女科》云："经水出诸肾。"月经的产生以肾为主导，调经以补肾为主。肾藏精，主生殖，补肾之法有滋养肾阴、温补肾阳、补益肾气。《景岳全书·妇人规》云："调经之要，贵在补脾胃以资血之源，养肾气以安血之室，知斯二者，则尽善矣。"脾主运化、主统血，为后天之本，气血生化之源，扶脾之法有健脾益气、升阳除湿等。《临证指南医案》云："女子以肝为先天。"肝藏血，主疏泄，体阴而用阳，调肝之法有疏肝解郁、养血柔肝等。

一、月经不调

【疾病简介】

月经不调是指育龄期非妊娠妇女异常子宫出血，表现为月经周期、经期或经量异常的一类病证，包括月经先期、月经后期、月经先后无定期、月经过多、月经过少、经期延长等。月经先期如并见月经过多，严重者可发展为崩漏；月经后期如并见月经过少，严重者可发展为闭经，故应早期调治以防病情进展。

（一）月经先期

【疾病简介】

月经先期是指月经周期提前7天以上，甚至10余日一行，连续3个周期及以上。病因有气虚和血热。气虚分脾气虚和肾气虚，脾气虚则统摄无权，肾气虚则冲任不固，月经提前；血热分阳盛血热、阴虚血热和肝郁血热，血热则热扰冲任，血海不宁，月经先期而至。

【辨证施膳】

1. 脾气虚证

月经提前，量多，色淡红，质清稀，神疲乏力，倦怠嗜卧，气短懒言，小腹空坠，纳少便溏；舌质淡红，苔薄白，脉缓弱。

选用黄芪山药粥调养。

黄芪山药粥

【食材】黄芪30克，山药60克。

【做法】将黄芪浸泡后水煎，去渣取汁；干山药研磨成粉，加少量水调匀；锅内加入黄芪汁，煮开后淋入调匀的山药粉，煮成糊粥状，加少许蜂蜜即可食用。

【功效】健脾益气。

【药膳释义】

（1）黄芪：甘，微温；归肺、脾经。补气升阳，固表止汗，利水消肿，托疮生肌。《医学衷中参西录》称"善治胸中大气下陷"。黄芪善于补益脾气，升举中阳，补气升提以摄血。

（2）山药：甘，平；归脾、肺、肾经。补脾养胃，补肾涩精，生津益肺。

【适宜人群】适宜于月经先期脾气虚证。

【注意事项】血热证不宜服用。

2. 肾气虚证

月经提前，量或多或少，色淡黯，质清稀，腰膝酸软，头晕耳鸣，面色晦暗；舌质淡黯，苔薄白，脉沉细。

选用枸杞牛腩汤调养。

枸杞牛腩汤

【食材】枸杞20克，山药60克，牛腩250克。

【做法】牛腩洗净切块，焯水；枸杞洗净，备用；山药去皮，洗净切块；热锅倒油，放入姜片、葱段炝锅，下入牛肉，烹入料酒略炒，加水适量，大火烧沸，改用小火炖约1小时，加入山药块、枸杞，再炖煮30分钟，调入食盐、胡椒粉即成。

【功效】补肾益气。

【药膳释义】

（1）枸杞：甘，平；归肝、肾经。滋补肝肾，益精明目。《本草经集注》曰："补益精气，强盛阴道。"

（2）山药：甘，平；归脾、肺、肾经。补脾养胃，补肾涩精，生津益肺。

（3）牛腩：甘，温；归脾、胃经。补脾胃，益气血，强筋骨。《医林纂要》曰："牛肉味甘，专补脾土。脾胃者，后天气血之本，补此则无不补矣。"

【适宜人群】 适宜于月经先期肾气虚证。

【注意事项】 湿热内盛者不宜多食。

3. 阳盛血热证

月经提前，量多，色红，质稠，伴心烦，面赤口干，大便秘结，小便短黄；舌质红，苔黄，脉滑数。

选用双皮茶调养。

双皮茶

【食材】 地骨皮10克，牡丹皮6克，绿茶3克。

【做法】 将地骨皮、牡丹皮、绿茶洗净，放于茶杯中，加入冰糖，用开水浸泡15～20分钟。

【功效】 清热凉血。

【药膳释义】

（1）地骨皮：甘，寒；归肺、肝、肾经。凉血除蒸，清肺降火。《神农本草经》曰："主五内邪气，热中，消渴，周痹。"

（2）牡丹皮：苦、辛，微寒；归心、肝、肾经。清热凉血，活血化瘀。《得配本草》曰："入手足少阴、厥阴经血分。泻心胞伏火，清膻中正气，除血中内热，退无汗骨蒸。以其善行血滞，滞去而郁热自解。滞下胞胎，治惊痫，除癥瘕，疗痈肿，行瘀血。"

（3）绿茶：苦、甘，凉。清心除烦，生津止渴。

【适宜人群】 适宜于月经先期阳盛血热证。

【注意事项】 脾虚便溏者禁食。

4. 阴虚血热证

月经提前，量少，色红，质稠，形体瘦弱，两颧潮红，咽干口燥，手足心热；舌质红，苔少，脉细数。

选用地黄瘦肉煲调养。

地黄瘦肉煲

【食材】 生地黄20克，熟地黄10克，百合30克，猪瘦肉100克。

【做法】 将生地黄、熟地黄、百合洗净，加水煎煮30分钟，取药汁；猪瘦肉洗净，切小块，焯水；将猪肉块、药汁放入砂锅内，大火烧开，改小火慢炖约1小时，加盐调味即可。

【功效】养阴清热。

【药膳释义】

（1）生地黄：甘，寒；归心、肝、肾经。清热凉血，养阴生津。《本经逢原》曰："内专凉血滋阴，外润皮肤荣泽，患者虚而有热者，宜加用之。"

（2）熟地黄：甘，微温；归肝、肾经。补血滋阴，益精填髓。

（3）百合：甘，寒；归肺、心经。养阴润肺，清心安神。《医林纂要》曰："百合，以敛为用，内不足而虚热、虚嗽、虚肿者宜之。"

（4）猪肉：甘、咸，微寒；归脾、胃、肾经。益气养血，补肾滋阴，消肿。《医林纂要》曰："猪，甘咸寒，滋润肌肤，和柔筋骨，通利脏腑，渗达津液，水畜也。"

【适宜人群】适宜于月经先期阴虚血热证。

【注意事项】脾虚泄泻者不宜食用。

5. 肝郁血热证

月经提前，量或多或少，色红，质稠，有血块，经前乳房胀痛，或胸闷胁胀，或烦躁易怒，口苦咽干；舌质红，苔薄黄，脉弦数。

选用苦瓜黄豆排骨汤调养。

苦瓜黄豆排骨汤

【食材】新鲜苦瓜200克，黄豆200克，猪排骨250克。

【做法】新鲜苦瓜洗净，去瓜瓤和籽，切块备用；黄豆洗净，泡发备用；猪排骨洗净，剁块，焯水备用；猪排骨和黄豆先入汤锅，大火煮开后小火煮1小时左右，黄豆基本软烂；再将新鲜苦瓜放入煮至将熟的排骨黄豆汤中，煮开后小火煮15分钟，加盐、葱花调味即可食用。

【功效】清肝泻火。

【药膳释义】

（1）新鲜苦瓜：苦，寒。清暑涤热，明目，解毒。《随息居饮食谱》曰："青则涤热，明目清心。熟则养血滋肝，润脾补肾。"

（2）黄豆：甘，平。健脾利水，宽中导滞，解毒消肿。《日用本草》曰："宽中下气，利大肠，消水胀。治肿毒。"

（3）猪排骨：甘、咸，微寒；归脾、胃、肾经。益气养血，补肾滋阴，消肿。

【适宜人群】适宜于月经先期肝郁血热证。

【注意事项】脾胃虚寒者不宜食用。

（二）月经后期

【疾病简介】

月经后期是指月经周期延长7天以上，甚至3～5个月一行，连续3个周期及以上。发病有虚实之分。虚者多因肾虚、血虚致精血不足，冲任不固；实者多因血寒、气滞等阻滞冲任，血行不畅。以上均可使血海不能如期满溢，导致月经延迟。

【辨证施膳】

1. **肾虚证**

月经延后，量少，色黯淡，质稀，头晕耳鸣，腰膝酸软，带下清稀，面色晦暗；舌质淡，苔薄白，脉沉细。

选用山药枸杞炖黄花鱼调养。

山药枸杞炖黄花鱼

【食材】山药100克，枸杞15克，鲜黄花鱼750克，豆腐50克。

【做法】山药、豆腐分别洗净切块；鲜黄花鱼刮鳞去内脏，改刀，清洗干净；锅内加水烧开，放入料酒、鲜黄花鱼焯水，出锅备用；另起锅加水，放入鲜黄花鱼、山药、豆腐，大火烧开，转中火炖约30分钟，至锅内汤汁呈浓白色，加入枸杞、盐、姜丝、胡椒粉调味。

【功效】补肾健脾，益精养血。

【药膳释义】

（1）山药：甘，平；归脾、肺、肾经。补脾养胃，生津益肺，补肾涩精。《神农本草经》云："薯蓣味甘温，主伤中，补虚羸，除寒热邪气，补中益气，长肌肉，久服耳目聪明，轻身不饥，延年。"

（2）枸杞：甘，平；归肝、肾经。滋补肝肾，益精明目。《神农本草经》曰："主五内邪气，热中，消渴，周痹。久服坚筋骨，轻身，不老。"

（3）鲜黄花鱼：甘，平；归胃、肾经。健脾，益气，开胃。

（4）豆腐：和中益气，生津润燥，泻火解毒。

【适宜人群】适用于月经后期肾虚证。

【注意事项】湿热内盛者不宜食用。

2. **血虚证**

月经延后，量少，色淡红，质清稀，小腹绵绵作痛，面色萎黄，头晕眼花，心悸少寐，爪甲不荣；舌质淡，苔薄，脉细弱。

选用当归黄芪红枣乌鸡汤调养。

当归黄芪红枣乌鸡汤

【食材】当归10克，黄芪10克，党参10克，桂圆10克，枸杞10克，乌鸡1只，红枣10克，生姜5片。

【做法】乌鸡宰杀后去内脏，洗净切块，焯水备用；砂锅内加水，放入乌鸡块、当归、黄芪、党参、桂圆、红枣、生姜、料酒，大火烧开转小火慢炖约2小时，至鸡肉软烂，撒上枸杞焖10分钟，加少许盐调味即可。

【功效】补气养血，活血通经。

【药膳释义】

（1）当归：甘、辛，温；归肝、心、脾经。补血活血，调经止痛，润肠通便。当归甘温质润，为补血圣药。《本草正》云："其味甘而重，故专能补血；其气轻而辛，故又能行血，补中有动，行中有补，诚血中之气药，亦血中之圣药也。"

（2）黄芪：甘，微温；归肺、脾经。补气升阳，固表止汗，利水消肿。黄芪通过补气以生血。

（3）党参：甘，平；归脾、肺经。补脾益肺，养血生津。《本草从新》曰："补中益气，和脾胃，除烦渴"。

（4）桂圆：即龙眼肉。甘，温；归心、脾经。补益心脾，养血安神。本品补心脾、益气血、安神，为性质平和之滋补良药。

（5）枸杞：甘，平；归肝、肾经。滋补肝肾，益精明目。本品味甘质润，善滋肾、益精、养血，为养血补精之要药。

（6）乌鸡：甘，平；归肝、肾、肺经。补肝益肾，补气养血，退虚热。《本草纲目》曰："补虚劳羸弱，治消渴中恶，益产妇，治女人崩中带下，一切虚损诸病，大人小儿下痢噤口。"

（7）红枣：甘，温；归脾、胃、心经。补中益气，养血安神。

【适宜人群】适宜于月经后期血虚证。

【注意事项】湿热内盛者慎用。

3. 血寒证

经行延后，量少，色黯，有血块，小腹冷痛，得热痛减，畏寒肢冷，面色苍白；舌质黯，苔白，脉沉迟。

选用肉桂山楂饮调养。

肉桂山楂饮

【食材】肉桂6克，生山楂10克，红糖20克。

【做法】将肉桂、生山楂洗净，加水煎煮约30分钟，加入红糖，再煮约10分钟，去渣喝汤。

【功效】温经散寒，活血调经。

【药膳释义】

（1）肉桂：辛、甘，大热。温通经脉，散寒止痛。《本草汇言》云："肉桂，治沉寒痼冷之药也。"

（2）生山楂：酸、甘，微温；归脾、胃、肝经。消食健胃，行气散瘀，化浊降脂。《玉楸药解》曰："入足太阴脾、足厥阴肝经。消积破结，行血开瘀。山楂消克磨化，一切宿肉停食、血癥气块皆除。"

【适宜人群】适宜于月经后期血寒证。

【注意事项】阴虚火旺者不宜食用。

4. 气滞证

经行延后，量少，色黯红，有血块，小腹胀满，胸胁、乳房胀痛，精神抑郁；舌质略黯，苔白，脉弦。

选用佛手玫瑰茶调养。

佛手玫瑰茶

【食材】佛手10克，玫瑰花5克。

【做法】将佛手、玫瑰花洗净，放入茶壶中用沸水冲泡，合盖焖泡15分钟，即可饮用，可反复冲泡，代茶饮。

【功效】疏肝理气。

【药膳释义】

（1）佛手：辛、苦、酸，温。归肝、脾、胃、肺经。疏肝理气，和胃止痛，燥湿化痰。《本草便读》云："佛手，理气快膈，惟肝脾气滞者宜之。"

（2）玫瑰花：甘、微苦，温；归肝、脾经。疏肝解郁，活血止痛。《随息居饮食谱》载其："调中活血，舒郁结，辟秽，和肝……酿酒亦佳，可消乳癖。"

【适宜人群】适宜于月经后期气滞证。

【注意事项】阴虚血燥者不宜饮用。

（三）月经先后无定期

【疾病简介】

月经先后无定期是指月经周期时或提前时或延后7天以上，连续3个周期及以上。病因多为肝肾功能失常，肝气郁结，肾气亏虚，致冲任气血失调，血海满溢无常。

【辨证施膳】

1. 肝郁证

经来先后无定，或提前，或延后，量或多或少，色黯红，有血块，伴情志不畅，胸胁乳房胀满，时叹息，脘闷不舒，嗳气食少；舌质略黯，苔薄白，脉弦。

选用玫瑰金橘饮调养。

玫瑰金橘饮

【食材】玫瑰花瓣6克，金橘饼半只。

【做法】将玫瑰花瓣洗净、晾干，与切碎的金橘饼一同放入有盖杯中，用刚煮沸的水冲泡，加盖闷15分钟即成。

【功效】疏肝解郁，理气调经。

【药膳释义】

（1）玫瑰花：甘、微苦，温；归肝、脾经。疏肝解郁，和血止痛。

（2）金橘饼：辛、甘，温。理气，解郁，化痰，醒酒。《随息居饮食谱》曰："甘温醒脾，下气辟秽，化痰止渴，消食解醒。"

【适宜人群】适宜于月经先后无定期肝郁证。

【注意事项】阴虚便秘者不宜食用。

2. 肾虚证

经行或先或后，量少，色淡黯，质清稀，伴腰膝酸痛，或头晕耳鸣；舌质淡，苔薄，脉沉细弱。

选用四味薯蓣膏调养。

四味薯蓣膏

【食材】淮山药250克，枸杞120克，胡桃肉240克，鹿角胶60克，冰糖60克。

【做法】淮山药、枸杞、胡桃肉洗净；鹿角胶用蛤粉炒脆研磨；将淮山药、枸杞、胡桃肉、冰糖放入蒸锅内，用小火蒸熟至极烂，加入鹿角胶粉，搅拌均匀成膏状，冷藏备用。每日2次服用，每次30克。

【功效】补肾益精。

【药膳释义】

（1）淮山药：甘，平；归脾、肺、肾经。补脾养胃，生津益肺，补肾涩精。《神农本草经》云："薯蓣味甘温，主伤中，补虚羸，除寒热邪气，补中益气，长肌肉，久服耳目聪明，轻身不饥，延年。"

（2）枸杞：甘，平；归肝、肾经。滋补肝肾、益精明目。《本草经集注》曰："补益精气，强盛阴道。"

（3）鹿角胶：甘、咸，温；归肾、肝经。温补肝肾，益精养血。《新修本草》曰："疗吐血，下血，崩中不止，四肢酸疼，多汗，淋露，折跌伤损。"

（4）胡桃肉：即核桃仁。甘，温；归肾、肺、大肠经。补肾，温肺，润肠。

【适宜人群】适宜于月经先后无定期肾虚证。

【注意事项】阴虚火旺者不宜服用。

（四）月经过多

【疾病简介】

月经过多是指月经量较正常明显增多，周期基本正常。正常月经总量一般为20～80毫升，有个体差异，超过80毫升为月经过多。病因有气虚、血热、血瘀，致使冲任不固，经血失于制约。

【辨证施治】

1. 气虚证

月经量多，色淡红，质清稀，面色无华，神疲乏力，气短懒言，小腹空坠；舌质淡红，苔薄白，脉细弱。

选用归芪补血粥调养。

归芪补血粥

【食材】黄芪30克，当归10克，粳米100克，红糖适量。

【做法】将当归、黄芪洗净，放入锅中，加清水适量，煮沸后改用文火煎30分钟，去渣取汁；粳米洗净，放入锅内，加入药汁及适量清水，共煮成粥，粥熟后加入适量红糖即可。

【功效】补气养血。

【药膳释义】

（1）黄芪：甘，微温；归肺、脾经。补气升阳，固表止汗，利水消肿，托疮生肌。《医学衷中参西录》称"善治胸中大气下陷"。黄芪善于补益脾气，补气升提以摄血。

（2）当归：甘、辛，温；归肝、心、脾经。补血活血，调经止痛，润肠通便。当归为补血圣药。

（3）粳米：甘、平；归脾、胃、肺经。调中和胃，渗湿止泻，除烦。

【适宜人群】适宜于月经过多气虚证。

【注意事项】湿热内盛者慎服。

2. 血热证

月经量多，色鲜红或深红，质稠，伴心烦口渴，身热面赤，尿黄便结；舌质红，苔黄，脉滑数。

选用黄花菜炒木耳、马齿苋鸡蛋汤调养。

黄花菜炒木耳

【食材】黄花菜100克，木耳100克。

【做法】将黄花菜、木耳泡发洗净，分别焯水备用；另起锅，倒入食用油，放入蒜末、姜片、葱白，倒入焯好的木耳、黄花菜煸炒均匀，加盐调味即可。

【功效】清热止血，除烦。

【药膳释义】

（1）黄花菜：即金针菜。《随息居饮食谱》载其："甘，平。利膈清热，养心解忧，释忿，醒酒除黄。荤素宜之，与病无忌。"

（2）木耳：甘，平；归肺、脾、大肠、肝经。补气养血，凉血止血。

【适宜人群】适宜于月经过多血热证。

【注意事项】虚寒泄泻者不宜食用。

马齿苋鸡蛋汤

【食材】马齿苋60克，鸡蛋3个。

【做法】马齿苋洗净，捣烂取汁；鸡蛋打成蛋液；锅中加水煮沸后，撒入鸡蛋液，兑入马齿苋汁，加盐调味食用。

【功效】清热凉血。

【药膳释义】

（1）马齿苋：酸，寒；归大肠、肝经。清热解毒，凉血止血，止痢。《备急千金要方》曰："主青盲、白臀，明目，除邪气，利大小便，去寒热，杀蛔虫。久服益气力，不饥轻身。"

（2）鸡蛋：甘，平；归肺、脾、胃经。滋阴润燥。《本草便读》曰："鸡子内黄外白，入心肺，宁神定魄，和合熟食，亦能补益脾胃；生冲服之，可以养心营，可以退虚热。"《医学入门》曰："生绞入药，除烦热；豁开淡煮，却痰润声，养胃，益心血。"

【适宜人群】适宜于月经过多血热证。

【注意事项】虚寒泄泻者慎服。

3. 血瘀证

月经量多，排出不畅，经色黯，有血块，伴小腹疼痛，块下痛减；舌质紫黯，或有瘀点，脉弦细。

选用藕汁三七蛋调养。

藕汁三七蛋

【食材】鲜藕250克，三七粉3克，鸡蛋1个。

【做法】鲜藕洗净，捣碎取汁，加入三七粉及适量水，煮沸后打入鸡蛋液，开锅即可食用。

【功效】化瘀止血。

【药膳释义】

（1）鲜藕：甘，寒；归心、肝、脾、胃经。清热生津，凉血，散瘀，止血。《本草经疏》曰："生者甘寒，能凉血止血，除热清胃，故主消散瘀血，吐血，口鼻出血，产后血闷，掩金疮伤折，及止热渴，霍乱烦闷，解酒等功。"

（2）三七：甘，微苦，温；归肝、胃经。化瘀止血，消肿定痛，补虚强壮。三七功善止血，又能散瘀，止痛效佳，有止血不留瘀，化瘀不伤正的特点。《玉楸药解》云："行瘀血而敛新血，凡产后、经期、跌打、痈肿，一切瘀血皆破，凡吐衄、崩漏、刀伤、箭射，一切新血皆止。"

（3）鸡蛋：甘，平；归肺、脾、胃经。滋阴润燥。

【适宜人群】适宜于月经过多血瘀证。

【注意事项】大便溏泄者不宜食用。

（五）月经过少

【疾病简介】

月经过少是指月经周期正常，经量明显少，一次月经总的出血量小于5毫升，或行经时间不足2天，甚或点滴即净。发病有虚有实。虚者多因肾虚、血虚，精亏血少，冲任血海亏虚，经血乏源；实者多由瘀血、痰湿内生，阻滞冲任血海，血行不畅，发为月经过少。

【辨证施膳】

1.肾虚证

月经量少，色黯淡，伴头晕耳鸣，腰骶酸软，小腹凉，夜尿多；舌淡黯，苔薄白，脉沉细。

选用猪腰枸杞汤调养。

猪腰枸杞汤

【食材】枸杞10克，党参10克，猪腰300克。

【做法】猪腰洗净，去腰臊，切条，焯水备用；把焯好的猪腰、党参、枸杞，放入炖盅内，放入姜片、料酒、适量水、小火隔水炖约40分钟，出锅加盐调味即可。

【功效】补肾益精，养血调经。

【药膳释义】

（1）枸杞：甘，平；归肝、肾经。滋补肝肾、益精明目。《本草经集注》曰："补益精气，强盛阴道。"本品味甘质润，善滋肾、益精、养血，为养血补精之要药。"

（2）党参：甘，平；归脾、肺经。补脾益肺，养血生津。《本草从新》曰："补中益气，和脾胃，除烦渴。"

（3）猪腰：咸，平；归肾经。补肾益阴，利水。《本草纲目》载其："方药所用，借其引导而已。"

【适宜人群】适宜于月经过少肾虚证。

【注意事项】高胆固醇血症慎用。

2. 血虚证

月经量少，色淡红，质稀薄，面色萎黄，头晕眼花，心悸气短，经行小腹痛；舌淡红，苔薄，脉细弱。

选用当归红枣粥调养。

当归红枣粥

【食材】当归15克，红枣15克，粳米50克，红糖适量。

【做法】当归洗净，放入砂锅内，加水煎煮约30分钟，去渣取汁；另起锅，加入当归汁、粳米、红枣、适量清水，小火炖煮成粥后，加入红糖搅匀，即可食用。

【功效】补气养血。

【药膳释义】

（1）当归：甘、辛，温。归肝、心、脾经。补血活血，调经止痛，润肠通便。当归甘润以补血，辛散温通以活血，具有良好的补血、活血、止痛之效。

（2）红枣：甘，温；归脾、胃、心经。补中益气，养血安神。

（3）粳米：甘，平；归脾、胃、肺经。调中和胃，渗湿止泻，除烦。《滇南本草》："治一切诸虚百损，补中益气，强筋壮骨，生津，明目，长智。"

【适宜人群】适宜于月经过少血虚证。

【注意事项】痰湿、湿热体质者不宜多食。

3. 血瘀证

月经量少，色黯红，有小血块，小腹胀痛不适，血块排出后疼痛减轻；舌质黯，有瘀斑或瘀点，脉细弦。

选用玄胡益母草煮鸡蛋调养。

玄胡益母草煮鸡蛋

【食材】延胡索20克，益母草30克，红枣8枚，桂圆15克，鸡蛋2个。

【做法】将延胡索、益母草、红枣、桂圆、鸡蛋洗净，放入养生壶中，加清水煮10分钟后，捞出鸡蛋，剥去外壳，把鸡蛋放回壶中，再煮10分钟左右，吃鸡蛋、红枣，喝汤。月经前开始服用。

【功效】活血化瘀，养血调经。

【药膳释义】

（1）延胡索：辛、苦，温；归肝、脾、心经。活血，行气，止痛。延胡索辛散苦泄温通，能活血行气，且有良好的止痛功效。《本草纲目》云："能行血中气滞，气中血滞，故专治一身上下诸痛"。各种痛证均可配伍使用，尤宜于血瘀气滞者。

（2）益母草：苦、辛，微寒；归肝、心包、膀胱经。活血调经，利尿消肿，清热解毒。益母草主入血分，功善活血调经，常治妇女瘀血经产诸证。《本草正》云："性滑而利，善调女人胎产诸证，故有益母之号。"

（3）红枣：甘，温；归脾、胃、心经。补中益气，养血安神。

（4）桂圆：甘，温；归心、脾经。补益心脾，养血安神。

【适宜人群】适宜于月经过少血瘀证。

【注意事项】阴虚血热者不宜服用。

4. 痰湿证

月经量少，色淡红，质黏，形体肥胖，胸脘满闷，倦怠乏力，带下量多，色白质稀；舌质胖，边有齿痕，苔白腻，脉滑。

选用陈皮茯苓饮调养。

陈皮茯苓饮

【食材】陈皮6克，茯苓10克，苍术5克。

【做法】将陈皮、茯苓、苍术洗净，陈皮切丝，茯苓捣碎；锅内加水，大火煮沸后加入茯苓、苍术；煎煮10分钟左右，加入陈皮，继续煮5分钟左右；滤取汤汁即可饮用。

【功效】燥湿化痰。

【药膳释义】

（1）陈皮：苦、辛，温；归脾、肺经。理气健脾，燥湿化痰。《神农本草经》曰："主胸中瘕热逆气，利水谷。久服去臭，下气，通神"。

（2）茯苓：甘、淡，平；归心、肺、脾、肾经。利水渗湿，健脾化痰，宁心安神。茯苓药性平和，善能渗泄水湿，又能健脾益气，有标本兼治之功。

（3）苍术：辛、苦，温；归脾、胃、肝经。燥湿健脾，祛风散寒，明目。《本草纲目》曰："治湿痰留饮，或挟瘀血成窠囊，及脾湿下流，浊沥带下，滑泻肠风。"

【适宜人群】适宜于月经过少痰湿证。

【注意事项】阴虚血燥者不宜服用。

（六）经期延长

【疾病简介】

经期延长是指月经周期基本正常，行经时间超过7天，甚或淋漓半月方净。发病多因冲任不固，经血失于制约，临床常见气虚、虚热、血瘀等证。

【辨证施膳】

1. 气虚证

经行时间延长，量多，色淡红，质清稀，面色无华，神疲乏力，气短懒言，动则头晕眼花；舌质淡红，苔薄白，脉沉细弱。

选用山药豆腐汤、荷蒂粥调养。

山药豆腐汤

【食材】山药300克，豆腐200克，红枣10枚，姜片适量。

【做法】山药去皮切块，豆腐切块，焯水备用；锅中加入适量清水，放入山药块、豆腐块、红枣和姜片，大火煮沸后转小火炖煮30分钟，加盐调味食用。

【功效】补气健脾。

【药膳释义】

（1）山药：甘，平；归脾、肺、肾经。生津益肺，补脾养胃，补肾涩精。《神农本草经》曰："薯蓣味甘温，主伤中，补虚羸，除寒热邪气，补中益气，长肌肉，久服耳目聪明，轻身不饥，延年。"

（2）豆腐：甘，凉；归脾、胃、大肠经。益气和中，生津润燥。

（3）红枣：甘，温；归脾、胃、心经。补中益气，养血安神。

【适宜人群】适宜于经期延长气虚证。

【注意事项】气滞腹胀者少食。

荷蒂粥

【食材】荷蒂10克，糯米50克。

【做法】将荷蒂、糯米洗净；锅内加水，放入糯米、荷蒂，大火烧开转小火熬煮成粥，加少许冰糖调味，即可食用。

【功效】补气健脾，止血。

【药膳释义】

（1）荷蒂：苦，平。止血止带，和胃安胎。

（2）糯米：甘，温；归脾、胃、肺经。补中益气，健脾止泻，缩尿，敛汗，解毒。《备急千金要方》曰："温中，令人能食，多热，大便硬。"

【适宜人群】适宜于经期延长气虚证。

【注意事项】湿热内盛者慎服。

2. 虚热证

经行时间延长，量不多，色鲜红，质稠，潮热颧红，咽干口燥，手足心热，大便干，小便黄；舌质红，苔薄黄，脉细数。

选用生地黄精粥调养。

生地黄精粥

【食材】生地30克，黄精30克，粳米60克。

【做法】生地、黄精加水煎煮30分钟，去渣取汁；另起锅，放入粳米、药汁，大火烧开，转小火熬煮成粥即可食用。

【功效】滋阴清热。

【药膳释义】

（1）生地：甘，寒；归心、肝、肾经。清热凉血，养阴生津。《本经逢原》曰："内专凉血滋阴，外润皮肤荣泽，患者虚而有热者，宜加用之。"

（2）黄精：甘，平；归脾、肺、肾经。补气养阴，健脾益肾，润肺。《药性切用》曰："黄精性平味甘，补益中气，润养精血。"

（3）粳米：甘，平；归脾、胃、肺经。调中和胃，渗湿止泻，除烦。

【适宜人群】适宜于经期延长虚热证。

【注意事项】脾虚痰湿者不宜服用。

3. 血瘀证

经行时间延长，量或多或少，色黯有块，经行小腹疼痛；舌紫黯，或有瘀点，脉弦涩。

选用小蓟饮调养。

小蓟饮

【食材】小蓟（全草）、益母草各30克。

【做法】将小蓟、益母草洗净，放砂锅加水煎煮30分钟，去渣再煎至浓稠。

【功效】祛瘀止血。

【药膳释义】

（1）小蓟：甘、苦、凉；归心、肝经。凉血止血，散瘀解毒消痈。小蓟善清血分之热而凉血止血，兼能散瘀，故止血而不留瘀。

（2）益母草：苦、辛、微寒；归心包、肝、膀胱经。活血调经，利水消肿，清热解毒。《本草求真》曰："消水行血，去瘀生新，调经解毒。"

【适宜人群】适宜于经期延长血瘀证。

【注意事项】脾虚泄泻者禁用。

二、崩漏

【疾病简介】

崩漏是指经血非时暴下不止或淋漓不尽，是月经周期、经期、经量严重紊乱的月经病。《景岳全书·妇人规》云："崩漏不止，经乱之甚者也。"《诸病源候论·妇人杂病候》提到"忽然暴下，谓之崩中""非时而下，淋漓不断谓之漏下"。崩漏的病因较复杂，可概括为虚、热、瘀三个方面。肾虚则冲任不固，脾虚则统摄无权，血热则迫血妄行，瘀阻冲任则血不归经。均可使血海蓄溢失常，不能约制经血，致经血非时而下。临证遵循"塞流、澄源、复旧"三大治法。塞流即止血；澄源即正本清源，根据不同证型辨证论治；复旧即固本善后，调理恢复。临床分肾阴虚、肾阳虚、肾气虚、脾虚、血热、血瘀等证进行辨治。

【辨证施膳】

1. 肾阴虚证

经乱无期，出血淋漓不净或量多，色鲜红，质稠，头晕耳鸣，腰膝酸软，五心烦热；舌质偏红，苔少，脉细数。

选用生地藕节牡丹饮调养。

生地藕节牡丹饮

【食材】生地黄10克，鲜藕节10克，牡丹皮10克，冰糖适量。

【做法】将生地黄、鲜藕节、牡丹皮洗净，放入砂锅内，加水适量，煎煮30分钟后，去渣取汁，加冰糖即可饮用。

【功效】滋肾益阴，凉血止血。

【药膳释义】

（1）生地黄：甘，寒；归心、肝、肾经。清热凉血，养阴生津。《本经逢原》曰："内专凉血滋阴，外润皮肤荣泽，患者虚而有热者，宜加用之。"

（2）鲜藕节：甘、涩，平；归肝、肺、胃经。收敛止血，化瘀。藕节止血之中有行散之妙，行止互通而无留瘀之弊，可广泛用于各种出血证。

（3）牡丹皮：苦、辛，微寒；归心、肝、肾经。清热凉血，活血化瘀。

【适宜人群】适宜于崩漏肾阴虚证。

【注意事项】脾胃虚寒者不宜服用。

2. 肾阳虚证

经乱无期，出血量多或淋漓不尽，色淡质稀，畏寒肢冷，面色晦暗，腰膝酸软，小便清长；舌质淡，苔薄白，脉沉细。

选用鹿角胶粥调养。

鹿角胶粥

【食材】鹿角胶10克，粳米80克。

【做法】将粳米洗净，锅中加清水、粳米，大火烧开，转小火炖煮成粥，加入鹿角胶、姜末，搅拌烊化，加少许盐即可食用。

【功效】温肾养精，固冲止血。

【药膳释义】

（1）鹿角胶：甘、咸，温；归肾、肝经。温补肝肾，益精养血。《名医别录》曰："疗吐血，下血，崩中不止，四肢酸疼，多汗，淋露，折跌伤损。"《得配本草》曰："入足少阴经血分。补阴中之阳道，通督脉之血舍。壮筋骨，疗崩带。妇人虚冷，胎寒，腹痛，此为要药。"

（2）粳米：甘，平；归脾、胃、肺经。调中和胃，渗湿止泻，除烦。《滇南本草》曰："治一切诸虚百损，补中益气，强筋壮骨，生津，明目，长智。"

【适宜人群】适宜于崩漏肾阳虚证。

【注意事项】阴虚血热者不宜食用。

3. 肾气虚证

经乱无期，出血量多或淋漓不尽，色淡红，质清稀，面色晦暗，腰膝酸软，小腹空坠；舌质淡暗，苔薄白，脉沉弱。

选用苁蓉菟丝炖猪腰调养。

苁蓉菟丝炖猪腰

【食材】猪腰300克，肉苁蓉50克，菟丝子30克。

【做法】猪腰洗净切开，去除腰臊，再切成片；肉苁蓉浸透切片；菟丝子洗净；锅中加水烧开，放入猪腰片焯水捞出；将烫好的猪腰片、肉苁蓉、菟丝子、生姜放入炖盅，加适量水、料酒；隔水炖煮，炖约30分钟至猪腰熟透，加盐调味食用。

【功效】补益肾气。

【药膳释义】

（1）肉苁蓉：甘、咸，温；归肾、大肠经。补肾阳，益精血，润肠通便。《本草汇言》云："肉苁蓉，养命门，滋肾气，补精血之药也。男子丹元虚冷而阳道久沉，妇女冲任失调，而阴气不治，此乃平补之剂，温而不热，补而不峻，暖而不燥，滑而不泄，故有从容之名。"

（2）菟丝子：辛、甘，平；归肝、肾、脾经。补益肝肾，固精缩尿，安胎，明目，止泻。《玉楸药解》曰："菟丝子酸涩敛固，治遗精淋漓，膝冷腰痛。"本品辛甘性平，入肝肾，平补阴阳，培固下元，用治肝肾虚损，下元不足诸证。

（3）猪腰：咸，平；归肾经。补肾益阴，利水。《本草纲目》载其："方药所用，借其引导而已。"

【适宜人群】 适宜于崩漏肾气虚证。

【注意事项】 阴虚血热者不宜食用。

4. 脾虚证

经血非时而至，崩中暴下，继而淋漓，色淡质薄，神疲气短，面色㿠白，面浮肢肿，手足不温；舌质淡，苔薄白，脉弱或沉细。

选用黄芪阿胶粥、参芪海参鸡汤调养。

黄芪阿胶粥

【食材】 黄芪20克，阿胶15克，糯米50克，红糖适量。

【做法】 黄芪水煎取汁；阿胶烊化备用；锅内放入糯米、药汁，加适量水小火慢煮成粥，再将阿胶兑入粥中，搅拌均匀即可食用。

【功效】 益气摄血，补血止血。

【药膳释义】

（1）黄芪：甘，微温；归肺、脾经。补气升阳，固表止汗，利水消肿，托疮生肌。《医学衷中参西录》称"善治胸中大气下陷"。用于气虚不能摄血之便血、崩漏等，能补气升提以摄血。

（2）阿胶：甘，平；归肺、肝、肾经。补血滋阴，润燥，止血。《神农本草经》曰："主心腹，内崩，劳极，洒洒如疟状，腰腹痛，四肢酸疼，女子下血，安胎，久服轻身，益气。"

（3）糯米：甘，温；归脾、胃、肺经。补中益气，健脾止泻，缩尿，敛汗。

【适宜人群】 适宜于崩漏脾虚证。

【注意事项】 血热者不宜食用。

参芪海参鸡汤

【食材】 黄芪15克，西洋参3克，海参200克，鸡肉200克。

【做法】 黄芪、西洋参放入布包，加水煎取汤汁；海参洗净，去内脏，切块；鸡肉洗净，切块；海参、鸡肉分别焯水，备用；将海参、鸡肉放入锅中，加适量水及药汁，大火烧开转小火慢炖至鸡肉熟烂，加入料酒、食盐、葱花即可食用。

【功效】 补气养血。

【药膳释义】

（1）黄芪：甘，微温；归肺、脾经。补气升阳，固表止汗，利水消肿，托疮生肌。《医学衷中参西录》称"善治胸中大气下陷"。用于气虚不能摄血之便血、崩漏等，能补气升提以摄血。

（2）西洋参：甘、微苦，凉；归心、肺、肾经。补气养阴生津。

（3）海参：甘、咸，平；归肾、肺经。补肾益精，养血润燥，止血。《本草纲目拾遗》记载："海参，味甘咸，补肾，益精髓，摄小便，壮阳疗痿，其性温补，足敌人参，故名海参。"

（4）鸡肉：甘，温；归脾、胃经。温中益气，补精填髓。

【适宜人群】适宜于崩漏脾虚证。

【注意事项】血热证不宜服用。

5. 血热证

经血非时暴下，或淋漓不净，时而增多，血色深红，质稠，或有血块，唇红目赤，烦热口渴，大便干结，小便黄；舌质红，苔黄，脉滑数。

选用地榆酒、鸡冠花小蓟蛋汤调养。

地榆酒

【食材】地榆60克，甜酒适量。

【做法】将地榆研成细末，用甜酒煎服。每次6克。

【功效】清热凉血。

【药膳释义】

（1）地榆：苦、酸、涩，微寒；归肝、大肠经。凉血止血，解毒敛疮。《玉楸药解》曰："味甘，气寒，入足厥阴肝经。泻热清肝，凉营止血。地榆苦寒沉降，止吐衄便溺、崩漏金疮诸血。"

（2）甜酒：即醪糟，糯米发酵而成。益气，生津，活血。

【适宜人群】适宜于崩漏血热证。

【注意事项】虚寒泄泻者不宜食用。

鸡冠花小蓟蛋汤

【食材】鸡冠花15克，小蓟30克，鸡蛋1只。

【做法】将鸡冠花、小蓟洗净，加水煎煮，去渣取汁；将药汁烧开，散入鸡蛋液成蛋花，加入适量冰糖即可。

【功效】清热凉血。

【药膳释义】

（1）小蓟：甘、苦，凉；归心、肝经。小蓟善清血分之热而凉血止血，兼能散瘀，有止血而不留瘀的特点。

（2）鸡冠花：甘、涩，凉；归肝、大肠经。收敛止血。《玉楸药解》曰："鸡冠花止九窍失血，吐血、崩漏、淋痢诸血皆止。并治带淋之证。花与子同功。"

【适宜人群】适宜于崩漏血热证。

【注意事项】虚寒泄泻者不宜食用。

6. 血瘀证

经血非时而下，时下时止，或淋漓不净，或停闭数月又突然量多，色黯有血块，伴有小腹疼痛；舌质紫黯，或边尖有瘀点，苔薄白，脉细弦。

选用益母草炒荠菜、当归田七炖鸡调养。

益母草炒荠菜

【食材】鲜益母草300克，鲜荠菜300克。

【做法】将鲜益母草、鲜荠菜洗净切段，焯水备用；铁锅放在火上，倒入食用油烧热，加入鲜益母草、鲜荠菜炒熟，加盐调味即可食用。

【功效】化瘀止血。

【药膳释义】

（1）鲜益母草：苦、辛，微寒；肝、心包、膀胱经。活血调经，利尿消肿，清热解毒。益母草功善活血调经，常治妇女瘀血经产诸证，为妇科经产要药。

（2）鲜荠菜：甘、淡，凉。归肝、脾、膀胱经。利水消肿，明目，止血。

【适宜人群】适宜于崩漏血瘀证。

【注意事项】脾虚泄泻者不宜食用。

当归田七炖鸡

【食材】乌骨鸡300克，田七6克，当归15克。

【做法】将当归、田七洗净；乌骨鸡洗净，斩块，焯水备用；把当归、田七、乌骨鸡放炖盅内，加清水，小火慢炖约2小时，放盐、料酒调味即可。

【功效】化瘀止血，兼养血。

【药膳释义】

（1）乌骨鸡：甘，平；归肝、肾、肺经。补肝益肾，补气养血，退虚热。《本草纲目》曰："补虚劳羸弱，治消渴，中恶，益产妇，治女人崩中带下虚损诸病，大人小儿下痢噤口。"

（2）田七：甘、微苦，温；归肝、胃经。化瘀止血，消肿定痛，补虚强壮。

（3）当归：甘、辛，温；归肝、心、脾经。补血活血，调经止痛，润肠通便。

【适宜人群】适宜于崩漏血瘀证。

【注意事项】脾虚泄泻者不宜食用。

三、闭经

【疾病简介】

闭经是指女子年满16周岁，虽有第二性征发育但月经尚未来潮，或年满14岁尚无第二性征发育及月经，或已经建立起月经周期后又中断6个月以上，或根据自身月经周期计算停闭3个周期以上。其病因病机复杂，病程较长，属慢性难治性病证。《医学入门》将闭经分为"血枯""血滞"。虚者，多因肾气不足，或肝肾亏损，精血匮乏；或脾胃虚弱，气血乏源；或阴虚血燥，精亏血少，而致血海空虚，无血可下；实者，则为气滞血瘀，或痰湿内生，使血流不畅，阻滞冲任胞宫，血海阻隔，经血不得下行。虽有虚实之分，但以虚证多见。治疗应谨守"虚者补而充之，实者泻而通之"原则，虚实夹杂者当补中有通，泻中有养，切不可不分虚实，概以活血通经之法。如《景岳全书·妇人规》云："欲其不枯，无如养营；欲以通之，无如充之。"

【辨证施膳】

1. 肾气亏虚证

年逾16周岁尚未行经，或由月经后期、量少渐至经闭，素体虚弱，腰酸腿软，头晕耳鸣；舌质淡红，苔薄白，脉沉细。

选用山药枸杞牛肉汤调养。

山药枸杞牛肉汤

【食材】山药300克，枸杞15克，牛腱子肉250克。

【做法】牛腱子肉切块，洗净，焯水后捞出，再用水冲净；山药削皮，洗净，切块；锅中加水，放入牛腱子肉、料酒，大火煮开转小火慢炖约1小时；放入山药块、枸杞再煮30分钟，加盐、葱、姜调味即可。

【功效】补益肝肾，养血调经。

【药膳释义】

（1）山药：甘，平；归脾、肺、肾经。生津益肺，补脾养胃，补肾涩精。《神农本草经》曰："薯蓣味甘温，主伤中，补虚羸，除寒热邪气，补中益气，长肌肉，久服耳目聪明，轻身不饥，延年。"《本草纲目》云："益肾气，健脾胃。"

（2）枸杞：甘，平；归肝、肾经。滋补肝肾、益精明目。《食疗本草》曰："坚筋耐老，除风，补益筋骨，能益人，去虚劳。"

（3）牛腱子肉：甘，温；归脾、胃经。补脾胃，益气血，强筋骨。《医林纂要》曰："牛肉味甘，专补脾土。脾胃者，后天气血之本，补此则无不补矣。"

【适宜人群】适宜于闭经肾气亏虚证。

【注意事项】湿热、痰湿内盛者少食。

2. 气血虚弱证

月经周期延迟，量少，色淡红，质薄，渐至经闭不行，神疲肢倦，头晕眼花，心悸气短，面色萎黄；舌质淡，苔薄，脉沉缓。

选用红枣枸杞醪糟蛋汤调养。

红枣枸杞醪糟蛋汤

【食材】枸杞15克，红枣3枚，醪糟50克，鸡蛋1枚。

【做法】将红枣、枸杞洗净，红枣去核，放入锅中，加适量水煮沸后加入醪糟煮3～5分钟，再加入鸡蛋液打成蛋花，即可食用。

【功效】补气滋阴养血。

【药膳释义】

（1）枸杞：甘，平；归肝、肾经。滋补肝肾，益精明目。味甘质润，善滋肾、益精、养血，为养血补精之常用药。

（2）红枣：甘，温；归脾、胃、心经。补中益气，养血安神。

（3）醪糟：糯米发酵而成。益气，生津，活血。

【适宜人群】适宜于闭经气血虚弱证。

【注意事项】湿热内蕴者不宜食用。

3. 阴虚血燥证

月经周期延后，经量少，色红质稠，渐至月经停闭不行，五心烦热，颧红唇干，甚则盗汗，骨蒸劳热，干咳，或咳嗽唾血；舌质红，苔少，脉细数。

选用天冬桑葚粥调养。

天冬桑葚粥

【食材】天门冬20克，桑葚20克，粳米100克。

【做法】将天门冬、桑葚煎汤取汁，锅内加水、粳米，大火烧开，转小火熬煮，待粥半熟时加入天门冬、桑葚汁和冰糖，煮至成粥即可。

【功效】滋阴润燥。

【药膳释义】

（1）天门冬：甘，微寒；归胃、肾经。益胃生津，滋阴清热。《本草纲目》云："润燥滋阴，清金降火。"

（2）桑葚：甘、酸，寒；归心、肝、肾经。滋阴养血，滋补肝肾，生津润燥。《随息居饮食谱》曰："滋肝肾，充血液，止消渴，利关节，解酒毒，祛风湿；聪耳明目，安魂镇魄。"

（3）粳米：甘，平；归脾、胃、肺经。调中和胃，渗湿止泻，除烦。

【适宜人群】适宜于闭经阴虚血燥证。

【注意事项】脾虚便溏、虚寒泄泻者禁用。

4. 气滞血瘀证

月经停闭不行，胸胁、乳房胀痛，少腹胀痛，精神抑郁，烦躁易怒；舌质黯，边有瘀点，脉沉弦。

选用桃仁粥调养。

桃仁粥

【食材】桃仁15克，陈皮10克，粳米80克，红糖2克。

【做法】先把桃仁捣烂，加水研磨，去渣取汁；陈皮洗净；锅内加水，放入洗净的粳米，大火烧开，加入陈皮、桃仁汁，小火炖煮成粥；取出陈皮，调入红糖拌匀即可食用。

【功效】行气活血祛瘀。

【药膳释义】

（1）桃仁：苦、甘，平。活血祛瘀，润肠通便。《神农本草经》曰："瘀血血闭，癥瘕邪气，杀小虫。"桃仁活血力强，为治妇科血瘀经产诸证所常用。

（2）陈皮：苦、辛，温。归脾、肺经。理气健脾，燥湿化痰。本品辛苦气香，有行气止痛、健脾和中之功。

（3）粳米：甘，平；归脾、胃、肺经。调中和胃，渗湿止泻，除烦。

【适宜人群】适宜于闭经气滞血瘀证。

【注意事项】湿热痰火者慎用。

5. 痰湿阻滞证

月经延后，量少，色淡，渐至月经停闭，多形体肥胖，神疲倦怠，呕恶痰多，面浮足肿，带下量多，色白；舌质淡胖，苔白腻，脉滑。

选用薏苡仁鲫鱼汤调养。

薏苡仁鲫鱼汤

【食材】薏苡仁30克，山药30克，赤小豆30克，砂仁6克，鲫鱼350克。

【做法】将薏苡仁、砂仁洗净，赤小豆泡发备用；鲫鱼洗净，去除鱼鳞、内脏，切块；起锅加油烧热，放入姜片爆香，下鱼块稍煎，取出；另取砂锅，放入煎过的鱼块、薏苡仁、赤小豆、砂仁、山药，加水和料酒，大火烧开转小火炖约1小时，最后加葱、姜、盐调味即可。

【功效】健脾化湿。

【药膳释义】

（1）薏苡仁：甘、淡，凉；归脾、胃、肺经。利水渗湿，健脾止泻，除痹，排脓。《本草纲目》曰："薏苡仁阳明药也，能健脾，益胃。"本品淡渗甘补，趋向沉降，既能利水渗湿，又能健脾止泻。且利水不伤正，补脾不滋腻，为淡渗清补之品。故凡水湿为患均可用之，尤以脾虚湿滞者为宜。

（2）山药：甘、平；归脾、肺、肾经。生津益肺，补脾养胃，补肾涩精。《神农本草经》云："薯蓣味甘温，主伤中、补虚赢，除寒热邪气，补中益气，长肌肉，久服耳目聪明，轻身不饥，延年。"

（3）赤小豆：甘、酸，平；归心、小肠经。利水消肿，解毒排脓。

（4）砂仁：辛，温；归脾、胃、肾经。化湿开胃，温脾止泻，理气安胎。

（5）鲫鱼：甘，平；归脾、胃、大肠经。健脾和胃，利水消肿，通血脉。

【适宜人群】适宜于闭经痰湿阻滞证。

【注意事项】阴虚血燥者慎服。

四、痛经

【疾病简介】

痛经是指妇女正值经期或经行前后，出现周期性小腹疼痛，或痛引腰骶，甚则剧痛晕厥。病因病机为气滞血瘀、寒凝血瘀、湿热瘀阻，致冲任胞宫气血运行不畅，"不通则痛"；气血虚弱、肝肾亏损，致冲任胞宫失于濡养，"不荣而痛"。一般而言，痛在经前或经行之初，多属实；痛在月经将净或经后多属虚。疼痛剧烈、拒按、绞痛、刺痛多属实；隐痛、坠痛、喜揉喜按多属虚。痛甚于胀，持续作痛，血块排出后疼痛减轻属血瘀；胀甚于痛，时痛时止属气滞。绞痛、冷痛，得热痛减属寒；灼痛，得热痛增属热。实证者在月经前以疏通气血为主，使气血流畅，通则不痛；虚证者以养血益精为主，使胞宫得以濡养，荣则不痛。

【辨证施膳】

1. 气滞血瘀证

经前或经期小腹胀痛拒按，月经量少，经行不畅，色黯有块，块下痛减，伴乳房胀痛，胸闷不舒；舌质紫黯，或有瘀点，脉弦。

选用丹参山楂粥调养。

丹参山楂粥

【食材】丹参20克，干山楂30克，大米100克，红糖5克。

【做法】将大米洗净，浸泡；干山楂洗净，丹参洗净，用纱布袋装好，扎紧封口，放入锅中加水熬汁，备用；另取锅，放入大米、水，煮至七成熟，放入干山楂，倒入丹参汁；煮至成粥，红糖调匀即可食用。

【功效】祛瘀止痛，活血调经。

【药膳释义】

（1）丹参：苦，微寒；归心、肝经。活血祛瘀，通经止痛，清心除烦，凉血消痈。《玉楸药解》载其："入足厥阴肝经。行血破瘀，通经止痛"。

（2）干山楂：酸、甘，微温；归脾、胃、肝经。消食健胃，行气散瘀，化浊降脂。《日用本草》曰："化食积，行结气，健胃宽膈，消血痞气块"。

（3）大米：健脾养胃，止泻痢，助消化。

【适宜人群】适宜于痛经气滞血瘀证。

【注意事项】胃病患者慎食。

2. 寒凝血瘀证

经前或经期小腹冷痛，得热痛减，月经或延后，量少，色黯有块，畏寒肢冷；舌质黯，苔白，脉沉紧。

选用肉桂酒调养。

肉桂酒

【食材】肉桂10克，黄酒500毫升。

【做法】将肉桂研磨成粉，用黄酒浸泡1周，适量饮用。

【功效】散寒活血止痛。

【药膳释义】

（1）肉桂：辛、甘，热；归肾、脾、心、肝经。补肾温阳，散寒止痛。《本草汇言》云："肉桂，治沉寒痼冷之药也。"

（2）黄酒：辛、甘，温。通经活络，活血祛寒。

【适宜人群】适宜于痛经寒凝血瘀证。

【注意事项】阴虚火旺者不宜服用。

3. 湿热瘀阻证

经前或经期小腹胀痛，拒按，经色黯红，有血块，平时带下量多色黄，伴小腹痛，经期疼痛加剧，小便黄赤；舌质红，苔黄腻，脉滑数。

选用知母黄柏蜜饮调养。

知母黄柏蜜饮

【食材】知母10克，黄柏10克，败酱草20克，木香10克，生蒲黄10克，蜂蜜30克。

【做法】将知母、黄柏、木香、败酱草洗净后晾干，放砂锅加水浸泡，大火煮沸，加入生蒲黄煎煮30分钟，用纱布过滤，去渣留汁，放入容器内；待其温热时，调入蜂蜜搅匀即可。

【功效】清热除湿，化瘀止痛。

【药膳释义】

（1）知母：苦、甘，寒；归肺、胃、肾经。清热泻火，滋阴润燥。《神农本草经》曰："主消渴热中，除邪气，肢体浮肿，下水，补不足，益气。"

（2）黄柏：苦，寒；归肾、膀胱经。清热燥湿，泻火解毒。

（3）败酱草：辛、苦，凉；入胃、大肠、肝经。清热解毒，消痈排脓，祛瘀止痛。本品辛散行滞，可祛瘀通经止痛。

（4）木香：辛、苦，温；归脾、胃、大肠、三焦、胆经。行气止痛，健脾消食。木香辛行苦泄温通，长于通畅气滞，用于多种气滞疼痛证。

（5）生蒲黄：甘，平；归肝、心包经。活血消瘀止痛。

（6）蜂蜜：甘，平；归肺、脾、大肠经。补中，润燥，止痛，解毒。《神农本草经》曰："主心腹邪气，诸惊痫痉，安五脏诸不足，益气补中，止痛解毒，除众病，和百药。"

【适宜人群】适宜于痛经湿热瘀阻证。

【注意事项】脾胃虚寒、大便溏泄者不宜食用。

4. 阳虚内寒证

经行小腹冷痛，喜温喜按，得热则舒，经量少，经色黯淡，伴腰膝酸软，小便清长；舌淡胖，苔白润，脉迟无力。

选用艾归鸡汁粥调养。

艾归鸡汁粥

【食材】艾叶、当归各5克，大米50克，乌骨鸡1只。

【做法】将乌骨鸡宰杀，去内脏，洗净切块，焯水备用；锅中放入鸡块，加入适量水，大火烧开后改小火炖汤，取汁备用；艾叶、当归洗净，水煎去渣取汁，与大米煮粥，待熟时调入鸡汁、食盐调味，再煮一二沸即成。

【功效】温经养血，散寒止痛。

【药膳释义】

（1）艾叶：辛、苦，温；归肝、脾、肾经。温经散寒，调经止痛。《药性切用》云："入三阴而祛寒理血，止痛调经。"

（2）当归：甘、辛，温；归肝、心、脾经。补血活血，止痛润肠。《本草正》云："其味甘而重，故专能补血；其气轻而辛，故又能行血，补中有动，行中有补，诚血中之气药，亦血中之圣药也。"

（3）乌骨鸡：甘，平；归肝、肾、肺经。补肝益肾，补气养血。

（4）大米：补中益气，滋阴润肺，健脾和胃，除烦渴。

【适宜人群】适宜于痛经阳虚内寒证。

【注意事项】阴虚火旺者不宜服用。

5. 气血虚弱证

经期或经后小腹隐痛，喜按，小腹及阴部空坠不适，月经量少色淡，质清稀，面色无华，头晕心悸，神疲乏力；舌质淡，脉细无力。

选用圣愈乌鸡汤调养。

圣愈乌鸡汤

【食材】当归10克，川芎9克，白芍10克，熟地黄15克，党参15克，黄芪30克，乌骨鸡1只。

【做法】乌骨鸡洗净，剁块，焯水；当归、川芎、白芍、熟地黄、党参、黄芪泡洗后装入纱布袋中；锅内加水烧开，加入鸡、料酒、药袋和姜，炖煮至鸡肉软烂，加盐调味即可。

【功效】益气养血，调经止痛。

【药膳释义】

（1）党参：甘，平；归脾、肺经。补脾益肺，养血生津。《本草从新》曰："补中益气，和脾胃，除烦渴。"

（2）黄芪：甘，微温；归肺、脾经。补气升阳，固表止汗，利水消肿。

（3）当归：甘、辛，温；归肝、心、脾经。补血活血，止痛润肠。

（4）白芍：苦、酸，微寒；归肝、脾经。养血调经，敛阴止汗，柔肝止痛。

（5）熟地黄：甘，微温；归肝、肾经。补血滋阴，益精填髓。

（6）川芎：辛，温；归肝、胆、心包经。活血行气，祛风止痛。

（7）乌骨鸡：甘，平；归肝、肾、肺经。补肝益肾，补气养血，退虚热。

【适宜人群】适宜于痛经气血虚弱证。

【注意事项】阴虚火旺者不宜服用。

6. 肝肾亏损证

经期或经后小腹绵绵作痛，经量少，色黯淡，质稀薄，腰膝酸软，头晕耳鸣；舌质淡红，苔薄，脉沉细。

选用淮山腰片汤调养。

淮山腰片汤

【食材】淮山药30克，猪腰200克，枸杞15克。

【做法】将猪腰洗净，剖开去腰骚，切成片，冲洗去血水，焯水；淮山药、枸杞洗净备用；锅中加水烧开，放入腰片、淮山药、枸杞，大火烧开后转小火慢炖约30分钟，加黄酒、盐调味，撒少许葱花出锅即可食用。

【功效】补益肝肾。

【药膳释义】

（1）淮山药：甘，平；归脾、肺、肾经。补肾涩精，补脾养胃，生津益肺。《本草纲目》云："益肾气，健脾胃。"

（2）猪腰：咸，平；归肾经。补肾益阴，利水。《本草纲目》载其："方药所用，借其引导而已。"

（3）枸杞：甘，平；归肝、肾经。滋补肝肾，明目，润肺。

【适宜人群】适宜于痛经肝肾亏损证。

【注意事项】高胆固醇血症、痛风患者慎用。

五、月经前后诸证

【疾病简介】

月经前后诸证是指女性每于行经前后或行经期间，周期性反复出现明显不适的全身或局部症状。多在月经前7～14天和经期出现。根据主证不同，有经行乳房胀痛、经行头痛、经行情志异常等。本病特点为经前、经期发病，经净后自然缓解，下次月经前及经期重现。发病与经前经期冲任气血盈亏、体质因素有关。常见病因有肝郁气滞、肝肾阴虚、脾肾阳虚、气血虚弱、瘀血阻滞、痰浊、火热、风热等，其中肝郁最为多见。治法以调理肝、脾、肾及冲任、气血为主，尤以调肝为要。

（一）经行乳房胀痛

经行乳房胀痛是指每于行经前后，或正值经期，出现乳房胀痛，或乳头胀痒疼痛，甚则不能触衣。实证为肝气郁结、痰湿阻滞，致气血运行不畅，不通则痛；虚证为肝肾亏虚，乳络失于濡养，不荣而痛。

【辨证施膳】

1.肝气郁结证

经前或经行乳房胀满疼痛，或乳头痒痛，甚至不可触衣，经行不畅，色黯红，小腹胀痛，胸闷胁胀，精神抑郁，时叹息；舌质淡，苔薄白，脉弦。

选用三橘饮、玫瑰洛神茶调养。

三橘饮

【食材】橘叶9克，橘皮6克，橘核6克，甘草6克。

【做法】将橘叶、橘皮、橘核、甘草洗净，放入茶壶中，沸水冲泡，合盖焖泡10～15分钟，即可饮用，可反复冲泡，代茶饮。

【功效】疏肝行气。

【药膳释义】

（1）橘叶：辛、苦，平；归肝经。疏肝行气，散结消肿。《滇南本草》曰："行气消痰，降肝气。治咳嗽、疝气等症。"

（2）橘皮：苦、辛，温；归脾、肺经。理气健脾，燥湿化痰。

（3）橘核：苦，平；归肝经。行气散结止痛。

（4）甘草：甘，平；归心、肺、脾、胃经。缓急止痛，调和诸药。

【适宜人群】适宜于经行乳房胀痛肝气郁结证。

【注意事项】气虚者少服。

玫瑰洛神茶

【食材】玫瑰花20克，洛神花20克，冰糖10克，枸杞5克，红枣2枚。

【做法】将洛神花、玫瑰花、枸杞、红枣用温水清洗干净，放入锅内，放适量水，大火烧开，转小火炖煮30分钟，最后放入冰糖；晾凉放冰箱冷藏口味更佳，酸甜可口。

【功效】疏肝行气活血。

【药膳释义】

（1）玫瑰花：甘、微苦，温；归肝、脾经。疏肝解郁，和血止痛。《随息居饮食谱》曰："调中活血，舒郁结，辟秽和肝。蒸露熏茶，糖收作馅。浸油泽发，烘粉悦颜，酿酒亦佳。可消乳癖。"

（2）洛神花：性凉，味酸。清热解毒，消肿散瘀。

（3）枸杞：甘，平；归肝、肾经。滋补肝肾，明目，润肺。

（4）红枣：甘，温；归脾、胃、心经。补中益气，养血安神。

【适宜人群】适宜于经行乳房胀痛肝气郁结证。

【注意事项】不宜与牛奶同食。

2. 胃虚痰滞证

经前或经期乳房胀痛，甚则不可触衣，平素胸闷痰多，食少纳呆，带下量多，色白黏稠，月经量少色淡；舌淡胖，苔白腻，脉缓滑。

选用陈皮粥调养。

陈皮粥

【食材】陈皮10克，粳米100克。

【做法】将陈皮洗净，切丝，水煎取汁。粳米洗净，加水煮粥，粥将成时加入陈皮汁略煮即可。

【功效】健脾和胃化痰。

【药膳释义】

（1）陈皮：苦、辛，温；归脾、肺经。理气健脾，燥湿化痰。《神农本草经》曰："主胸中瘕热、逆气，利水谷，久服去臭，下气，通神。"本品辛苦气香，有行气止痛、健脾和中之功。

（2）粳米：甘，平；归脾、胃、肺经。调中和胃，渗湿止泻，除烦。《滇南本草》曰："治一切诸虚百损，补中益气，强筋壮骨，生津，明目，长智。"

【适宜人群】适宜于经行乳房胀痛胃虚痰滞证。

【注意事项】阴虚内热者慎食。

3. 肝肾亏虚证

经行或经后乳房胀痛，按之柔软无块，月经量少，色淡黯，腰膝酸软，耳鸣，两目干涩，咽干口燥；舌红少苔，脉细数。

选用枸杞菊花茶调养。

枸杞菊花茶

【食材】枸杞10克，白菊花3克。

【做法】将枸杞、白菊花洗净，放入杯中，用沸水冲泡，加盖闷15分钟，即可饮用。

【功效】滋肾养肝。

【药膳释义】

（1）枸杞：甘，平；归肝、肾经。滋补肝肾、益精明目。本品干平质滋润，善滋肾、益精、养血，为补精养血之良药。

（2）白菊花：辛、甘、苦，微寒；归肝、肺经。平肝明目，疏散风热，益阴清肝。

【适宜人群】适宜于经行乳房胀痛肝肾亏虚证。

【注意事项】脾胃虚寒者不宜多饮。

（二）经行头痛

经行头痛是指每于经行前后，或正值经期，出现以头痛为主要症状，经后辄止。本病属于内伤性头痛，发作与月经密切相关。多见气血虚弱、肾阴亏损，月经后气血阴精更加不足，致清窍失养；或肝火、瘀血、痰湿等，随经前、经期冲气上逆，上扰清窍，而出现经行头痛。

【辨证施膳】

1. 气血虚弱证

经期或经后，头部绵绵作痛，头晕眼花，月经量少，色淡质稀，心悸少寐，神疲乏力；舌质淡，苔薄，脉虚细。

选用木耳龙眼羹调养。

木耳龙眼羹

【食材】黑木耳50克，龙眼肉15克，红枣15克。

【做法】将黑木耳清水泡发后洗净；龙眼肉、红枣洗净备用；锅内加水烧开，放入黑木耳、龙眼肉、红枣，大火烧开，转小火慢炖至木耳软烂，汤汁黏稠加入冰糖即可。

【功效】补气养血。

【药膳释义】

（1）龙眼肉：《本草求真》曰，"龙眼气味甘温，多有似于红枣，但此甘味更重，润气尤多，于补气之中，又更存有补血之力，故书载能益脾长智，养心保血，为心脾要药，是以心思劳伤而见健忘、怔忡、惊悸，暨肠风下血，俱可用此为治"。

（2）黑木耳：味甘，性平；归肺、脾、大肠、肝经。补气养血，润肺，止血，降压，抗癌。

（3）红枣：甘，温；归脾、胃、心经。补中益气，养血安神。

【适宜人群】适宜于经行头痛气血虚弱证。

【注意事项】阴虚火旺者慎服。

2. 阴虚阳亢证

经行头痛，甚或巅顶掣痛，头晕目眩，月经量偏多，色鲜红，烦躁易怒，口苦咽干，手足心热；舌质红，苔少，脉弦细数。

选用夏枯草石斛瘦肉汤调养。

夏枯草石斛瘦肉汤

【食材】夏枯草15克，石斛9克，猪瘦肉200克。

【做法】将猪瘦肉切块，焯水备用；夏枯草、石斛洗净，装纱布袋中封口；锅中加水，放入肉块、药袋，小火煲煮约2小时，炖至猪肉熟烂；出锅前，加盐调味即可。

【功效】养阴清热平肝。

【药膳释义】

（1）夏枯草：辛、苦，寒；归肝、胆经。清肝泻火，明目，散结消肿。《本草分经》云其"散肝经之郁火，解内热"。

（2）石斛：甘，微寒；归胃、肾经。益胃生津，滋阴清热。《神农本草经》曰："主伤中，除痹，下气，补五脏虚劳，羸瘦，强阴。久服厚肠胃，轻身延年"。

（3）猪瘦肉：甘，温；归脾经。益气养血，补肾滋阴。

【适宜人群】适宜于经行头痛阴虚阳亢证。

【注意事项】脾胃虚寒、大便溏薄者慎服。

3. 瘀血阻滞证

每逢经前、经期头痛剧烈，痛如锥刺，经行不畅，色黯有块，伴小腹疼痛拒按，胸闷不舒；舌质黯，或舌尖边有瘀点，脉弦细涩。

选用天麻红花酒调养。

天麻红花酒

【食材】天麻30克，红花10克，川芎10克，红枣10克，黄酒500毫升。

【做法】将天麻、红花、川芎、红枣洗净沥水后，用黄酒浸泡15天。每次服15毫升，1日1～2次。

【功效】活血化瘀止痛。

【药膳释义】

（1）天麻：甘，平；归肝经。息风止痉，平抑肝阳，祛风通络。《药品化义》载其"气性和缓"，天麻甘平柔润，无燥烈之弊，专入肝经，擅止眩晕头痛。

（2）红花：辛，温；归心、肝经。活血通经，散瘀止痛。红花辛散温通，为治血瘀证之常用药。《本草求真》云："辛苦而温，色红入血，为通瘀活血要剂"。

（3）川芎：辛，温；归肝、胆、心包经。活血行气，祛风止痛。《神农本草经》曰："主中风入脑，头痛，寒痹，筋挛，缓急，金疮，妇人血闭，无子"。《医学心录》曰："头疼必须用川芎，不愈各加引经药"。

（4）黄酒：疏通经脉，行气活血。

（5）红枣：甘，温；归脾、胃、心经。补中益气，养血安神。

【适宜人群】适宜于经行头痛瘀血阻滞证。

【注意事项】酒精过敏者不宜服用。

4. 痰湿中阻证

经前或经期头痛，头晕目眩，形体肥胖，带下量多，质黏稠，月经量少，色淡，胸闷泛恶，面色㿠白；舌淡胖，苔白腻，脉滑。

选用茯苓益母草粥调养。

茯苓益母草粥

【食材】茯苓粉20克，益母草50克，粳米100克。

【做法】将益母草洗净，放锅内加水煎煮，去渣取汁；茯苓粉加水调匀；粳米洗净备用；另起锅，加入粳米、适量水，大火烧开加入茯苓粉、益母草汁，转小火慢炖至汤汁黏稠即可。

【功效】化痰除湿，活血止痛。

【药膳释义】

（1）茯苓粉：甘、淡，平；归心、肺、脾、肾经。利水渗湿，健脾，宁心。茯苓药性平和，善能渗泄水湿，又能健脾益气，有标本兼治之功。

（2）益母草：苦、辛，微寒；归心包、肝、膀胱经。活血调经，利水消肿，清热解毒。《本草备要》曰："通行瘀血，生新血。辛微苦寒。入手、足厥阴（心包、肝）。消水行血，去瘀生新，调经解毒（瘀血去则经调）。"

（3）粳米：甘，平；归脾、胃、肺经。调中和胃，渗湿止泻，除烦。

【适宜人群】适宜于经行头痛痰湿中阻证。

【注意事项】阴虚火旺者不宜食用。

（三）经行情志异常

经行情志异常是指每于行经前后，或正值经期，出现烦躁易怒，悲伤啼哭，或情志抑郁，喃喃自语，或彻夜不眠，甚或狂躁不安，经后复如常人。本病多由于情志劳倦，伤脾而化源不足；或肝气郁结，郁而化热；或脾虚生痰，痰火内扰。每值经期，气血下注冲任，心血更加不足，而心神失养；或肝热痰火，随经前冲脉之气上扰心神。

【辨证施膳】

1. 心脾两虚证

经前或经期，精神恍惚，心神不宁，无故悲伤，心悸失眠，月经量少色淡；舌质淡，苔薄白，脉细。

选用甘麦红枣饮、百合蒸山药调养。

甘麦红枣饮

【食材】小麦（带麸皮）30克，甘草9克，红枣9枚。

【做法】将小麦、甘草、红枣洗干净后放入锅中，加入适量清水大火烧开，转小火煎煮至小麦黏稠，取煎液2次，混匀后饮用。

【功效】补益心脾，宁心安神。

【药膳释义】

（1）甘草：甘，平；归心、肺、脾、胃经。补脾益气，清热解毒，缓急止痛，调和诸药。

（2）小麦：甘，凉；归心、脾、肾经。养心，益肾，除热，止渴。

（3）红枣：甘，温；归脾、胃、心经。补中益气，养血安神。

《金匮要略·妇人杂病脉证并治》云："妇人脏躁，喜悲伤欲哭，象如神灵所作，数欠伸，甘麦红枣汤主之。"方中小麦养心安神，甘草、红枣甘润缓急、补脾养血。

【适宜人群】适宜于经行情志异常心脾两虚证。

【注意事项】湿盛中满者慎服。

百合蒸山药

【食材】山药200克，木耳50克，鲜百合30克，枸杞3克。

【做法】山药洗净，切片；木耳泡发，洗净；鲜百合、枸杞洗净；取大碗，放入泡发好的木耳、山药片、鲜百合、枸杞，加入盐、料酒少许，再倒入盘中，放入蒸锅蒸至熟透；取出盛盘，撒上小香葱，淋上热油即可。

【功效】补脾养心安神。

【药膳释义】

（1）山药：甘，平；归脾、肺、肾经。生津益肺，补脾养胃，补肾涩精。《神农本草经》曰："薯蓣味甘温，主伤中，补虚羸，除寒热邪气，补中益气，长肌肉，久服耳目聪明，轻身不饥，延年。"

（2）木耳：味甘，性平；归肺、脾、大肠、肝经。补气养血，润肺，止血，降压，抗癌。

（3）鲜百合：甘，寒；归肺、心经。养阴润肺，清心安神。《医林纂要》曰："百合，以敛为用，内不足而虚热、虚嗽、虚肿者宜之。与姜之用正相反也。"

（4）枸杞：甘，平；归肝、肾经。滋补肝肾，益精明目。《神农本草经》曰："主五内邪气，热中，消渴，周痹。久服坚筋骨，轻身，不老。"

【适宜人群】适宜于经行情志异常心脾两虚证。

【注意事项】湿盛中满者慎服。

2. 肝气郁结证

经前、经期精神抑郁，情绪不宁，胸闷胁胀，不思饮食；舌苔薄白，脉弦细。

选用合欢玫瑰花茶调养。

合欢玫瑰花茶

【食材】合欢花10克，玫瑰花10克，木棉花10克，枸杞5克。

【做法】将合欢花、玫瑰花、木棉花、枸杞洗净，加水煎煮30分钟，代茶饮用。

【功效】疏肝解郁。

【药膳释义】

（1）合欢花：甘、苦，平；归心、脾经。解郁安神，理气开胃，消风明目，活血止痛。《神农本草经》曰："主安五脏，利心志，令人欢乐无忧。久服轻身明目得所欲。"

（2）玫瑰花：甘、微苦，温。归肝、脾经。行气解郁，和血散瘀。《本草纲目拾遗》曰："和血，行血，理气。治风痹。"

（3）木棉花：甘、淡，凉；归胃、大肠经。清热，利湿，解毒，止血。

（4）枸杞：甘，平；归肝、肾经。滋补肝肾，益精明目。

【适宜人群】适宜于经行情志异常肝气郁结证。

【注意事项】痰火内盛者慎服。

3. 痰火上扰证

经行狂躁不安，头痛失眠，面红目赤，心胸烦闷，小便黄，大便干，平时带下量多，色黄质稠；舌质红，苔黄厚，脉弦滑数。

选用竹沥粥调养。

竹沥粥

【食材】竹沥水15克，小米50克。

【做法】将小米洗净，加水煮粥，粥将成时加竹沥水，再煎至稀稠适度，温服。

【功效】清热化痰安神。

【药膳释义】

（1）竹沥水：甘，寒；归心、肺、肝经。清热豁痰，镇惊利窍。《本草再新》曰："清心火，降肝火，化痰止渴，解热除烦，治牙痛，明眼目。"

（2）小米：甘，凉；归心、脾、肾经。养心，益肾，除热，止渴。

【适宜人群】适宜于经行情志异常痰火上扰证。

【注意事项】脾胃虚寒者不宜食用。

六、绝经前后诸证

【疾病简介】

绝经前后诸证是指妇女在绝经期前后，伴随月经紊乱或绝经出现如烘热汗出、烦躁易怒、潮热面红、眩晕耳鸣、心悸失眠、腰背酸楚、面浮肢肿、皮肤蚁行样感、情志不宁等症状。《素问·上古天真论》云："七七，任脉虚，太冲脉衰少，天癸竭，地道不通，故形坏而无子也。"七七之年，肾衰天癸竭，这是绝经前后诸证发病的基础。肾中阴阳失调，并涉及其他脏腑，尤以心、肝、脾为主。故治疗以平调肾中阴阳为主，或滋肾阴，或温肾阳，或阴阳双补，少用过于苦寒或温燥之品。

【辨证施膳】

1. 肾阴虚证

绝经前后，月经提前，量少或量多，或崩或漏，色鲜红，头晕耳鸣，烘热汗出，五心烦热，腰膝酸疼，足跟疼痛，皮肤干燥、瘙痒，口干，尿少便结；舌质红，苔少，脉细数。

选用黑豆浮小麦饮、首乌芝麻核桃黑豆羹调养。

黑豆浮小麦饮

【食材】黑豆30克，浮小麦30克。

【做法】将黑豆泡发、浮小麦洗净放入锅中，加水适量，大火烧开，改用小火煮至黑豆软烂，捞去药渣留汁，加糖少许，代茶饮用。

【功效】补肾益阴敛汗。

【药膳释义】

（1）黑豆：甘，平；归脾、肾经。补肾益精，养血明目，解毒。

（2）浮小麦：甘，凉；归心经。固表止汗，益气，除热。《本经逢原》曰："浮麦，能敛盗汗，取其散皮腠之热也。"

【适宜人群】适宜于绝经前后诸证肾阴虚证。

【注意事项】脾虚腹胀者慎服。

首乌芝麻核桃黑豆羹

【食材】制首乌30克，黑芝麻50克，核桃仁100克，黑豆50克，红糖适量。

【做法】洗净材料，锅中加适量清水煮沸，放入制首乌煮30分钟后捞出；将黑豆、核桃仁、芝麻打成粗粒状，冲入首乌水再煮15分钟；煮成羹状后加红糖调味。

【功效】补肾益阴。

【药膳释义】

（1）制首乌：苦、甘、涩，微温；归肝、心、肾经。补肝肾，益精血，乌须发，强筋骨，化浊降脂。气微温，味苦涩，无毒。《本草经解》曰："益血气，黑髭发，悦颜色。久服长筋骨，益精髓，延年不老。亦治妇人产后及带下诸疾。"

（2）黑芝麻：甘，平；归肝、肾、大肠经。补肝肾，益精血，润肠燥。

（3）核桃仁：甘，温；归肾、肺、大肠经。补肾，温肺，润肠。

（4）黑豆：甘，平；归脾、肾经。补肾益精，养血明目，解毒。

【适宜人群】适宜于绝经前后诸证肾阴虚证。

【注意事项】脾虚泄泻者慎服。

2. 肾阳虚证

绝经前后，月经量多，经色黯淡，或崩中漏下，精神萎靡，面色晦暗，腰膝酸痛，畏寒肢冷，或面浮肢肿，夜尿多，大便稀溏；舌淡胖，舌边有齿印，苔薄白，脉沉细弱。

选用肉桂鲤鱼汤调养。

肉桂鲤鱼汤

【食材】肉桂5克，鲤鱼1条（约500克），板栗50克。

【做法】将鲤鱼去鳞去掉内脏，处理干净，改刀焯水后放入砂锅，加入肉桂、板栗及适量清水、料酒；小火慢煮约1小时，加入食盐、葱、姜调味即可。

【功效】补肾温阳。

【药膳释义】

（1）肉桂：辛、甘，热；归肾、脾、心、肝经。补肾温阳，散寒止痛。

（2）鲤鱼：甘，平；归脾、肾、胃、胆经。健脾和胃，利水下气，通乳，安胎。《名医别录》曰："主咳逆上气，黄疸，止渴；生者主水肿脚满，下气。"

（3）板栗：甘、微咸，平；归脾、肾经。益气健脾，补肾强筋，活血消肿，止血。

【适宜人群】适宜于绝经前后诸证肾阳虚证。

【注意事项】阴虚火旺者慎用。

3. 肾阴阳两虚证

绝经前后，月经紊乱，量少或多，烘热汗出，时寒时热，头晕耳鸣，健忘，腰背冷痛；舌质淡红，苔薄，脉沉弱。

选用熟地肉桂鸡调养。

熟地肉桂鸡

【食材】熟地黄20克,肉桂10克,枸杞20克,山药30克,母鸡1只。

【做法】将母鸡宰杀、洗净、切块,锅内加水烧开,将鸡块焯水;熟地黄、肉桂、枸杞、山药洗净;锅内放入鸡块、熟地、肉桂、山药,加适量水和料酒,小火炖约2小时,放入枸杞,加葱、姜、盐调味,即可食用。

【功效】阴阳双补。

【药膳释义】

(1)熟地黄:甘,微温;归肝、肾经。补血滋阴,益精填髓。《本草纲目》曰:"填骨髓,长肌肉,生精血,补五脏内伤不足,通血脉,利耳目,黑须发。"

(2)肉桂:辛、甘,大热;归肾、脾、心、肝经。肉桂补火助阳,益阳消阴,引火归原,为治命门火衰之要药。

(3)枸杞:甘,平;归肝、肾经。滋补肝肾,益精明目。《食疗本草》曰:"坚筋耐老,除风,补益筋骨,能益人,去虚劳。"

(4)山药:甘,平;归脾、肺、肾经。生津益肺,补脾养胃,补肾涩精。《神农本草经》云:"薯蓣味甘温,主伤中,补虚羸,除寒热邪气,补中益气,长肌肉,久服耳目聪明,轻身不饥,延年。"

(5)母鸡:甘,温;归脾、胃经。温中益气,补精填髓。

【适宜人群】适宜于绝经前后诸证肾阴阳两虚证。

【注意事项】伤食腹泻者慎用。

4. 肾虚肝郁证

绝经前后,月经紊乱,量少色红,烘热汗出,烦躁易怒,焦虑抑郁,腰酸膝软,头晕失眠,乳房胀痛,口苦咽干;舌质红,苔薄,脉细弦数。

选用酸枣仁莲子饮调养。

酸枣仁莲子饮

【食材】炒酸枣仁15克,莲子12克,红枣6枚,冰糖适量。

【做法】将炒酸枣仁、莲子、红枣洗净,莲子泡发;同放入砂锅,加清水适量,大火烧开改小火慢煮约30分钟,加入冰糖调味。

【功效】养阴疏肝。

【药膳释义】

(1)炒酸枣仁:甘、酸,平;归肝、胆、心经。养心益肝,宁心安神,敛汗,生津。《名医别录》曰:"主治烦心不得眠。脐上下痛,血转,久泄,虚汗,烦渴,补中,益肝气,坚筋骨,助阴气,令人肥健。"

(2)莲子:甘、涩,平;归脾、肾、心经。补脾止泻,止带,益肾涩精,养心安神。《神农本草经》曰:"主补中,养神,益气力,除百疾。久服轻身,耐老,不饥,延年。"

【适宜人群】适宜于绝经前后诸证肾虚肝郁证。

【注意事项】湿热中满者不宜服用。

5. 心肾不交证

绝经前后，月经紊乱，量少，色红，烘热汗出，心烦失眠，惊悸多梦，头晕耳鸣，腰膝酸软；舌质红，苔少，脉细数。

选用黄连阿胶鸡子黄汤、百合莲子桂花饮调养。

黄连阿胶鸡子黄汤

【食材】黄连5克，白芍10克，阿胶汁30毫升，鸡子黄2枚。

【做法】将黄连、白芍煎水100毫升，去渣，对入烊化的阿胶汁30毫升，待降温时，取新鲜鸡蛋2枚，去蛋清，将蛋黄入药汁搅拌。每晚临睡前顿服。

【功效】滋阴降火，交通心肾。

【药膳释义】

（1）黄连：苦，寒；归心、脾、胃、肝、胆、大肠经。清热燥湿，泻火解毒。《雷公炮制药性解》曰："黄连味苦泻心，治心火诸病不可缺。"

（2）白芍：苦、酸，微寒；归肝、脾经。养血调经，敛阴止汗，柔肝止痛，平抑肝阳。《雷公炮制药性解》曰："白芍酸走肝，故能泻水中之火，因怒受伤之证，得之皆愈。"

（3）阿胶汁：甘，平；归肺、肝、肾经。补血滋阴，润燥，止血。《神农本草经》曰："主心腹内崩，劳极洒洒如疟状，腰腹痛，四肢酸疼，女子下血，安胎，久服轻身益气"。

（4）鸡子黄：甘，平；归心、肾、脾经。《本草再新》曰："补中益气，养肾益阴，润肺止咳，能使心肾交，能教肺肾还。虚劳吐血，均有功焉"。

【适宜人群】适宜于绝经前后诸证心肾不交证。

【注意事项】脾胃虚寒者慎用。

百合莲子桂花饮

【食材】干百合10克，莲子10克，桂花蜜适量。

【做法】将干百合、莲子分别洗净，泡发备用；锅中加莲子、百合，倒入适量水，煮至百合、莲子熟烂，关火焖10分钟；晾温后加入桂花蜜，搅拌均匀即可食用。

【功效】清心养阴安神。

【药膳释义】

（1）干百合：甘，寒；归肺、心经。养阴润肺，清心安神。

（2）莲子：甘、涩，平；归脾、肾、心经。补脾止泻，止带，益肾涩精，养心安神。《神农本草经》曰："主补中，养神，益气力，除百疾。久服轻身，耐老，不饥，延年"。

【适宜人群】适宜于绝经前后诸证心肾不交证。

【注意事项】湿热内盛者不宜服用。

七、绝经后骨质疏松症

【疾病简介】

绝经后骨质疏松症是指绝经后妇女因雌激素水平下降，骨量减少，骨微结构损坏，导致骨脆性增加，易发生骨折为特征的全身性骨病，属于原发性骨质疏松。《景岳全书·痿证》云："肾者，水脏也，今水不胜火，则骨枯而髓虚，故足不任身，发为骨痿。"本病肾、肝、脾功能失司，但以肾虚为本，气滞血瘀为标。绝经后出现腰背疼痛为主症，常伴腿酸膝软、头晕耳鸣、发脱齿摇等。治疗以补肾益髓、强腰壮骨为主。本病应重视预防，同时配合饮食，可有效防治骨质疏松。

【辨证施膳】

1. 肝肾阴虚证

腰背疼痛，不耐久立和劳作，腿酸膝软，头晕耳鸣，面色晦暗，心烦易怒；舌质黯红，苔薄白，脉沉细。

选用桑葚牛骨汤、龟鳖膏调养。

桑葚牛骨汤

【食材】桑葚25克，牛骨250克。

【做法】将桑葚洗净，加少许酒和糖一起蒸制；牛骨置于砂锅中，旺火煮沸，撇去浮沫，小火炖约2小时，至骨汤浓白；捞出牛骨，加入已蒸制好的桑葚，再煮20分钟，加葱、姜、盐调味即可饮用。

【功效】滋补肝肾。

【药膳释义】

（1）桑葚：甘、酸，寒；归心、肝、肾经。滋阴补血，生津润燥。《本草纲目》曰："捣汁饮，解酒中毒，酿酒服，利水气，消肿。"

（2）牛骨：蠲痹，截疟，敛疮。

【适宜人群】适宜于绝经后骨质疏松症肝肾阴虚证。

【注意事项】脾胃虚寒者不宜食用。

龟鳖膏

【食材】乌龟500克，鳖500克，猪脊髓250克。

【做法】将乌龟、鳖宰杀，去内脏，洗净，锅内加水烧开，放入龟、鳖、葱、姜、料酒，焯水去腥后，与猪脊髓共同放入锅中，加适量水、料酒，大火烧开转小火炖至龟鳖软烂，除去龟甲、鳖甲后稍加盐等调料，再炖收成浓汤膏状。早晚各一汤匙，温开水融化后服用。

【功效】滋补肝肾，填精壮骨。

【药膳释义】

（1）乌龟：甘、咸，平；归肺、肾经。益阴补血。

（2）鳖：甘，平；归肝、肾经。滋阴补肾，清退虚热。《随息居饮食谱》曰："滋肝肾之阴，清虚劳之热。"

（3）猪脊髓：甘，寒；归肾经。益髓滋阴，生肌。

【适宜人群】适宜于绝经后骨质疏松症肝肾阴虚证。

【注意事项】脾胃虚弱、寒湿内盛者禁服。

2. **脾肾阳虚证**

腰背冷痛，酸软乏力，甚则驼背弯腰，活动受限，畏寒喜暖，遇冷加重，尤以下肢为甚，或小便不利，小便频多，或大便久泄，五更泄泻，或浮肿，腰以下为甚，按之凹陷不起；舌质淡或胖，苔白或滑，脉沉细弱。

选用二仙糖醋排骨调养。

二仙糖醋排骨

【食材】猪排骨500克，淫羊藿（仙灵脾）10克，仙鹤草10克。

【做法】猪排骨洗净，切块焯水；将淫羊藿、仙鹤草放入纱布袋中，与排骨共放入锅中，加水煮至排骨熟烂；排骨汤只剩200毫升时，取出药袋，排骨捞出放入铁锅中煸炒；排骨汤中加入淀粉、糖、醋、酱油、盐，搅成糖醋汁，加入排骨中收汁勾芡出锅。

【功效】温补脾肾，强筋健骨。

【药膳释义】

（1）淫羊藿：辛、甘，温；归肝、肾经。补肾阳，强筋骨，祛风湿。《玉楸药解》曰："味辛，苦，微温，入足少阴肾、足厥阴肝经。荣筋强骨，起痿壮阳。"

（2）仙鹤草：《本草图经》曰，"仙鹤草（龙牙草）涩平苦，喜归脾肺肝经。"收敛止血，解毒，补虚。

（3）猪排骨：甘、咸，微寒；归脾、胃、肾经。益气养血，补肾滋阴，消肿。

【适宜人群】适宜于绝经后骨质疏松症脾肾阳虚证。

【注意事项】阴虚火旺者不宜食用。

3. **肾虚血瘀证**

腰背及周身疼痛，痛有定处，痛处拒按，筋肉挛缩，容易骨折，或有外伤史，或久病史；舌质黯，有瘀点，或瘀斑，脉弦涩。

选用补肾活血酒调养。

补肾活血酒

【食材】淫年藿60克，续断30克，五加皮30克，骨碎补30克，丹参30克，白酒1 000毫升。

【做法】淫年藿、续断、五加皮、骨碎补、丹参洗净，沥干水分，用白酒浸泡1个月，每日适量饮用。

【功效】补肾活血，化瘀止痛。

【药膳释义】

（1）淫羊藿：辛、甘，温；归肝、肾经。补肾阳，强筋骨，祛风湿。《玉楸药解》曰："味辛，苦，微温，入足少阴肾、足厥阴肝经。荣筋强骨，起痿壮阳。"

（2）骨碎补：苦，温；归肝、肾经。活血疗伤止痛，补肾强骨。《本草纲目》云："足少阴经药也。故能入骨，入牙，及久泄痢。"既善活血疗伤止痛、续筋接骨，为伤科常用之佳品；又善温补肾阳，强筋健骨，为治肾虚腰痛、足膝痿弱及耳鸣耳聋诸证之良药。

（3）五加皮：辛、苦，温；归肝、肾经。祛风湿，补肝肾，强筋骨，利水。《本草纲目》云："治一切风湿痿痹，壮筋骨，填精髓。"

（4）丹参：苦，微寒；归心、肝经。活血祛瘀，通经止痛，清心除烦，凉血消痈。《妇科明理论》曰："一味丹参散，功同四物汤。"丹参活血止痛，祛瘀生新，作用平和，活血而不伤正，为活血化瘀要药，广泛用于各种血瘀证。

（5）续断：续筋接骨，散瘀止痛，并有安胎作用。《神农本草经》曰："续断，味苦，微温。主伤寒，补不足，金疮痈，伤折跌，续筋骨，妇人乳难。久服益气力。一名龙豆，一名属折。"

【适宜人群】适宜于绝经后骨质疏松症肾虚血瘀证。

【注意事项】酒精过敏及肝病者不宜饮用。

第三节　带下病药膳

【疾病简介】

带下病是指带下量明显增多或减少，色、质、气味异常，或伴全身或局部症状。生理性带下是无色透明，黏而不稠，无特殊气味，有时略呈白色，故称白带。《景岳全书·妇人规》云："盖白带出于胞宫，精之余也。"带下属阴液，由肾精所化生，润泽于阴中，并能抵御病邪入侵。带下病主要是损伤任带二脉，若湿邪伤及任带，致任脉不固、带脉失约，则带下过多；若精亏血少，任带二脉失养，则带下过少。治疗重在调理任带，调理脏腑，或除湿止带，或滋阴润泽。

一、带下过多

【疾病简介】

带下过多是指带下量明显增多，色、质、气味异常，或伴有全身、局部症状。《傅青主女科》提出"夫带下俱是湿证"，将此病列为首篇。病因以湿邪为主，有内湿和外湿之分；病机是任脉不固，带脉失约。脏腑功能失调产生内湿，水湿流注任带；经期、产后外湿乘虚而入，或摄生不慎，感受湿邪，蕴久化为湿热、热毒。治疗以除湿为主，又因"诸湿肿满，皆属于脾"，同时将健脾利湿之法贯穿始终。

【辨证施膳】

1.脾虚证

带下量多，色白或淡黄，质稀薄，无臭气，神疲倦怠，面色㿠白，四肢不温，或浮肿，纳少便溏；舌质淡，苔白或腻，脉缓弱。

选用白扁豆饮、莲子山药薏苡仁粥、芡实乌鸡汤调养。

白扁豆饮

【食材】白扁豆30克。

【做法】白扁豆炒焦，研粉，加水煎煮30分钟，最后加红糖调味。

【功效】健脾化湿。

【药膳释义】

白扁豆：甘，微温；归脾、胃经。健脾化湿，和中消暑，解毒。主治脾虚湿盛之食少便溏，白带过多。《玉楸药解》曰："扁豆性甘平敛涩，补土治泄，亦良善之品也，用白者佳。"《本草新编》曰："扁豆乃五谷中最纯之味，淡而不厌，可以适用者，不止入汤剂也，或入于丸剂，或磨粉而调食，均能益人。"

【适宜人群】适宜于带下过多脾虚证。

【注意事项】热盛津亏者不宜食用。

莲子山药薏苡仁粥

【食材】莲子30克，山药30克，薏苡仁30克。

【做法】莲子洗净，去芯，泡发备用；薏苡仁、山药洗净；锅内加适量水，放入莲子、薏苡仁、山药，大火烧开转小火慢炖，熬成稀粥即可食用。

【功效】健脾止带。

【药膳释义】

（1）莲子：甘、涩，平；归脾、肾、心经。补脾止泻，止带，益肾涩精，养心安神。《神农本草经》曰："主补中，养神，益气力，除百疾。"《随息居饮食谱》曰："干者，甘温，可生可熟，安神补气，镇逆止呕，固下焦，已崩带遗精，厚肠胃，愈二便不禁。"

（2）山药：甘，平；归脾、肺、肾经。生津益肺，补脾养胃，补肾涩精。山药甘平，既能补脾、肺、肾之气，又能滋脾、肺、肾之阴，兼能收涩止泻、涩精止带，平补气阴、不热不燥、补而不腻是其所长。《本草纲目》云："益肾气，健脾胃。"

（3）薏苡仁：甘、淡，凉；归脾、胃、肺经。利水渗湿，健脾止泻，除痹，排脓，解毒散结。《本草纲目》曰："薏苡仁阳明药也，能健脾，益胃。"本品淡渗甘补，趋向沉降，利水不伤正，补脾不滋腻，为淡渗清补之品，凡水湿为患均可用之，尤以脾虚湿滞者为宜。

【适宜人群】适宜于带下过多脾虚证。

【注意事项】无特殊宜忌。

芡实乌鸡汤

【食材】芡实50克，乌鸡1只。

【做法】将乌鸡切块洗净焯水；锅内放入乌鸡、芡实，加适量水、料酒，小火慢炖约2小时，至乌鸡熟烂，加盐调味即可食用。

【功效】健脾益肾止带。

【药膳释义】

（1）芡实：甘、涩，平；归脾、肾经。固肾涩精，补脾止泻，除湿止带。《神农本草经》曰："主湿痹，腰背膝痛，补中。"《雷公炮制药性解》曰："主安五脏，补脾胃，益精气，止遗泄，暖腰膝，去湿痹，明耳目，治健忘。"《玉楸药解》曰："止遗精，收带下。"芡实甘涩性平，主归脾、肾经，补中兼涩，既益肾健脾，又固精、止带、止泻，作用与莲子相似，用于肾虚遗精遗尿、脾肾两虚带下、脾虚食少泄泻等。

（2）乌鸡：甘，平；归肝、肾、肺经。补肝益肾，补气养血，退虚热。《本草备要》曰："治虚劳消渴，下痢噤口，带下崩中，肝肾血分之病。"

【适宜人群】适宜于带下过多脾虚证。

【注意事项】无特殊宜忌。

2. 肾阳虚证

带下量多，绵绵不断，色白质清稀，腰酸如折，畏寒肢冷，小腹冷感，小便频数，夜间尤甚，大便溏薄；舌质淡，苔白润，脉沉迟。

选用韭菜炒核桃仁、白果猪肚汤调养。

韭菜炒核桃仁

【食材】新鲜韭菜300克，核桃仁10个。

【做法】新鲜韭菜洗净，切段；核桃去皮，油炸后沥油备用；锅中加油，依次放入韭菜段、核桃仁翻炒均匀，最后加盐调味即可。

【功效】温肾止带。

【药膳释义】

（1）核桃仁：甘，温。补肾，温肺，润肠。《医学衷中参西录》曰："胡桃，为滋补肝肾、强健筋骨之要药，故善治腰疼腿疼，一切筋骨疼痛。为其能补肾，故能固齿牙，乌须发，治虚劳咳嗽，气不归元，下焦虚寒，小便频数，女子崩带诸证。"《医林纂要》曰："核桃仁补肾，润命门，固精，润大肠。"

（2）新鲜韭菜：辛，温。补肾，温中，行气，散瘀，解毒，润肠。《食疗本草》曰："冷气人，可煮，长服之。"《方脉正宗》曰："韭菜治阳虚肾冷，阳道不振，或腰膝冷痛，遗精梦泄。"

【适宜人群】适宜于带下过多肾阳虚证。

【注意事项】阴虚火旺者不宜食用。

白果猪肚汤

【食材】猪肚500克，白果10克。

【做法】将猪肚洗净，切条焯水后，放入砂锅，倒入适量清水、料酒，大火煮开后转中小火炖煮，至汤汁奶白色，再加入白果炖煮1小时，出锅时加少许盐、胡椒粉、葱、姜调味即可。

【功效】收涩止带，补益脾肾。

【药膳释义】

（1）白果：甘、苦、涩，平；有小毒；归肺、肾经。止带缩尿，敛肺定喘。本品气薄味厚，苦涩性平，苦能燥湿，涩则收敛，主入下焦，能除湿泄浊，收涩止带。《本草纲目》曰："熟食温肺益气，定喘嗽，缩小便，止白浊。"《频湖集简方》中提到可用白果、莲子肉、江米，胡椒调味，炖煮乌骨鸡治疗赤白带下。

（2）猪肚：甘，温；归脾、胃经。补虚损，健脾胃。《名医别录》曰："补中益气，止渴利。"

【适宜人群】适宜于带下过多肾阳虚证。

【注意事项】白果有毒，不可多食。

3. 湿热下注证

带下量多，色黄或呈脓性，质黏稠，气秽，外阴瘙痒，胸闷纳呆，口苦口黏，小腹疼痛，小便短赤；舌质红，苔黄腻，脉濡数。

选用银花萆薢粥、二妙冬瓜粥调养。

银花萆薢粥

【食材】萆薢 30 克，金银花 30 克，绿豆 30 克，粳米 100 克。

【做法】萆薢、金银花洗净，加水煎煮，去渣取汁；另起锅，加适量水、药汁、绿豆、粳米，大火烧开转小火，熬煮成粥，加白糖调味。

【功效】清热解毒，除湿止带。

【药膳释义】

（1）金银花：甘，寒；归肺、心、胃经。清热解毒，疏散风热。《本经逢原》云："主下痢脓血，为内外痈肿之要药，解毒祛脓，泻中有补，痈疽溃后之圣药。"

（2）萆薢：苦，平；归肾、胃经。利湿去浊，祛风除痹。《滇南本草》曰："利膀胱水道，赤白便浊"。萆薢尤善利湿而分清去浊，为治膏淋、白浊要药。

（3）绿豆：甘，寒；归心、肝、胃经。清热，消暑，利水，解毒。《本草纲目》曰："消肿治痘之功虽同赤豆，而压热解毒之力过之，且益气，厚肠胃，通经脉，无久服枯人之忌。"

（4）粳米：甘，平；归脾、胃、肺经。调中和胃，渗湿止泻，除烦。

【适宜人群】适宜于带下过多湿热下注证。

【注意事项】脾胃虚寒者不宜食用。

二妙冬瓜粥

【食材】苍术 10 克，黄柏 10 克，冬瓜 500 克，粳米 100 克。

【做法】冬瓜去皮切片；苍术、黄柏洗净煎煮，去渣取汁；另起锅，加适量水、药汁、粳米、冬瓜片，大火烧开转小火，熬煮成粥，即可食用。

【功效】清热燥湿止带。

【药膳释义】

（1）苍术：辛、苦，温；归脾、胃、肝经。燥湿健脾，祛风明目。苍术辛香发散，苦温燥湿，为燥湿健脾要药。《洁古珍珠囊》曰："能健胃安脾发，诸湿肿非此不能除。"凡湿邪为病，不论表里上下，皆可配伍应用。

（2）黄柏：苦，寒；归肾、膀胱经。清热燥湿，泻火解毒，除骨蒸。尤善清泄下焦湿热。《神农本草经》曰："主五脏，肠胃中结热，黄疸，肠痔。止泄利，女子漏下赤白，阴阳蚀疮。"

（3）冬瓜：甘、淡，微寒；归肺、大肠、小肠、膀胱经。利尿，清热，化痰，生津，解毒。《随息居饮食谱》曰："甘平清热，养胃生津。涤秽除烦，消痈行水。治胀满、泻痢、霍乱，解鱼酒等毒。诸病不忌，荤素咸宜，惟冷食则滑肠耳。"

（4）粳米：甘，平；归脾、胃、肺经。调中和胃，渗湿止泻，除烦。

【适宜人群】适宜于带下过多湿热下注证。

【注意事项】脾胃虚寒者不宜食用。

二、带下过少

【疾病简介】

带下过少是指带下量少，甚或全无，阴道干涩，或伴全身或局部症状。发病为肝肾亏损、血枯瘀阻，致任带失养，阴精不足，不能润泽阴户。治疗以补益肝肾为主，佐以养血化瘀等。

【辨证施膳】

1. 肝肾亏损证

带下量少，甚至全无，无臭味，阴部干涩或瘙痒，甚则阴部萎缩，性交涩痛，头晕耳鸣，腰膝酸软，烘热汗出，夜寐不安，小便黄，大便干结；舌质红，苔少，脉沉细。

选用熟地乌鸡调养。

熟地乌鸡

【食材】熟地黄30克，枸杞10克，乌鸡1只。

【做法】将乌鸡宰杀，去内脏，处理干净；熟地黄切片，与枸杞塞入鸡腹内；把乌鸡置于蒸锅内，加料酒及适量水，大火烧开转小火慢蒸2小时至软烂，加盐调味，食肉喝汤。

【功效】滋补肝肾，益精养血。

【药膳释义】

（1）熟地黄：甘，微温；归肝、肾经。补血滋阴，益精填髓。熟地黄味甘厚，性微温，质地柔润，为滋补肝肾阴血之要药。《本草从新》云："诸种动血，一切肝肾阴亏，虚损百病，为壮水之主药。"

（2）枸杞：甘，平；归肝、肾经。滋补肝肾，益精明目。《本草经疏》曰："为肝肾真阴不足，劳乏内热补益之要药。"《本草经集注》曰："补益精气，强盛阴道。"

（3）乌鸡：甘，平；归肝、肾、肺经。补肝益肾，补气养血，退虚热。

【适宜人群】适宜于带下过少肝肾亏损证。

【注意事项】气滞痰多、湿盛中满者不宜食用。

2. 血枯瘀阻证

带下量少，阴道干涩，性交疼痛，精神抑郁，烦躁易怒，胸胁、乳房胀痛，小腹或少腹疼痛拒按，月经量少或闭经；舌质黯，或舌质边瘀斑，脉弦涩。

选用归芍煮蛋调养。

归芍煮蛋

【食材】当归10克，白芍10克，熟地黄20克，丹参10克，鸡蛋10枚。

【做法】将当归、白芍、熟地黄、丹参加水煎煮半小时，去渣取汁，备用；鸡蛋洗干净，冷水下锅煮10分钟，敲碎蛋壳后，再放入香叶、冰糖和药汁，大火煮开，小火慢炖半小时，捞出即可食用。

【功效】补血益精，活血化瘀。

【药膳释义】

（1）当归：甘、辛，温；归肝、心、脾经。补血活血，调经止痛，润肠通便。《本草正》云："其味甘而重，故专能补血；其气轻而辛，故又能行血，补中有动，行中有补，诚血中之气药，亦血中之圣药也。"

（2）白芍：苦、酸，微寒；归肝、脾经。养血调经，敛阴止汗，柔肝止痛，平抑肝阳。本品味酸，主入肝经，偏益肝之阴血。

（3）熟地黄：甘、微温；归肝、肾经。补血滋阴，益精填髓。熟地黄为补血要药，"大补五脏真阴"，故凡血虚、肾阴虚以及肝肾精血亏虚所致各种证候，用之皆宜。

（4）丹参：苦，微寒；归心、肝经。活血祛瘀，通经止痛，清心除烦，凉血消痈。《本草纲目》谓其能"破宿血，补新血"。《妇科明理论》曰："一味丹参散，功同四物汤"。

【适宜人群】适宜于带下过少血枯瘀阻证。

【注意事项】痰饮积滞、宿食内停者不可多食。

第四节 妊娠病药膳

【疾病简介】

妊娠病是指妊娠期间，发生与妊娠有关的疾病。妊娠病不仅影响孕妇的身体健康，妨碍胎儿的正常发育，甚至可造成堕胎、小产，因此必须重视妊娠病的预防和发病后的治疗。常见妊娠病有妊娠恶阻、胎漏、胎动不安、堕胎、小产、滑胎、子肿、子晕、子痫、妊娠咳嗽、妊娠贫血等。妊娠病的发病机制有：阴血素虚，孕后阴血下聚养胎，阴血益虚，易致阴虚阳亢，甚至气机逆乱；胎儿逐渐长大，胎体上升，影响气机升降，冲气上逆，形成气滞、气逆、痰郁；素体脾胃虚弱，生化之源不足，胎失所养；或因先天肾气不足、胞失所系，以致胎元不固。治疗以胎元的正常与否为前提，胎元正常者，治病与安胎并举。安胎有补肾健脾、清热养血等法。

一、妊娠恶阻

【疾病简介】

妊娠恶阻是指妊娠早期出现严重的恶心呕吐，头晕厌食，甚则食入即吐。若妊娠早期仅有恶心择食，或偶有晨起呕吐，为早孕反应，不作病论，一般3个月后逐渐消失。恶阻发生主要是冲气上逆，胃失和降。常见病因有脾胃虚弱、肝胃不和等，可继发气阴两虚的恶阻重症。治疗以调气和中，降逆止呕为主，并应注意饮食和情志的调节，用药宜平和。

【辨证施膳】

1.脾胃虚弱证

妊娠早期，恶心呕吐，甚则食入即吐，呕吐清涎，口淡，纳呆腹胀，头晕体倦，怠惰思睡；舌质淡，苔白，脉滑无力。

选用白术鲫鱼粥、八珍粥调养。

白术鲫鱼粥

【食材】鲫鱼200克，白术10克，生姜10克，粳米60克。

【做法】鲫鱼去鳞及内脏，焯水；白术、生姜洗净，加水煎汁约100毫升；锅内放入鲫鱼、粳米，加水煮粥，粥成入药汁调和均匀，加盐调味即可食用。

【功效】健脾和胃止呕。

【药膳释义】

（1）白术：甘、苦，温；归脾、胃经。健脾益气，燥湿利水，止汗安胎。《本草纲目》曰："行气宽中，消痰利肺，和血，温中，止痛，定喘，安胎。"《本草求真》誉其"为脾脏补气第一要药也。"对脾虚气弱，生化无源，胎动不安者，白术能补气安胎。

（2）生姜：辛，微温；归肺、脾、胃经。解表散寒，温中止呕，解鱼蟹毒。本品辛散温通，有温胃散寒，降逆止呕之功，善于止呕，有"呕家圣药"之称。《名医别录》云："除风邪寒热，伤寒鼻塞，咳逆上气，止呕吐，去痰下气。"《本草纲目》又云其能"去邪辟恶"，能解鱼蟹、药食多种中毒。

（3）鲫鱼：甘，平；归脾、胃、大肠经。健脾和胃，利水消肿，通血脉。

（4）粳米：甘，平；归脾、胃、肺经。调中和胃，渗湿止泻，除烦。

【适宜人群】适宜于妊娠恶阻脾胃虚弱证。

【注意事项】阴虚内热者慎服。

八珍粥

【食材】芡实、茯苓、山药、莲子肉、砂仁、扁豆、白术、党参各6克，粳米100克。

【做法】将芡实、茯苓、山药、莲子肉、砂仁、扁豆、白术、党参洗净入锅，加清水适量，大火烧开后改小火煎煮至莲子八成熟时，加入淘洗干净的粳米，小火慢炖煮成粥，分餐食用。

【功效】健脾养胃止呕。

【药膳释义】

（1）党参：甘，平；归脾、肺经。补脾益肺，养血生津。

（2）白术：甘、苦，温；归脾、胃经。健脾益气，燥湿利水，止汗安胎。

（3）茯苓：甘、淡，平；归心、肺、脾、肾经。利水渗湿，健脾安神。

（4）山药：甘，平；归脾、肺、肾经。生津益肺，补脾养胃，补肾涩精。

（5）芡实：甘、涩，平；归脾、肾经。固肾涩精，补脾止泻，除湿止带。

（6）莲子肉：甘、涩，平；归脾、肾、心经。补脾止泻，止带，益肾涩精，养心安神。

（7）砂仁：辛，温；归脾、胃、肾经。化湿开胃，温脾止泻，理气安胎。

（8）扁豆：甘，微温；归脾、胃经。健脾化湿，和中消暑，解毒。

（9）粳米：甘，平；归脾、胃、肺经。调中和胃，渗湿止泻，除烦。

【适宜人群】适宜于妊娠恶阻脾胃虚弱证。

【注意事项】大便干结者不宜服用。

2. 肝胃不和证

妊娠早期，呕吐酸水或苦水，胸胁满闷，嗳气叹息，头晕头胀，口干口苦，便干尿黄；舌质红，苔薄黄，脉弦滑。

选用苏菊竹茹茶、生姜乌梅饮调养。

苏菊竹茹茶

【食材】苏叶6克，菊花10克，竹茹10克。

【做法】将苏叶、菊花、竹茹洗净沥干，用沸水冲泡，代茶频饮。

【功效】清肝和胃止呕。

【药膳释义】

（1）苏叶：辛，温；归肺、脾、胃经。解表散寒，行气和胃。本品味辛能行，入脾胃经，能行气宽中除胀，和胃止呕，兼有理气安胎功效。《本草汇言》言："散寒气，清肺气，宽中气，安胎气，下结气，化痰气，乃治气之神药也。"

（2）菊花：苦、辛，微寒；归肝、心经。清热解毒，泻火平肝。本品性寒，入肝经，有清肝火，平肝明目之功。

（3）竹茹：甘，微寒；归脾、胃、心、胆经。清热化痰，除烦，止呕。本品性微寒，入胃经，能清胃热以止呕，又能清热化痰，为治胃热呕逆之要药。

【适宜人群】适宜于妊娠恶阻肝胃不和证。

【注意事项】脾胃虚寒者慎服。

生姜乌梅饮

【食材】生姜10克，乌梅30克，冰糖适量。

【做法】将生姜、乌梅洗净切碎，放入保温杯中，加盖焖泡30分钟，可加适量冰糖，趁热饮用。

【功效】降逆止呕，生津止渴。

【药膳释义】

（1）生姜：辛，微温；归肺、脾、胃经。解表散寒，温中止呕。《名医别录》曰："除风邪寒热，伤寒鼻塞，咳逆上气，止呕吐，去痰下气。"生姜善于止呕，有"呕家圣药"之称。

（2）乌梅：酸、涩，平；归肝、脾、肺、大肠经。生津止渴，敛肺，涩肠。乌梅味极酸，善生津止渴，用治虚热消渴。

【适宜人群】适宜于妊娠恶阻肝胃不和证。

【注意事项】胃酸过多者慎服。

二、胎动不安

【疾病简介】

胎动不安是指妊娠期间腰酸、腹痛或下腹坠胀，或伴有少量阴道流血。妊娠期间阴道少量流血，时作时止，或淋漓不断，而无腰酸腹痛、小腹坠胀者为胎漏。胎漏、胎动不安是堕胎、小产的先兆，西医称"先兆流产"。本病病机是冲任损伤，胎元不固。病因有母体和胎元两方面。因父母之精气不足，两精虽能结合，但胎元不固，或胎元有所缺陷，胎多不能成实。《景岳全书·妇人规》云："父气薄弱，胎有不能全受而血之漏者。"或母体肾虚冲任不固，胎失所系；或气血虚弱，胎失所养；或母体血热，热伤冲任，扰动胎元。因肾主生殖，胎为肾系，故补肾固肾安胎为基本治法，辅以健脾益气、补血养阴、清热凉血等。

【辨证施膳】

1. **肾虚证**

妊娠期间阴道少量流血，色淡黯，腰酸，下腹坠痛，或有滑胎史，伴头晕耳鸣，小便频数，夜尿多；舌质淡，苔白，脉沉滑尺弱。

选用菟丝子鸡肝粥、莲子萸肉粥、杜仲艾叶瘦肉汤调养。

菟丝子鸡肝粥

【食材】鸡肝2个，菟丝子15克，粟米100克。

【做法】将菟丝子研粉备用；鸡肝切细，焯水；锅内放入菟丝子粉、粟米，加适量水，大火烧开转小火熬煮成粥，粥将熟时加入鸡肝、盐，再煮一二沸即成。

【功效】补肾益精，养血安胎。

【药膳释义】

（1）菟丝子：辛、甘，平；归肝、肾、脾经。补肝肾，益精血而安胎。治肝肾不足，胎元不固之胎动不安、滑胎，常与桑寄生、续断、阿胶等配伍，如寿胎丸。

（2）鸡肝：甘，温；归肝、肾、脾经。补肝肾，明目。

（3）粟米：甘、咸，凉；归肾、脾、胃经。和中，益肾，除热，解毒。《神农本草经》："主养肾气，去胃脾中热，益气。"

【适宜人群】适宜于胎动不安肾虚证。

【注意事项】阴虚火旺者不宜服用。

莲子萸肉粥

【食材】莲子肉20克，山萸肉20克，糯米100克。

【做法】将莲子肉、山萸肉、糯米分别洗净，放入锅内，加适量清水，大火烧开改小火，熬煮成粥，加少量红糖食用。

【功效】补肾健脾安胎。

【药膳释义】

（1）莲子：甘、涩，平；归脾、肾、心经。益肾涩精，补脾止泻，止带，养心安神。《神农本草经》曰："主补中，养神，益气力，除百疾。"《随息居饮食谱》曰："干者，甘温，可生可熟，安神补气，镇逆止呕，固下焦，已崩带遗精，厚肠胃，愈二便不禁。"

（2）山萸肉：酸、涩，微温；归肝、肾经。补益肝肾，收涩固脱。本品酸温质润，既能补肾益精，又能温肾助阳，补中又可固肾涩精缩尿。

（3）糯米：甘，温；归脾、胃、肺经。补中益气，健脾止泻，缩尿，敛汗。《本草纲目》曰："暖脾胃，止虚寒泄痢，缩小便，收自汗，发痘疮。"

【适宜人群】适宜于胎动不安肾虚证。

【注意事项】大便燥结者不宜服用。

杜仲艾叶瘦肉汤

【食材】阿胶15克，杜仲15克，艾叶6克，猪瘦肉120克。

【做法】杜仲、艾叶洗净；阿胶打碎；猪瘦肉洗净，切大块，焯水；把杜仲、艾叶与猪瘦肉放入锅内，加适量清水，大火煮沸后，改小火煲1小时；加入阿胶同炖，搅拌至烊化，调味即可。

【功效】补肾养血，止血安胎。

【药膳释义】

（1）阿胶：甘，平；归肺、肝、肾经。补血，止血，滋阴润燥。《神农本草经》曰："主心腹，内崩，劳极，洒洒如疟状，腰腹痛，四肢酸疼，女子下血，安胎，久服轻身，益气。"

（2）杜仲：甘，温；归肝、肾经。补肝肾，益精血，固冲任而安胎。《神农本草经》曰："主腰脊痛，补中，益精气，坚筋骨，强志，除阴下痒湿，小便余沥。"

（3）艾叶：辛，苦，温；归肝、脾、肾经。温经止血，散寒止痛。尤善温暖下焦，治下元虚寒所致的月经过多、崩漏、妊娠下血、宫寒不孕、痛经等，为妇产科常用药。

（4）猪肉：甘，咸，微寒；归脾、胃、肾经。益气养血，补肾滋阴，消肿。

【适宜人群】适宜于胎动不安肾虚证。

【注意事项】伤食中满者不宜食用。

2. 气血虚弱证

妊娠期间阴道少量流血，色淡红，质稀薄，小腹空坠疼痛，腰酸，神疲肢倦，心悸气短，面色㿠白；舌质淡，苔薄白，脉细滑。

选用黄芪炖鲈鱼、鲤鱼阿胶粥调养。

黄芪炖鲈鱼

【食材】鲈鱼1条（约500克），黄芪30克。

【做法】鲈鱼去鳞、鳃、内脏，洗净焯水；锅内放入鲈鱼、黄芪，加适量水、料酒，大火烧开改小火，炖约30分钟，加葱、姜、盐调味即可食用。

【功效】补气养血安胎。

【药膳释义】

（1）黄芪：甘，微温；归肺、脾经。补气升阳，固表止汗，利水消肿，托疮生肌。黄芪味甘微温，能补气以生血，常用于气血两亏之证。

（2）鲈鱼：甘，平。补脾胃。

【适宜人群】适宜于胎动不安气血虚弱证。

【注意事项】阴虚火旺者不宜食用。

鲤鱼阿胶粥

【食材】鲤鱼500克，阿胶30克，糯米50克，陈皮10克。

【做法】阿胶打碎，加水烊化；陈皮、生姜洗净切片；将鲤鱼去鳞及内脏洗净，改刀，焯水备用；锅内放入糯米、鲤鱼、陈皮、姜片，加适量水、料酒，大火烧开转小火，炖煮约30分钟，加入烊化的阿胶搅拌均匀，加盐调味即可。

【功效】补血止血。

【药膳释义】

（1）阿胶：甘，平；归肺、肝、肾经。补血，止血，滋阴润燥。《神农本草经》曰："主心腹，内崩，劳极，洒洒如疟状，腰腹痛，四肢酸疼，女子下血，安胎，久服轻身，益气。"

（2）鲤鱼：甘，平。补脾，利水消肿，通乳。《本草纲目》曰："煮食，下水气，利小便；烧末，能发汗，定气喘、咳嗽，下乳汁，消肿。"

（3）糯米：甘，温；归脾、胃、肺经。补中益气，健脾止泻，缩尿，敛汗。《本草纲目》曰："暖脾胃，止虚寒泄痢，缩小便，收自汗，发痘疮。"

（4）陈皮：苦、辛，温；归脾、肺经。理气健脾，燥湿化痰。

【适宜人群】适宜于胎动不安气血虚弱证。

【注意事项】湿盛中满者不宜服用。

3. 血热证

妊娠期间阴道流血，色鲜红，腰腹坠胀作痛，心烦不寐，手足心热，口干咽燥，小便短黄，大便秘结；舌质红，苔黄，脉滑数。

选用安胎鲤鱼粥、百合鸡子黄汤调养。

安胎鲤鱼粥

【食材】鲤鱼1条（约500克），苎麻根30克，糯米50克。

【做法】鲤鱼去鳞及内脏，洗净切片，焯水煮汤备用；苎麻根加水煎煮，去渣取汁；锅内加糯米、鲤鱼汤、药汁，大火烧开转小火，熬煮成粥，加葱、姜、盐适量，即可趁热服食。

【功效】清热安胎。

【药膳释义】

（1）苎麻根：甘，寒；归心、肝经。凉血止血，安胎，清热解毒。《名医别录》曰："主小儿赤丹；溃苎汁疗渴，安胎。"《本草纲目拾遗》曰："治诸毒，活血，止血，功能发散，止渴，安胎。"本品既能清热，又能止血，为安胎要药，凡胎动不安因于血热者最为适宜。

（2）鲤鱼：甘，平。补脾，利水消肿，通乳。《本草纲目》曰："煮食，下水气，利小便；烧末，能发汗，定气喘、咳嗽，下乳汁，消肿。"

（3）糯米：甘，温；归脾、胃、肺经。补中益气，健脾止泻，缩尿，敛汗。《本草纲目》曰："暖脾胃，止虚寒泄痢，缩小便，收自汗，发痘疮。"

【适宜人群】适宜于胎动不安血热证。

【注意事项】脾胃虚寒者不宜食用。

百合鸡子黄汤

【食材】百合20克，鸡子黄1枚。

【做法】将百合脱瓣，用清水浸泡1晚，待白沫出，沥水，放入锅中，加水适量，大火烧开后，改用小火继续煮约半小时，然后打入鸡子黄，搅匀，再次煮沸即可。

【功效】滋阴清热，养血安胎。

【药膳释义】

（1）百合：甘，寒；归心，肺经。养阴润肺，清心安神。百合甘微寒而质润，入心又善清心安神，常用治热病余热未清之心烦失眠。

（2）鸡子黄：甘，平；归心、肾、脾经。滋阴养血润燥。《本草纲目》曰："补阴血，解热毒，治下痢。"

【适宜人群】适宜于胎动不安血热证。

【注意事项】虚寒便溏者不宜食用。

三、滑胎

【疾病简介】

滑胎是指堕胎、小产连续发生3次或以上，西医称"复发性流产"。本病主要是冲任损伤，胎元不固，或胎元不健，致屡孕屡堕。《诸病源候论》提出"其母有疾以动胎"和"胎有不牢固致动以病母"，认识到母体和胎元的异常均可导致屡孕屡堕。滑胎论治宜分孕前、孕后两阶段，妊娠前调和气血阴阳，改善体质；再次妊娠后安胎治疗，重在补肾健脾，调和气血。

【辨证施膳】

1. 肾虚证

屡孕屡堕，或每次如期而堕，腰酸膝软，头晕耳鸣，精神萎靡，面色晦暗，目眶黯黑；舌质淡黯，苔白，脉沉弱。

选用菟杞红枣炖鹌鹑调养。

菟杞红枣炖鹌鹑

【食材】菟丝子、枸杞各10克，红枣7枚，鹌鹑2只，绍酒适量。

【做法】鹌鹑洗净，斩块，焯水；菟丝子、红枣用温水浸透，红枣去核；将鹌鹑、菟丝子、红枣放入炖盅，加适量绍酒、开水，盖上盅盖，用小火隔水炖煮约2小时，至鹌鹑熟烂，加入枸杞、盐即可食用。

【功效】补益肝肾。

【药膳释义】

（1）菟丝子：辛、甘，平；归肝、肾、脾经。补益肝肾，固精缩尿，安胎，明目，止泻。菟丝子补肝肾，益精血，常用治肝肾不足、胎元不固之胎动不安、滑胎。

（2）枸杞：甘，平；归肝、肾经。滋补肝肾，益精明目。本品味甘质润，善滋肾、益精、养血，为养血补精之要药。

（3）红枣：甘，温；归脾、胃、心经。补中益气，养血安神。《神农本草经》曰："主心腹邪气，安中养脾，助十二经。平胃气，通九窍，补少气、少津液，身中不足，大惊，四肢重，和百药。"

（4）鹌鹑：甘，平；归大肠、心、肝、肺、肾经。补益中气，强壮筋骨。《食疗本草》曰："补五脏，益中续气，实筋骨，耐寒暑，消结气。"

【适宜人群】适宜于滑胎肾虚证。

【注意事项】痰湿中满者慎服。

2. 气血亏虚证

屡孕屡堕，月经量少，色淡，神疲乏力，心悸气短，面色苍白；舌质淡，苔薄，脉细弱。

选用党参杜仲粥调养。

党参杜仲粥

【食材】党参30克，杜仲30克，糯米100克。

【做法】将党参、杜仲洗净，用纱布包好；锅内加水，放入糯米、药包，大火烧开，转小火熬煮成粥，取出药包即可食用。

【功效】补气养血，固肾安胎。

【药膳释义】

（1）党参：甘，平；归脾、肺经。补脾益肺，养血生津。《本草从新》曰："补中益气，和脾胃，除烦渴。"

（2）杜仲：甘，温；归肝、肾经。补肝肾，强筋骨，安胎。《神农本草经》："主腰脊痛，补中，益精气，坚筋骨，强志，除阴下痒湿，小便余沥。"《本草汇言》称其"气温而补，补肝益肾，诚为要剂"。

（3）糯米：甘，温；归脾、胃、肺经。补中益气，健脾止泻，缩尿，敛汗。

【适宜人群】适宜于滑胎气血亏虚证。

【注意事项】阴虚火旺者慎服。

四、子肿、子晕、子痫

【疾病简介】

子肿是指妊娠中晚期，孕妇肢体面目发生肿胀，亦称妊娠肿胀。若出现头目晕眩，状若眩冒，甚者眩晕欲厥，则为子晕，亦称妊娠眩晕。若妊娠晚期、临产时，或新产后，突然发生眩晕倒仆，昏不知人，两目上视，牙关紧闭，四肢抽搐、全身强直，须臾醒，醒复发，甚至昏迷不醒者，则为子痫，亦称妊娠痫证。子肿、子晕、子痫是妊娠特有病证，与西医的妊娠期高血压疾病的临床过程类似，是疾病发展的不同阶段。本病须及时诊断和治疗，防重于治，控制疾病进展，预防子痫发作。

（一）子肿

【疾病简介】

子肿有气病和水病之分。气病者，皮厚而色不变，随按随起；水病者，皮薄，色白而光亮，按之凹陷，即时难起。病在脾者，四肢面目浮肿；病在肾者，面浮肢肿，下肢尤甚。脾虚者健脾利水，肾虚者温肾利水，气滞者理气化湿。治疗应本着治病与安胎并举原则，以利水化湿为主，适当加用养血安胎之品。

【辨证施膳】

1. 脾虚证

妊娠数月，面目四肢浮肿，或遍及全身，皮薄光亮，按之凹陷不起，神疲懒言，胸闷气短，脘腹胀满，食欲缺乏，小便短少，大便溏薄；舌淡胖，边有齿痕，苔白润或腻，脉缓滑。

选用五皮粳米粥、鲤鱼赤小豆汤调养。

五皮粳米粥

【食材】 大腹皮、茯苓皮、冬瓜皮各15克，陈皮、生姜皮各10克，粳米100克。

【做法】 将大腹皮、茯苓皮、冬瓜皮、陈皮、生姜皮洗净煎水，取汁去渣，加入淘净的粳米，同煮成稀粥。每日2次，温热服。

【功效】 健脾理气，利水消肿。

【药膳释义】

（1）大腹皮：辛，微温；归脾、胃、大肠、小肠经。行气宽中，行水消肿。《本草汇言》云："大腹皮，宽中利气之捷药也。方龙潭曰，主一切冷热之气，上攻心腹，消上下水肿之气，四肢虚浮，下大肠之滞气，二便不利，开关格痰饮之气阻塞不通，能疏通下泄，为畅达脏腑之利剂。"

（2）茯苓皮：甘、淡，平；归脾、肾、心经。利水消肿。长于行皮肤水湿，多用治皮肤水肿。

（3）冬瓜皮：甘、凉；归脾、小肠经。利尿消肿，清热解暑。善走肌肤以行水消肿，用治水肿、小便不利，可药食两用。

（4）陈皮：苦、辛，温；归脾、肺经。理气健脾，燥湿化痰。陈皮长于行脾胃之气，能燥湿健脾，以杜生痰之源。

（5）生姜皮：辛、凉；归脾、肺经。利水消肿。用于治疗皮肤水肿，小便不利。

（6）粳米：甘，平；归脾、胃、肺经。调中和胃，渗湿止泻，除烦。

【适宜人群】 适用于子肿脾虚证。

【注意事项】 阴虚火旺者不宜服用。

鲤鱼赤小豆汤

【食材】 赤小豆60克，鲤鱼1条（约500克）。

【做法】 赤小豆泡发备用；鲤鱼洗净，去鳞及内脏，改刀焯水备用；把鲤鱼与赤小豆放入锅内，加水、料酒共炖煮熟烂，不放盐。吃鱼喝汤。

【功效】 健脾利水消肿。

【药膳释义】

（1）赤小豆：甘、酸，平；归心、小肠经。利水消肿，利湿退黄，消肿排脓。《神农本草经》曰："主下水，排痈肿脓血。"

（2）鲤鱼：甘，平；归脾、肾、胃、胆经。健脾和胃，利水下气，通乳，安胎。鲤鱼赤小豆汤出自《外台秘要》，可治疗"水病身肿"。

【适宜人群】适宜于子肿脾虚证。

【注意事项】风热者慎服。

2. 肾虚证

妊娠数月，面浮肢肿，下肢尤甚，按之没指，头晕耳鸣，腰膝酸软，下肢逆冷，小便不利；舌质淡，苔白润，脉沉迟。

选用肉桂茯苓粥调养。

肉桂茯苓粥

【食材】茯苓30克，肉桂粉5克，黑米50克，粳米100克。

【做法】茯苓洗净，捣碎；黑米、粳米洗净；锅中放入茯苓、黑米、粳米，加水适量，大火煮开，转小火慢炖约2小时，熬煮成粥，撒入肉桂粉即可食用。

【功效】温阳化气利水。

【药膳释义】

（1）肉桂粉：辛、甘，大热；归肾、脾、心、肝经。肉桂补火助阳，益阳消阴，温阳化气。

（2）茯苓：甘、淡，平；归心、肺、脾、肾经。利水渗湿，健脾安神。茯苓药性平和，能渗湿利水以祛邪，又能健脾以扶正，利水而不伤正气，为利水消肿之要药。

【适宜人群】适宜于子肿肾虚证。

【注意事项】阴虚火旺者不宜服用。

3. 气滞证

妊娠三四月后，肢体肿胀，始于两足，渐延于腿，皮色不变，随按随起，胸闷胁胀，头晕胀痛；舌苔薄腻，脉弦滑。

选用苏叶砂仁鲫鱼汤调养。

苏叶砂仁鲫鱼汤

【食材】苏叶15克，砂仁6克，生姜6片，鲫鱼2条。

【做法】将苏叶、砂仁、姜片洗净；鲫鱼去鳞、鳃、内脏，洗净；下油锅用姜煎至微黄后，加清水、料酒适量，大火烧开后，改小火炖约半小时，放入苏叶、砂仁再炖20分钟，加少许盐调味，饮汤食肉。

【功效】理气化湿消肿。

【药膳释义】

（1）苏叶：辛，温；归肺、脾经。解表散寒，行气和胃。本品味辛能行，入脾胃经，能行气宽中除胀，和胃止呕，兼有理气安胎功效。

（2）砂仁：辛，温；归脾、胃、肾经。化湿开胃，温中止泻，理气安胎。《本草求真》载其长于"醒脾调胃，快气调中"，善治湿浊中阻证，又长于温中行气，尤宜于中焦寒湿气滞者；尚能理气安胎，用于妊娠恶阻、胎动不安。

（3）生姜：辛，微温；归肺、脾、胃经。解表散寒，温中止呕，温肺止咳，解鱼蟹毒。《名医别录》云："除风邪寒热，伤寒鼻塞，咳逆上气，止呕吐，去痰下气。"《本草纲目》又云其能"去邪辟恶"，能解鱼蟹、药食多种中毒。

（4）鲫鱼：甘，平；归脾、胃、大肠经。健脾和胃，利水消肿，通血脉。

【适宜人群】 适宜于子肿气滞证。

【注意事项】 阴虚火旺者慎服。

（二）子晕

【疾病简介】

子晕以眩晕为主症，若出现头晕眼花，头痛剧烈，往往是子痫的前期症状，应引起重视。本病属本虚标实证，阴虚肝旺者以头晕目眩为主；脾虚肝旺者头晕而重，伴肢肿，胸闷泛呕。"诸风掉眩，皆属于肝"，治法以平肝潜阳为主，随证加用滋肾养阴、健脾利湿、调补气血之品。

【辨证施膳】

1. 阴虚肝旺证

妊娠中晚期，头晕目眩，视物模糊，颜面潮红，咽干口燥，手足心热，心中烦闷；舌红或绛，苔少，脉弦数。

选用枸杞菊花粥调养。

枸杞菊花粥

【食材】 枸杞15克，菊花10克，粳米100克。

【做法】 将枸杞、菊花、粳米分别洗净备用；锅内放入粳米，加适量水，大火烧开加枸杞、菊花，转小火炖约40分钟，熬煮成粥。

【功效】 滋阴平肝。

【药膳释义】

（1）枸杞：甘，平；归肝、肾经。滋补肝肾，益精明目。本品味甘质润，善滋肾、益精、养血，为养血补精之要药。

（2）菊花：苦、辛，微寒；归肝、心经。清热解毒，泻火平肝。本品性寒，入肝经，可清肝火，平肝明目。

【适宜人群】 适宜于子晕阴虚肝旺证。

【注意事项】 虚寒泄泻者慎服。

2. 脾虚肝旺证

妊娠中晚期，头晕目眩，头重，面浮肢肿，胸闷心烦，呕逆泛恶，倦怠嗜睡，纳差便溏；舌苔白腻，脉弦滑。

选用天麻茯苓粥调养。

天麻茯苓粥

【食材】 天麻10克，茯苓20克，粳米100克。

【做法】 将天麻洗净，用温水泡软、切片；茯苓、粳米洗净；锅内放入天麻、茯苓、粳米，加适量水，大火烧开后小火慢炖，熬煮成粥，加冰糖即可食用。

【功效】健脾利湿。

【药膳释义】

（1）天麻：甘，平；归肝经。息风止痉，平抑肝阳，祛风通络。本品甘平柔润，无燥烈之弊。《药品化义》载其"气性和缓"。《本草纲目》誉称"天麻乃定风草，故为治风之神药"。

（2）茯苓：甘、淡，平；归心、肺、脾、肾经。利水渗湿，健脾宁心安神。本品淡渗甘补，药性平和，能渗湿利水以祛邪，又能健脾以扶正，利水而不伤正气，为利水消肿之要药。

【适宜人群】适宜于子晕脾虚肝旺证。

【注意事项】阴虚火旺者慎服。

（三）子痫

【疾病简介】

子痫为产科危急重症，应积极处理，控制抽搐，纠正缺氧和酸中毒，控制血压，防治并发症。病机主要是肝风内动及痰火上扰。中医治疗重点在子痫前期，以平肝息风为主，防止子痫的发生。

【辨证施膳】

肝风内动证

妊娠晚期，或临产时，或新产后，颜面潮红，头痛眩晕，烦躁不安，突发四肢抽搐，昏不知人，牙关紧闭，角弓反张，时作时止；舌质红，苔少，脉弦细而数。

选用天麻蒸乳鸽调养。

天麻蒸乳鸽

【食材】天麻12克，乳鸽1只，鸡汤300毫升，黄酒10克。

【做法】天麻用淘米水浸泡3小时，切片；乳鸽宰杀后，除去毛、内脏及爪，焯水；姜切片，葱切段；把酱油、黄酒、盐抹在乳鸽上，将乳鸽放入蒸杯内，加入鸡汤，放入姜、葱和天麻片；将蒸杯置蒸笼内，用大火蒸约1小时至乳鸽熟烂即成。

【功效】平肝息风。

【药膳释义】

（1）天麻：甘，平；归肝经。息风止痉，平抑肝阳，祛风通络。《药品化义》载其"气性和缓"。天麻甘平柔润，无燥烈之弊，专入肝经。善息风止痉，对于肝风内动，惊痛抽搐，不论寒热虚实，皆可配伍应用。《本草纲目》誉称"天麻乃定风草，故为治风之神药"。

（2）乳鸽：咸，平；归肝、肾、肺经。滋肾益气，祛风解毒。

（3）黄酒：辛、甘，温。有活血通络功效。

【适宜人群】适宜于子痫肝风内动证。

【注意事项】不宜多食。

五、妊娠咳嗽

【疾病简介】

妊娠咳嗽是指妊娠期间，咳嗽或久咳不已。发病多为因阴虚肺燥、脾虚痰饮，导致肺失清肃，肺气不宣。干咳无痰，口燥咽干，或伴痰中带血者，多属阴虚火旺；咳嗽痰多，胸闷气促，甚至喘不得卧者，多属痰饮内停。治法有养阴润肺、健脾除湿、化痰止咳等，饮食宜清淡，禁辛辣燥热之品。

【辨证施膳】

1. 阴虚肺燥证

妊娠期间，咳嗽不已，干咳无痰，或痰中带血，口干咽燥，失眠盗汗，手足心热；舌红少苔，脉细滑数。

选用沙贝百合梨、川麦雪梨膏调养。

沙贝百合梨

【食材】川贝母10克，北沙参10克，知母10克，百合20克，冰糖10克，雪梨1个。

【做法】将川贝母、北沙参、知母、百合用水浸透洗净；雪梨洗净，连皮切块；将药材、雪梨、冰糖一起放入炖盅内，加适量水，盖上盅盖；隔水炖约2小时，即可食用。

【功效】养阴润肺止咳。

【药膳释义】

（1）川贝母：苦、甘，微寒；归肺、心经。清热润肺，化痰止咳，散结消痈。川贝母为清润之品，既能清肺化痰，又能润肺止咳，为肺燥、肺阴虚、虚劳久咳多用。《本草汇言》云："润肺消痰，止咳定喘，则虚劳火结之证，贝母专司首剂。"

（2）北沙参：甘、微苦，微寒；归肺、胃经。养阴清肺，益胃生津。北沙参既能养肺胃之阴，又能清肺胃之热。《本草从新》云："专补肺阴，清肺火，治久咳肺痿。"

（3）知母：苦、甘，寒；归肺、胃、肾经。清热泻火，滋阴润燥。本品苦甘而寒，入肺经，能清肺热，润肺燥。

（4）百合：甘，寒；归肺、心经。养阴润肺止咳，清心安神。《本草纲目拾遗》谓其"清痰火，补虚损"。

（5）雪梨：清热化痰止咳。

【适宜人群】适宜于妊娠咳嗽阴虚肺燥证。

【注意事项】风寒咳嗽者不宜食用。

川麦雪梨膏

【食材】川贝母15克，百合15克，款冬花15克，麦冬25克，雪梨1 000克，蜂蜜适量。

【做法】雪梨洗净，榨汁备用；梨渣、川贝母、百合、款冬花、麦冬放入砂锅中，加水煎煮两次，每次30分钟；两煎药液合并，兑入梨汁，小火浓缩后，加入蜂蜜调匀即可。

【功效】清肺止咳，生津利咽。

【药膳释义】

（1）川贝母：苦、甘，微寒；归肺、心经。清热润肺，化痰止咳，散结消痈。《本草汇言》云："润肺消痰，止咳定喘，则虚劳火结之证，贝母专司首剂。"

（2）百合：甘，寒；归肺、心经。养阴润肺止咳，清心安神。《本草纲目拾遗》谓其"清痰火，补虚损"。

（3）款冬花：辛、微苦，温；归肺经。润肺下气，止咳化痰。款冬花为温润之品，长于下气止咳，治咳喘无论寒热、虚实、新久皆可。《本草正义》曰："款冬花，主肺病，能开泄郁结，定逆止喘，专主咳嗽，性质功用，皆与紫菀绝似。"

（4）麦冬：甘、微苦，微寒；归心、肺、胃经。养阴生津，润肺清心。本品味甘质润，善养肺阴润肺燥，又兼清肺热。

（5）雪梨：清热化痰止咳。

【适宜人群】适宜于妊娠咳嗽阴虚肺燥证。

【注意事项】风寒咳嗽者不宜食用。

2. 脾虚痰饮证

妊娠期间，咳嗽痰多，胸闷气促，甚至喘不得卧，神疲纳呆；舌淡胖，苔白腻，脉濡滑。

选用化痰饮调养。

化痰饮

【食材】茯苓20克，橘红10克，生姜6片。

【做法】将茯苓、橘红、生姜洗净，加水适量，共煎取汁。

【功效】健脾化痰止咳。

【药膳释义】

（1）橘红：辛、苦，温；归肺、脾经。理气宽中，燥湿化痰。《本经逢原》曰："专主肺寒咳嗽多痰，虚损方多用之。"

（2）茯苓：甘、淡，平；归心、肺、脾、肾经。利水渗湿，健脾，宁心。

（3）生姜：辛，微温；归肺、脾、胃经。解表散寒，温中止呕，化痰止咳。

【适宜人群】适宜于妊娠咳嗽脾虚痰饮证。

【注意事项】阴虚咳嗽证不宜食用。

六、妊娠贫血

【疾病简介】

妊娠贫血是指妊娠期间出现倦怠、乏力、气短、面色苍白、浮肿、食欲缺乏等，检查呈血红蛋白或红细胞降低，血细胞比容下降。素体脾胃虚弱，或心脾两虚，致气血不足，或肝肾不足，加之孕后阴血下聚养胎，血为胎夺，母体精血更虚，发为本病。治法以补益气血为主。

【辨证施膳】

1. 气血两虚证

孕后面色萎黄，四肢倦怠，乏力，口淡纳差，大便稀，或有妊娠浮肿，或腹痛下坠；舌淡胖，苔白，脉缓无力。

选用人参阿胶粥调养。

人参阿胶粥

【食材】人参6克，阿胶10克，糯米50克。

【做法】先将人参煎煮，去渣取汁；阿胶研成粉；将大米洗净，加水适量，小火熬煮成粥，粥熟时加入阿胶、人参汁、白糖，搅拌煮化即成。

【功效】补气养血安胎。

【药膳释义】

（1）人参：甘、微苦，微温；归脾、肺、心、肾经。大补元气，补脾益肺，生津养血，安神益智。可"治男妇一切虚证"，为治虚劳内伤第一要药。《神农本草经》云："补五脏，安精神，定魂魄，止惊悸，除邪气，明目，开心益智。"

（2）阿胶：甘，平；归肺、肝、肾经。补血滋阴，润燥，止血。本品为血肉有情之品，甘温质润，为补血要药。

（3）糯米：甘，温；归脾、胃、肺经。补中益气，健脾止泻，缩尿，敛汗。

【适宜人群】适宜于妊娠贫血气血两虚证。

【注意事项】湿热内盛者慎服。

2. 心脾两虚证

孕后面色无华，心悸不安，失眠多梦，头昏眼花，唇甲色淡；舌质淡，苔白，脉细弱。

选用桂圆红枣银耳羹调养。

桂圆红枣银耳羹

【食材】银耳100克，龙眼肉50克，红枣15枚，冰糖适量。

【做法】将银耳、龙眼肉、红枣温水洗净泡发后，放入锅内，加适量清水，大火烧开后改小火炖煮2小时左右，至银耳胶化黏稠，加冰糖即可。

【功效】补益心脾，养血安神。

【药膳释义】

（1）龙眼肉：甘，温；归心、脾经。补益心脾，养血安神。本品能补心脾、益气血、安神，为性质平和之滋补良药。

（2）红枣：甘，温；归脾、胃、心经。补中益气，养血安神。红枣甘温，长于养血安神，治妇女阴血亏虚，情志抑郁，心神不安之脏躁证。

（3）银耳：甘，平；归肺、胃、肾经。滋阴润肺，养胃生津。

【适宜人群】适宜于妊娠贫血气血两虚证。

【注意事项】湿热内盛者慎服。

第五节　产后病药膳

【疾病简介】

产后病是指产妇在产褥期内发生的与分娩和产褥有关的疾病。产褥期是指孕妇分娩后，母体恢复至孕前状态的一段时期，一般为6周。《金匮要略·妇人产后病脉证治》云："新产妇人有三病，一者病痉，二者病郁冒，三者大便难。"由于分娩用力、出汗、出血、分娩创伤等，使产妇阴血亏虚，元气受损，瘀血内阻，脏腑虚弱，腠理疏松，产后百节空虚，更易感受外邪，故多虚多瘀是产后的生理特征和发病的病机特点。产后病常见有产后发热、产后腹痛、产后恶露不绝、产后身痛、产后自汗盗汗、产后大便难、产后缺乳、产后郁证等。根据产后亡血伤津，百脉空虚，多虚多瘀的生理特点，治疗本着"勿拘于产后，亦勿忘于产后"的原则，结合病情进行辨证论治。

一、产后发热

【疾病简介】

产后发热是指产褥期内，出现发热持续不退，或突然高热寒战，并伴有其他症状。若产后1～2天内，由于阴血骤虚，营卫失调，轻微发热，而无其他症状，一般可自行消退，属正常生理现象。《医宗金鉴·妇科心法要诀》曰："产后发热之故，非止一端。如食饮太过，胸满呕吐恶食者，则为伤食发热。若早起劳动，感受风寒，则为外感发热。若恶露不去，瘀血停留，则为瘀血发热。若去血过多，阴血不足，则为血虚发热。"其常见病因有感染邪毒、外感、血虚、血瘀。病机主要为感染邪毒，入里化热；或外邪袭表，营卫不和；或阴血骤虚，阳气外散；或败血停滞，营卫不通。

【辨证施膳】

1. 外感发热证

产后恶寒发热，头痛无汗，肢体酸痛，鼻塞流涕，咳嗽；舌苔薄白，脉浮紧。

选用姜葱枣汤、五根汤调养。

姜葱枣汤

【食材】生姜10克，葱白5克，红枣10枚。

【做法】将生姜、葱白、红枣分别洗净，放入锅中，加水100毫升，烧开即可饮汁。

【功效】解表散寒。

【药膳释义】

（1）生姜：辛，微温；归肺、脾、胃经。解表散寒，温中止呕，温肺止咳。本品味辛发散，性温散寒，有发汗解表散寒之功。

（2）葱白：辛，温；归肺、胃经。发汗解表，散寒通阳。《本草经疏》曰："葱，辛能发散，能解肌，能通上下阳气，故外来怫郁诸证，悉皆主之。"

（3）红枣：甘，温；归脾、胃、心经。补中益气，养血安神。

【适宜人群】适宜于产后发热外感发热证。

【注意事项】内热烦渴者不宜食用。

五根汤

【食材】带皮生姜6片，带须葱白头2根，白萝卜根1个，白菜根1个，香菜根2个。

【做法】将带皮生姜、带须葱白头、白萝卜根、白菜根、香菜根洗净，加适量水入锅，大火烧开2～3分钟即可。

【功效】解表散寒。

【药膳释义】

（1）带皮生姜：辛，微温；归肺、脾、胃经。解表散寒，温中止呕，温肺止咳。本品味辛发散，性温散寒，有发汗解表散寒之功，

（2）带须葱白头：辛，温；归肺、胃经。发汗解表，散寒通阳。《类证活人书》曰："伤寒头痛如破，连须葱白汤主之。"

（3）白萝卜根：辛、甘，平；归肺、胃经。下气消食，润肺化痰，解毒生津。

（4）白菜根：甘、微苦，平。利尿消肿。

（5）香菜根：辛，温；归肺、脾经。发汗透疹，消食下气。

【适宜人群】适宜于产后发热外感发热证。

【注意事项】血虚发热者不宜服用。

2. 血虚发热证

产后低热不退，动则汗出，恶露量少，色淡质稀，小腹绵绵作痛，头晕眼花，心悸失眠；舌质淡，脉细弱。

选用竹叶粳米汤调养。

竹叶粳米汤

【食材】淡竹叶10片，粳米50克，熟地黄10克，当归10克，白芍10克，人参6克，麦冬10克。

【做法】将淡竹叶、粳米洗净，加水2 000毫升煎煮，煮取1 500毫升，将剩余药物装入无纺布袋，放入汤中，煮至500毫升，去除药袋和药渣，分次服用。

【功效】补血益气，清热养阴。

【药膳释义】

（1）淡竹叶：甘、辛、淡，寒；归心、胃、小肠经。清热除烦，生津利尿。

（2）粳米：甘，平；归脾、胃、肺经。调中和胃，渗湿止泻，除烦。《食鉴本草》曰："补脾，益五脏，壮气力，止泄痢。"

（3）熟地黄：甘，微温；归肝、肾经。补血滋阴，益精填髓。《洁古珍珠囊》曰："主补血气，滋肾水，益真阴。"

（4）当归：甘、辛，温；归肝、心、脾经。补血活血，调经止痛，润肠通便。

（5）白芍：苦、酸，微寒；归肝、脾经。养血调经，敛阴止汗，柔肝止痛。

（6）人参：甘、微苦，微温；归脾、肺、心、肾经。大补元气，补脾益肺，生津养血，安神益智。《本草纲目》曰："治男妇一切虚证，发热自汗……胎前产后诸病"。

（7）麦冬：甘、微苦，微寒；归心、肺、胃经。养阴生津，润肺清心。

【适宜人群】适宜于产后发热血虚发热证。

【注意事项】外感发热者禁用。

3. 血瘀发热证

产后寒热时作，恶露不下，或恶露量少，色紫黯有块，小腹疼痛拒按，块下痛减；舌质紫黯，或有瘀点，脉弦数。

选用三仁粥调养。

三仁粥

【食材】薏苡仁30克，桃仁10克，瓜蒌仁10克，牡丹皮10克，粳米50克。

【做法】将桃仁、瓜蒌仁、牡丹皮洗净，加水煎煮30分钟，去药渣后，再加入薏苡仁、粳米，熬煮成粥即可饮用。

【功效】活血化瘀，消痈止痛。

【药膳释义】

（1）薏苡仁：甘、淡，凉；归脾、胃、肺经。利水渗湿，健脾止泻，除痹，排脓，解毒散结。本品性凉，善清肺肠之热，排脓消痈。

（2）桃仁：苦，平；归心、肝、肺经。活血祛瘀，润肠通便。《本草经解》曰："主瘀血，血闭癥瘕邪气。"桃仁活血力强，为妇科血瘀经产诸证所常用。

（3）瓜蒌仁：甘，凉；归肺、胃、大肠经。润肺化痰，滑肠通便。本品能清热消痈散结，治热毒疮痈。《本草纲目》云："润肺燥，降火，治咳嗽，涤痰结，利咽喉，止消渴，利大肠，消痈肿疮毒。"

（4）牡丹皮：苦，辛；归心、肝、肾经。清热凉血，活血散瘀。

（5）粳米：甘，平；归脾、胃、肺经。调中和胃，渗湿止泻，除烦。

【适宜人群】适宜于产后发热血瘀发热证。

【注意事项】外感发热者禁用。

二、产后腹痛

【疾病简介】

产后腹痛是指产妇在产褥期间，发生与分娩或产褥有关的小腹疼痛，其中由瘀血引起的产后腹痛又称"儿枕痛"。产妇分娩后1~2日，因子宫复旧可出现小腹轻微作痛，持续3~5天，哺乳时尤甚，常可逐渐自行消失。《景岳全书·妇人规》曰："产后腹痛，最当辨察虚实。血有留瘀而痛者，实痛也；无血而痛者，虚痛也。大都痛而且胀，或上冲胸胁，或拒按而手不可近者，皆实痛也，宜行之、散之；若无胀满，或喜揉按，或喜热熨，或得食稍缓者，皆属虚痛，不可妄用推逐等剂。"本病主要是气血运行不畅而致，虚者是不荣而痛，实者为不通而痛。治疗以补虚化瘀，调畅气血为主，用药贵在平和，勿过用滋腻及攻下破血之品。

【辨证施膳】

1. 血虚证

产后小腹隐隐作痛，喜温喜按，恶露量少，色淡质稀，头晕目眩，心悸怔忡，大便干结；舌质淡，苔薄白，脉细无力。

选用当归鲤鱼汤调养。

当归鲤鱼汤

【食材】 当归10克，鲤鱼1条（约500克），生姜3片，红枣3枚。

【做法】 鲤鱼洗净，去鳞去内脏，切块焯水；油热后将鱼块下锅煎至金黄，加入开水、姜片、红枣、当归、料酒，慢炖约1小时，至鱼汤浓稠，加盐调味。

【功效】 补血益气，缓急止痛。

【药膳释义】

（1）当归：甘、辛，温；归肝、心、脾经。补血活血，调经止痛，润肠通便。《名医别录》曰："味辛，大温，无毒，主温中，止痛，除客血内塞，中风痉，汗不出，湿痹，中恶，客气虚冷，补五藏，生肌肉。"《得配本草》曰："行血和血，养营调气，去风散寒。"

（2）鲤鱼：甘、平；归脾、肾、胃、胆经。健脾和胃，利水下气。

（3）红枣：甘，温；归脾、胃、心经。补中益气，养血安神。

【适宜人群】 适宜于产后腹痛血虚证。

【注意事项】 大便溏泄者不宜服用。

2. 血瘀证

产后小腹刺痛或冷痛，拒按，恶露量少，涩滞不畅，色紫黯，有血块，面色青白，四肢不温，或胸胁胀痛；舌质紫黯，脉沉紧。

选用山楂汁调养。

山楂汁

【食材】 山楂50克，甘草10克，红糖10克。

【做法】 将山楂洗净打碎，同甘草放入砂锅中，加适量水浓煎取汁后，加红糖即可食用。

【功效】 活血化瘀止痛。

【药膳释义】

（1）山楂：酸、甘，微温；归脾、胃、肝经。消食健胃，行气散瘀，化浊降脂。本品善活血化瘀，且性和平而不伤正气，化瘀血而不伤新血，多用治产后瘀滞腹痛、恶露不尽诸证。《本草新编》曰："消宿食，除儿枕痛，去滞血。"

（2）甘草：甘，平；归心、肺、脾、胃经。健脾益气，缓急止痛。

（3）红糖：甘，温；归肝、脾、胃经。补脾缓肝，活血散瘀。

【适宜人群】 适宜于产后腹痛血瘀证。

【注意事项】 胃酸过多者不宜服用。不可多食。

3. 胞宫虚寒证

产后小腹冷痛，腹中拘急，绵绵作痛，喜温喜按，恶露量少，色暗有块，四肢不温；舌质暗淡，苔白，脉沉细。

选用当归生姜羊肉汤调养。

当归生姜羊肉汤

【食材】 当归10克，生姜15克，羊肉500克。

【做法】 将生姜、羊肉洗净切块，焯水；当归用布包好，同放砂锅内，加水、料酒适量，大火煮沸后，小火慢炖约2小时，去药包，加盐、葱、胡椒粉调味即可食用。

【功效】 温宫补虚，散寒止痛。

【药膳释义】

（1）当归：甘、辛，温；归肝、心、脾经。补血活血，调经止痛。

（2）生姜：辛，微温；归肺、脾、胃经。解表散寒，温中止呕。

（3）羊肉：甘、热；归脾、胃、肾经。健脾温中，补肾壮阳，益气养血。《备急千金要方·食治》曰："主暖中止痛，利产妇。"

本品出自《金匮要略》，妇人产后病篇载："产后腹中疠痛，当归生姜羊肉汤主之。并治腹中寒疝，虚劳不足。"

【适宜人群】 适宜于产后腹痛胞宫虚寒证。

【注意事项】 阴虚火旺不宜食用。

三、产后恶露不绝

【疾病简介】

产后恶露不绝是指产后血性恶露持续10天以上。恶露是产妇分娩后经阴道排出的余血浊液，正常恶露有血腥味，无臭味，约3周干净，血性恶露一般持续3～7天。《医宗金鉴·妇科心法要诀》曰："产后恶露乃裹儿污血，产时当随胎而下……若日久不断，时时淋漓者，或因冲任虚损，血不收摄；或因瘀行不尽，停留腹内，随化随行者。"恶露不绝常因气虚、血热、血瘀，致冲任为病，气血运行失常。治疗应虚者补之，热者清之，瘀者化之，随证加用相应的止血药。

【辨证施膳】

1. 气虚证

产后恶露逾期不止，量多，色淡质稀，无臭气，面色㿠白，神疲倦怠，气短懒言，小腹空坠；舌质淡，苔薄白，脉缓弱。

选用参芪炖墨鱼、艾叶母鸡汤调养。

参芪炖墨鱼

【食材】 党参10克，黄芪10克，墨鱼2只（含墨鱼骨，约500克）。

【做法】 墨鱼去除内脏，保留墨鱼骨，焯水；将党参、黄芪与墨鱼骨放入料包封口；锅内加水，放入料包，先煮30分钟，再加入墨鱼肉、料酒，煮熟后去料包，加葱、姜、盐调味即可食用。

【功效】补气摄血。

【药膳释义】

（1）黄芪：甘，微温；归肺、脾经。补气升阳，固表止汗，利水消肿，托疮生肌。黄芪能补气升提以摄血，可用于气虚不能摄血之证。

（2）党参：甘，平；归脾、肺经。补脾益肺，养血生津。

（3）墨鱼：即乌贼。咸，平；归肝、肾经。养血滋阴。《随息居饮食谱》曰："滋肝肾，通血脉，理奇经，利胎产，调经带，最益妇人。"

（4）墨鱼骨：即乌贼骨。咸、涩，温；归脾、肾经。收敛止血，涩精止带，制酸止痛，收湿敛疮。

【适宜人群】适宜于产后恶露不绝气虚证。

【注意事项】痛风患者慎服。

艾叶母鸡汤

【食材】艾叶10克，黄芪30克，母鸡1只。

【做法】母鸡宰杀、洗净切块，焯水；将艾叶、黄芪放入料包封口；锅内放鸡块、药包，加适量水、料酒，大火烧开转小火慢炖约2小时，去药包，加盐、葱、姜调服即可。

【功效】补气摄血。

【药膳释义】

（1）艾叶：辛、苦，温；归肝、脾、肾经。温经止血，散寒调经。本品性温入血，能暖气血而温经脉，为温经止血之要药。

（2）黄芪：甘，微温；归肺、脾经。补气升阳，固表止汗，利水消肿，托疮生肌。《医学衷中参西录》称"善治胸中大气下陷"。用于气虚不能摄血之证，能补气升提以摄血。

（3）母鸡：甘，温；归脾、胃经。温中，益气，补精，填髓。

【适宜人群】适宜于产后恶露不绝气虚证。

【注意事项】阴虚便秘者不宜食用。

2. 血热证

恶露逾期不止，量较多，色红质稠，有臭气，面色潮红，口燥咽干，或腹痛便秘，或五心烦热；舌质红，苔少，脉滑数。

选用旱莲茅根瘦肉汤调养。

旱莲茅根瘦肉汤

【食材】旱莲草30克，白茅根30克，猪瘦肉100克。

【做法】猪瘦肉洗净切薄片，焯水备用；锅内加水煎旱莲草、白茅根，去渣取药汁，放入瘦肉，小火炖煮约30分钟，加盐调味，吃肉喝汤。

【功效】清热养阴，凉血止血。

【药膳释义】

（1）旱莲草：甘、酸，寒；归肾、肝经。《得配本草》曰："入足少阴经血分，凉血滋阴。"本品甘酸滋润，长于滋补肝肾之阴，又甘寒入血，凉血止血，可用治阴虚火旺、血热妄行的多种出血证。

（2）白茅根：甘，寒；归肺、胃、膀胱经。凉血止血，清热利尿。本品甘寒入血，作用平和，凉血止血而无留瘀之患。《本草正义》云："寒凉而味甚甘，能清血分之热而不伤于燥；又不黏腻，故凉血而不虑其积瘀。"

（3）猪瘦肉：甘、咸，微寒；归脾、胃、肾经。益气养血，补肾滋阴，消肿。

【适宜人群】适宜于产后恶露不绝血热证。

【注意事项】脾虚泄泻者不宜食用。

3. 血瘀证

恶露过期不尽，量时多时少，淋漓涩滞，色暗有块，小腹疼痛拒按，块下痛减；舌质紫黯，边尖有瘀点，脉沉弦。

选用益母乌鸡汤、山楂山药粥进行调养。

益母乌鸡汤

【食材】益母草20克，延胡索10克，乌鸡1只，姜3片，葱1段。

【做法】将处理好的乌鸡剁成小块，放入葱、姜、料酒，焯水；益母草、延胡索装入无纺布袋中封口；准备砂锅，放入乌鸡块、药袋，加适量开水，小火慢炖约2小时，取出药袋，盛出鸡汤后加盐调味即可食用。

【功效】活血化瘀，行气止痛。

【药膳释义】

（1）益母草：苦、辛，微寒；归肝、心包、膀胱经。活血调经，利尿消肿，清热解毒。益母草苦泄辛行，主入血分，常治妇女瘀血经产诸证，为妇科经产要药。《本草正》云："性滑而利，善调女人胎产诸证，故有益母之号。"

（2）延胡索：辛、苦，温；归肝、脾、心经。活血，行气，止痛。

（3）乌鸡：甘，平；归肝、肾、肺经。补肝益肾，补气养血，退虚热。

【适宜人群】适宜于产后恶露不绝血瘀证。

【注意事项】阴虚火旺者慎用。

山楂山药粥

【食材】鲜山楂60克，鲜山药100克，粳米150克。

【做法】鲜山楂加水煎煮，去渣取汁，备用；鲜山药洗净，去皮切块；另起锅，加入山药、粳米、山楂汁和适量水，大火烧开改小火慢炖成粥，加白糖调味即可食用。

【功效】化瘀止血。

【药膳释义】

（1）鲜山楂：酸、甘，微温；归脾、胃、肝经。消食健胃，行气散瘀，化浊降脂。《本草纲目》曰："化饮食，消肉积，癥瘕，痰饮痞满吞酸，滞血痛胀。"本品善活血化瘀，药性和平而不伤正气，化瘀血而不伤新血，多用治产后瘀滞腹痛、恶露不尽诸证。

（2）鲜山药：甘，平；归脾、肺、肾经。生津益肺，补脾养胃，补肾涩精。

（3）粳米：甘，平；归脾、胃、肺经。调中和胃，渗湿止泻，除烦。

【适宜人群】适宜于产后恶露不绝血瘀证。

【注意事项】湿热内盛者不宜食用。

四、产后身痛

【疾病简介】

产后身痛是指妇女在产褥期内，肢体关节酸楚疼痛，麻木重着。本病主要为产后营血亏虚，经脉失养，不荣作痛，或风寒湿邪乘虚而入，经脉痹阻，不通而痛。治疗以调理气血为主，如《沈氏女科辑要笺正》云："此证多血虚，宜滋养，或有风寒湿三气杂至之痹，以养血为主，稍参宣络，不可峻投风药。"

【辨证施膳】

1. 血虚证

产后遍身疼痛，关节酸楚，肢体麻木，面色萎黄，头晕心悸，气短乏力；舌质淡红，苔薄白，脉细弱。

选用八宝鸡汤调养。

八宝鸡汤

【食材】当归15克，白芍10克，川芎10克，熟地黄15克，党参10克，炒白术10克，茯苓10克，炙甘草6克，肥母鸡肉1 000克，猪肉1 000克，葱100克，生姜50克。

【做法】将以上药材用纱布袋装好扎口，用清水浸洗；鸡肉、猪肉分别冲洗干净，杂骨洗净打碎，姜洗净拍破，葱洗净缠成小把；把猪肉、鸡肉和药袋、杂骨放入锅中，加水适量，大火烧开，打去浮沫，加入姜、葱、料酒，转小火炖至肉熟烂，将药袋、姜、葱捞出不用，再捞出鸡肉和猪肉稍凉，猪肉、鸡肉切片，按量装碗中，加入药汤，加少许盐调味，喝汤食肉。

【功效】益气补血。

【药膳释义】

（1）熟地黄：甘，微温；归肝、肾经。补血滋阴，益精填髓。《本草纲目》曰："填骨髓，长肌肉，生精血，补五脏内伤不足，通血脉，利耳目，黑须发，男子五劳七伤，女妇伤中胞漏，经候不调，胎产百病。"

（2）当归：甘、辛，温；归肝、心、脾经。补血活血，调经止痛，润肠通便。《得配本草》曰："行血和血，养营调气。"

（3）白芍：苦、酸，微寒；归肝、脾经。养血调经，敛阴止汗，柔肝止痛。

（4）川芎：辛，温；归肝、胆、心包经。活血行气，祛风止痛。

（5）党参：甘，平；归脾、肺经。补中益气，生津养血。

（6）炒白术：苦、甘，温；归脾经、胃经。健脾益气。

（7）茯苓：甘、淡，平；归心、肺、脾、肾经。健脾安神。

（8）炙甘草：甘，平；归心、肺、脾、胃经。健脾益气，缓急止痛。

（9）肥母鸡肉：甘，温；归脾、胃经。温中益气，补精填髓。《随息居饮食谱》曰："补虚暖胃，强筋骨，续绝伤，活血调经……主娩后虚羸。"

（10）猪肉：甘、咸，微寒。归脾、胃、肾经。益气养血，补肾滋阴，消肿。

【适宜人群】适宜于产后身痛血虚证。

【注意事项】外感发热者不宜食用。

2. 肾虚证

产后腰背疼痛，腿脚无力，或足跟痛，头晕耳鸣，夜尿多；舌质淡红，苔薄白，脉沉细。

选用肉苁蓉羊肉汤调养。

肉苁蓉羊肉汤

【食材】肉苁蓉10克，杜仲10克，枸杞10克，党参5克，当归5克，羊肉300克，生姜5片。

【做法】羊肉洗净，切块，焯水；将羊肉、肉苁蓉、杜仲、党参、当归、枸杞、姜片、料酒放入砂锅中，加适量水小火炖煮，至羊肉熟烂，加葱、盐调味即可。

【功效】补肾养血，散寒止痛。

【药膳释义】

（1）肉苁蓉：甘、咸，温；归肾、大肠经。补肾阳，益精血，润肠通便。《神农本草经》："主五劳七伤，补中，除茎中寒热痛，养五脏，强阴，益精气，多子，妇人癥瘕。久服轻身。"本品甘温助阳，咸以入肾，能补益肾阳，质润性和，又能滋养精血，用治下元不足，阳弱精亏之证。

（2）杜仲：甘，温；归肝、肾经。补肝肾，强筋骨，安胎。《神农本草经》："主腰脊痛，补中，益精气，坚筋骨，强志，除阴下痒湿，小便余沥。"本品甘温补益，为补益肝肾，强筋健骨之良药。

（3）枸杞：甘，平；归肝、肾经。滋补肝肾，益精明目。

（4）党参：甘，平；归脾、肺经。补脾益肺，养血生津。

（5）当归：甘、辛，温；归肝、心、脾经。甘温质润，补血活血。

（6）羊肉：甘，热；归脾、胃、肾经。健脾温中，补肾壮阳，益气养血。《备急千金要方·食治》曰："主暖中止痛，利产妇。"

【适宜人群】适宜于产后身痛肾虚证。

【注意事项】阴虚火旺者不宜食用。

3. 风寒湿证

产后遍身疼痛，或肢体关节屈伸不利，或痛处游走不定，或疼痛剧烈，宛如针刺，或关节肿胀、麻木、重着，恶风怕冷；舌质淡红，苔白腻，脉细弦。

选用爆炒羊腰调养。

爆炒羊腰

【食材】羊腰500克，八角茴香2个，大葱、青椒。

【做法】将羊腰对半切开，去腰臊，改花刀，焯水备用；大葱切段，青椒切片，备用；起锅热油，油温六成热时加入八角茴香、葱段，爆出香味，放入羊腰、青椒片，翻炒均匀，加料酒、胡椒粉、盐调味出锅即可。

【功效】温阳散寒。

【药膳释义】

（1）羊腰：甘，温；归肾经。补肾气，益精髓。《随息居饮食谱》曰："甘平。补腰肾。治肾虚耳聋，疗癥瘕，止遗尿，健脚膝，理劳伤。"

（2）八角茴香：辛、甘，温；归肝、肾、脾、胃经。散寒，理气，止痛。

【适宜人群】适宜于产后身痛风寒湿证。

【注意事项】阴虚火旺者不宜食用。

五、产后自汗、盗汗

【疾病简介】

产后自汗是指产后涔涔汗出，持续不止；产后盗汗是指寐中汗出湿衣，醒来即止。《医宗金鉴·妇科心法要诀》曰："产后血去过多则阴虚，阴虚则阳盛。若微微自汗，是荣卫调和，故虽汗无妨。"本病主要因生产耗伤气血，致气虚阳气不固，阴虚内热则迫汗外出。气虚宜益气固表，和营止汗；阴虚宜益气养阴，生津敛汗。

【辨证施膳】

1. 气虚证

产后汗出过多，不能自止，动则加剧，时恶风身冷，面色㿠白，气短懒言，倦怠乏力；舌质淡，苔薄白，脉细弱。

选用参芪猪心汤、浮小麦猪脊骨汤调养。

参芪猪心汤

【食材】黄芪20克，党参10克，白术10克，当归10克，猪心1个。

【做法】猪心切开，洗净，焯水备用；锅中放入水，煮沸，放入猪心，加姜、料酒去腥；准备炖盅，加适量水，放入猪心、党参、黄芪、白术、当归，隔水炖煮约2小时，调味后食肉饮汤。

【功效】益气固表止汗。

【药膳释义】

（1）黄芪：甘，微温；归肺、脾经。补气升阳，固表止汗，利水消肿，托疮生肌。《医学衷中参西录》称其"善治胸中大气下陷"。

（2）党参：甘，平；归脾、肺经。补脾益肺，养血生津。

（3）白术：甘、苦，温；归脾、胃经。健脾益气，固表止汗。

（4）当归：甘、辛，温；归肝、心、脾经。补血活血，调经止痛，润肠通便。

（5）猪心：甘、咸，平；归心经。补血养心，安神镇惊。《随息居饮食谱》："补心。治恍惚惊悸，癫痫忧恚诸证。"

【适宜人群】适宜于产后自汗气虚证。

【注意事项】阴虚内热者不宜食用。

浮小麦猪脊骨汤

【食材】浮小麦20克，黄芪20克，党参20克，山药30克，猪脊骨400克，红枣6个。

【做法】猪脊骨剁块，焯水去血腥；浮小麦、黄芪、党参、山药洗净备用；锅中加适量清水、猪脊骨、料酒及药材，大火煮开后改小火煲约2小时，加盐调味即可食用。

【功效】益气固表止汗。

【药膳释义】

（1）浮小麦：甘，凉；归心经。浮小麦甘凉轻浮，气味俱薄，能益心气，敛心液，善于走表，实腠理，固皮毛，可养心敛液，固表止汗。

（2）黄芪：甘，微温；归肺、脾经。补气升阳，固表止汗，利水消肿，托疮生肌。

（3）党参：甘，平；归脾、肺经。补脾益肺，养血生津。

（4）山药：甘，平；归脾、肺、肾经。生津益肺，补脾养胃，补肾涩精。

（5）猪脊骨：甘、咸，微寒；归脾、胃、肾经。益气养血，补肾滋阴，消肿。

【适宜人群】适宜于产后自汗气虚证。

【注意事项】阴虚内热者不宜食用。

2. 阴虚证

产后睡中汗出，甚则湿透衣衫，醒后即止，面色潮红，头晕耳鸣，口燥咽干，渴不思饮，或五心烦热，腰膝酸软；舌质红，苔少，脉细数。

选用生脉饮调养。

生脉饮

【食材】人参10克，麦冬10克，五味子6克。

【做法】将药材洗净，人参切小块；放入砂锅，水煎取汁，不拘时温服。

【功效】益气生津，敛阴止汗。

【药膳释义】

（1）人参：甘、微苦，微温；归脾、肺、心、肾经。大补元气，补脾益肺，生津养血，固脱止汗。

（2）麦冬：甘、微苦，微寒；归心、肺、胃经。养阴生津，润肺清心。

（3）五味子：酸、甘，温；归肺、心、肾经。收敛固涩，益气生津，补肾宁心。

原方生脉散，是治疗气阴两虚证的代表方。

【适宜人群】适宜于产后盗汗阴虚证。

【注意事项】表证未解者不宜服用。

六、产后大便难

【疾病简介】

产后大便难是指妇女产后饮食正常而大便秘结艰涩，数日1次，或排便时干涩疼痛，难以排出。发病主要为血虚津亏，肠燥失润，或气虚传导无力。因产后体虚津亏，治疗总以养血润肠为主。

【辨证施膳】

1. 血虚津亏证

产后大便秘结，艰涩难解，无腹胀腹痛，饮食正常，伴心悸失眠，面色不华，肌肤干燥；舌质淡，脉细涩。

选用当归猪血汤、黑芝麻蛋糊调养。

当归猪血汤

【食材】 当归5克，肉苁蓉5克，猪血200克。

【做法】 当归、肉苁蓉煎煮取汁；猪血洗净切块，焯水；香菜切末，香葱切片；油锅烧热，下入葱花炒香，放入猪血、当归、肉苁蓉汁，烧开5分钟加盐调味，撒香菜末即可。

【功效】 养血滋阴，润肠通便。

【药膳释义】

（1）当归：甘、辛，温；归肝、心、脾经。补血活血，调经止痛，润肠通便。

（2）肉苁蓉：甘、咸，温；归肾、大肠经。补肾阳，益精血，润肠通便。本品甘咸质润，可润肠通便，为津亏体虚便秘之常用药。

（3）猪血：咸，平；归心、肝经。补血止血，养心镇静，息风，下气。

【适宜人群】 适宜于产后大便难血虚津亏证。

【注意事项】 高胆固醇血症、肝病、高血压病、冠心病患者不宜多食。

黑芝麻蛋糊

【食材】 黑芝麻250克，鸡蛋、蜂蜜各适量。

【做法】 黑芝麻炒香至脆，研磨成粉；将鸡蛋、黑芝麻粉调匀后，用滚开水冲成蛋糊，加蜂蜜调味，分次服用。

【功效】 养血滋阴，润肠通便。

【药膳释义】

（1）黑芝麻：甘，平；归肝、肾、大肠经。补肝肾，益精血，润肠燥。《雷公炮制药性解》曰："芝麻味甘，宜归胃腑，性滑利，宜入大小肠。"

（2）鸡蛋：甘，平；归肺、脾、胃经。滋阴润燥，养血安胎。

（3）蜂蜜：甘，平；归肺、脾、大肠经。补中，润燥，止痛，解毒。

【适宜人群】 适宜于产后大便难血虚津亏者。

【注意事项】 脾弱者不宜多服。

2. 阴虚火旺证

产后大便干结，数日不解，伴颧红咽干，五心烦热；舌质红，苔少，或苔薄黄，脉细数。

选用鲜藕生地蜜膏、什锦水果羹调养。

鲜藕生地蜜膏

【食材】 鲜藕汁、生地汁各200毫升，蜂蜜200克。

【做法】 将鲜藕汁、生地汁烧开，调入蜂蜜，小火慢煮成膏状，温开水分次送服。

【功效】滋阴清热，润肠通便。

【药膳释义】

（1）鲜藕汁：甘，寒；归心、肝、脾、胃经。清热生津，凉血，散瘀，止血。

（2）生地汁：甘，寒；归心、肝、肾经。清热凉血，养阴生津。《本经逢原》曰："内专凉血滋阴，外润皮肤荣泽，患者虚而有热者宜加用之……用此于清热药中，通其秘结最妙，以其有润燥之功，而无滋润之患也。"

（3）蜂蜜：甘，平；归肺、脾、大肠经。补中，润燥，止痛，解毒。《神农本草经》曰："主心腹邪气，诸惊痫痉，安五脏诸不足，益气补中，止痛解毒，除众病，和百药。"

【适宜人群】适宜于产后大便难阴虚火旺证。

【注意事项】脾虚者不宜服用。

什锦水果羹

【食材】草莓、白兰瓜、猕猴桃、苹果各50克。

【做法】白兰瓜洗净，去皮、去籽、去核，切丁；苹果洗净，去皮、去核，切丁；草莓去蒂，洗净，切两瓣；猕猴桃去皮，切块；锅中放入苹果丁、白兰瓜丁、猕猴桃块、草莓瓣，加适量水煮10分钟，调入蜂蜜即可食用。

【功效】养阴清热，润肠通便。

【药膳释义】

（1）草莓：甘，寒；归心、肝、脾、胃经。清热生津，凉血，散瘀，止血。

（2）白兰瓜：甘，凉；归肺、胃经。清暑解热，解渴利尿，健脾开胃。

（3）猕猴桃：酸、甘，寒；归胃、肝、肾经。解热，止渴，健胃，通淋。

（4）苹果：甘、酸，凉；益胃，生津止渴，除烦，醒酒。

【适宜人群】适宜于产后大便难阴虚火旺证。

【注意事项】不宜多食。

3.气虚失运证

产后大便数日不解，伴乏力自汗，气短懒言；舌质淡，苔薄白，脉虚缓。

选用黄芪麻仁汤调养。

黄芪麻仁汤

【食材】黄芪15克，陈皮5克，火麻仁10克，白蜜30克。

【做法】将黄芪、陈皮、火麻仁加水煎煮，去渣取汁，调入白蜜，拌匀即可，分2次空腹温服。

【功效】补气养血，润肠通便。

【药膳释义】

（1）黄芪：甘，微温；归肺、脾经。补气升阳，益卫固表，生津养血，行滞通痹。

（2）陈皮：苦、辛，温；归脾、肺经。健脾理气。

（3）火麻仁：甘，平；归脾、胃、大肠经。润肠通便，滋养补虚。《肘后备急方》单用本品研碎，以米杂之煮粥服，用以治疗便秘。

（4）白蜜：甘，平；归肺、脾、大肠经。补中，润肠通便。《神农本草经》曰："主心腹邪气，诸惊痫痉，安五脏诸不足，益气补中，止痛解毒，除众病，和百药。"

【适宜人群】适宜于产后大便难气虚失运证。

【注意事项】阴虚火旺者不宜食用。

七、产后缺乳

【疾病简介】

产后缺乳是指产后哺乳期内，产妇乳汁甚少或全无，不够喂养婴儿。《诸病源候论》最早列有"产后乳无汁候"，其云："妇人手太阳、少阴之脉，下为月水，上为乳汁……既产则水血俱下，津液暴竭，经血不足者，故无乳汁也。"产后缺乳有虚实之分。虚者，气血虚弱，乳汁化源不足，无乳可下；实者，肝气郁滞，乳汁排出不畅。治疗以调理气血，通络下乳为主。

【辨证施膳】

1. 气血虚弱证

产后乳汁少，甚或全无，不够喂养婴儿，乳汁清稀，乳房柔软无胀感，面色少华，倦怠乏力，食欲缺乏；舌质淡，苔白，脉细弱。

选用参芪猪蹄汤调养。

参芪猪蹄汤

【食材】黄芪15克，党参20克，当归10克，通草10克，猪蹄1只，葱白5根。

【做法】将黄芪、党参、当归、通草装纱布袋中，扎口；猪蹄洗净，斩成小块，冷水下锅，水开后煮20分钟捞出，温水洗净备用；葱白切段备用；将猪蹄和药袋一同放入锅中，加水适量，小火慢炖约2小时至猪蹄熟烂，加葱白、盐调味，即可盛出食用。

【功效】补气养血通乳。

【药膳释义】

（1）黄芪：甘，微温；归肺、脾经。补气升阳，固表止汗，利水消肿，托疮生肌。

（2）党参：甘，平；归脾、肺经。补脾益肺，养血生津。

（3）当归：甘、辛，温；归肝、心、脾经。补血活血，调经止痛，润肠通便。

（4）通草：甘、淡，微寒；善入胃经，能通胃气上达而下乳汁。《本草纲目》云："入太阴肺经，引热下降而利小便；入阳明胃经，通气上达而下乳汁。"

（5）猪蹄：甘、咸，平；归胃经。补气血，润肌肤，通乳汁，托疮毒。

【适宜人群】适宜于产后缺乳气血虚弱证。

【注意事项】肝火内盛者不宜食用。

2. 肝郁气滞证

产后乳汁少，甚或全无，或平时乳汁正常或偏少，伤于情志后，乳汁骤减或点滴全无，乳汁稠，乳房胀硬、疼痛，精神抑郁，胸胁胀痛，食欲减退；舌质黯红，苔薄黄，脉弦滑。

选用鲫鱼通草汤、玉米丝瓜络羹、漏芦粳米汤、茭白排骨汤调养。

鲫鱼通草汤

【食材】鲫鱼1条，豆腐1块，通草6克，姜3片。

【做法】鲫鱼去鳞、内脏，洗净；起锅热油，放姜片爆香，将鱼两面煎黄后铲碎；加水适量，加通草、料酒，加盖煮沸后用小火煮约30分钟，至汤呈乳白色，放豆腐、少许盐，5分钟后捞出药渣，盛出白汤；可放适量葱花调味。

【功效】通络下乳。

【药膳释义】

（1）鲫鱼：甘，平；归脾、胃、大肠经。健脾和胃，利水消肿，通血脉。

（2）豆腐：甘，凉；归脾、胃、大肠经。和中益气，生津润燥。

（3）通草：甘、淡，微寒；善入胃经，能通胃气上达而下乳汁。

【适宜人群】适宜于产后缺乳肝郁气滞证。

【注意事项】大便溏泄者不宜服用。

玉米丝瓜络羹

【食材】丝瓜络20克，橘核10克，玉米粒60克。

【做法】丝瓜络、橘核、玉米粒分别洗净，放入砂锅内；加入适量水，大火煮沸后转小火煲1小时，食用时去丝瓜络和橘核即可。

【功效】通络下乳。

【药膳释义】

（1）丝瓜络：甘，平；归肺、胃、肝经。祛风，通络，活血，下乳。《本草分经》曰："凉血解毒，除风化痰，通经络，行血脉，消浮肿，发痘疮，滑肠。下乳用筋。"

（2）橘核：苦，平；归肝、肾经。理气，散结，止痛。

（3）玉米粒：甘，平；归胃、大肠经。开胃，利尿。

【适宜人群】适宜于产后缺乳肝郁气滞证。

【注意事项】消化不良者少食。

漏芦粳米汤

【食材】漏芦6克，通草6克，粳米100克。

【做法】将漏芦、通草装入纱布袋中，扎好口，放入砂锅，用清水浸泡1小时；再将粳米放入锅中，加水适量，大火烧开转小火慢熬30分钟，将米汤盛出，晾至温度适宜即可饮用。

【功效】通络下乳。

【药膳释义】

（1）漏芦：苦，寒；归胃经。清热解毒，消痈散结，通经下乳，舒筋通脉。《神农本草经》曰："主皮肤热，恶创，疽痔，湿痹，下乳汁。久服轻身益气，耳目聪明，不老延年。"

（2）通草：甘、淡，微寒；善入胃经，能通胃气上达而下乳汁。

（3）粳米：甘，平；归脾、胃、肺经。调中和胃，渗湿止泻，除烦。

【适宜人群】适宜于产后缺乳肝郁气滞证。

【注意事项】脾虚泄泻者慎服。

茭白排骨汤

【食材】茭白3棵，猪排骨500克。

【做法】茭白去皮，切条焯水；猪排骨剁块，焯水备用；锅中热油，猪排骨下锅煎至金黄，下入茭白翻炒；加入适量开水，小火煮1小时，加盐、葱花调味即可。

【功效】通乳。

【药膳释义】

（1）茭白：甘，寒；归肝、脾、肺经。解热毒，除烦渴，利二便。

（2）猪排骨：甘、咸，微寒；归脾、胃、肾经。益气养血，补肾滋阴，消肿。《卫生易简方》："用精猪肉或猪蹄煮清汁，和美味，调益元散，食后连服三五服，更用木梳梳乳周回，乳汁自下。"

【适宜人群】适宜于产后缺乳肝郁气滞证。

【注意事项】脾虚泄泻者慎服。

八、产后郁证

【疾病简介】

　　产后郁证是指产妇在分娩后出现以情绪低落、精神抑郁为主要症状的病证，是产褥期精神综合征中最常见的一种类型。一般在产后1周开始出现症状，产后4～6周逐渐明显，平均持续6～8周，甚则长达数年。产后多虚多瘀，易致心脾两虚、瘀血内阻、肝气郁结，治疗以调和气血，安神定志为主，同时配合心理治疗。

【辨证施膳】

1. 心脾两虚证

　　产后焦虑，忧郁，常悲伤欲哭，心神不宁，精神萎靡，情绪低落，健忘，失眠多梦，伴神疲乏力，面色萎黄，纳少便溏，脘闷腹胀；舌质淡，苔薄白，脉细弱。

　　选用八宝粥煲海参、山药百合小米粥、山药红枣猪心汤调养。

八宝粥煲海参

【食材】百合15克，莲子15克，红枣15克，炒薏苡仁15克，芡实15克，海参200克（水发），黑米50克，小米50克，糯米30克。

【做法】将糯米、百合、莲子、芡实、炒薏苡仁洗净，泡发备用；红枣，小米，黑米洗净备用；海参处理干净，切块；锅内加水烧开，放入料酒、葱、姜、盐少许，将处理好的海参焯水备用；另起锅加水，放入百合、莲子、红枣、炒薏苡仁、芡实、糯米、黑米、小米，开锅后改小火，熬煮约90分钟至米粥黏稠软烂；放入海参，少许冰糖，再稍闷片刻，即可出锅。

【功效】健脾养心安神。

【药膳释义】

（1）莲子：甘、涩，平；归脾、肾、心经。补脾止泻，益肾涩精，养心安神。《神农本草经》曰："主补中，养神，益气力，除百疾。久服轻身，耐老，不饥，延年。"

（2）百合：甘，寒；归心、肺经。养阴润肺，清心安神。《本草经疏》曰："解利心家之邪热，则心痛自瘳。"

（3）芡实：甘、涩，平；归脾、肾经。固肾涩精，补脾止泻。

（4）红枣：甘，温；归脾、胃、心经。补中益气，养血安神。

（5）炒薏苡仁：甘、淡，凉；归脾、胃、肺经。利水渗湿，健脾止泻。

（6）海参：甘、咸，平；归肾、肺经。补肾益精，养血润燥。

【适宜人群】适用于产后郁证心脾两虚证。

【注意事项】消化不良者不宜多食。

山药百合小米粥

【食材】山药200克，小米50克，百合30克，冰糖10克。

【做法】山药去皮，切小块备用；百合洗净，泡发备用；小米洗净备用；将小米、山药块、百合同入锅中，加水适量，熬至粥黏稠，加入冰糖温热服。

【功效】健脾益气，养心安神。

【药膳释义】

（1）山药：甘，平；归脾、肺、肾经。生津益肺，补脾养胃，补肾涩精。

（2）百合：甘，寒；归肺、心经。养阴润肺，清心安神。

（3）小米：甘，凉；归肾、脾、胃经。和中，益肾，除热，解毒。

【适宜人群】适宜于产后郁证心脾两虚证。

【注意事项】痰湿内盛者不宜食用。

山药红枣猪心汤

【食材】干山药10克，红枣5枚，枸杞5克，猪心150克。

【做法】将猪心处理干净，切块焯水备用；干山药浸泡15分钟，泡软备用；红枣、枸杞洗净备用；锅内黑芝麻油加热，放入姜片、猪心、料酒煸炒后，加水、红枣、山药、枸杞煮约30分钟，加盐调味即可。

【功效】健脾益气，养心安神。

【药膳释义】

（1）干山药：甘，平；归脾、肺、肾经。生津益肺，补脾养胃，补肾涩精。

（2）红枣：甘，温；归脾、胃、心经。补中益气，养血安神。

（3）枸杞：甘，平；归肝、肾经。滋补肝肾，益精明目。

（4）猪心：甘、咸，平；归心经。补血养心，安神镇惊。《随息居饮食谱》："补心。治怔惚惊悸，癫痫忧恚诸证。"

【适宜人群】适宜于产后郁证心脾两虚证。

【注意事项】高胆固醇血症者不宜食用。

2. 瘀血内阻证

产后抑郁寡欢，默默不语，失眠多梦，神志恍惚，恶露淋漓日久，色紫黯有块，面色晦暗；舌质黯，有瘀斑，苔白，脉弦涩。

选用丹参粥调养。

丹参粥

【食材】丹参10克，粳米100克。

【做法】将丹参入锅，加水煎30分钟，取汁100毫升，去渣；粳米淘净，放入锅中，加水及丹参汁，慢熬成粥，即可食用。

【功效】活血化瘀，安神除烦。

【药膳释义】

（1）丹参：苦，微寒；归心、肝经。活血祛瘀，通经止痛，清心除烦，凉血消痈。《神农本草经》曰："主心腹邪气，肠鸣幽幽如走水，寒热积聚，破癥除瘕，止烦满，益气。"本品入心经，可清心凉血而除烦安神，又能活血养血以安神定志，可用于多种心神不安证。

（2）粳米：甘，平；归脾、胃、肺经。调中和胃，渗湿止泻，除烦。

【适宜人群】适宜于产后郁证瘀血内阻证。

【注意事项】脾虚泄泻者慎服。

3. 肝气郁结证

产后心情抑郁，心神不安，或烦躁易怒，夜不入寐，或噩梦纷纭，惊恐易醒，恶露量或多或少，色黯有块，胸闷纳呆，善太息；舌苔薄，脉弦。

选用玫瑰薄荷茶调养。

玫瑰薄荷茶

【食材】玫瑰花10克，薄荷10克。

【做法】将玫瑰花、薄荷放入茶壶中，加适量水，煮10分钟，代茶饮。

【功效】疏肝解郁。

【药膳释义】

（1）玫瑰花：甘、微苦，温；归肝、脾经。疏肝解郁，和血止痛。

（2）薄荷：辛，凉；归肺、肝经。疏散风热，清利头目，利咽透疹，疏肝行气。

【适宜人群】适宜于产后郁证肝气郁结证。

【注意事项】虚寒泄泻者慎服。

第六节　妇科杂病药膳

【疾病简介】

妇科杂病是指不属经、带、胎、产疾病，而又与女性的解剖、生理、病理特点密切相关的妇科病，包括盆腔炎性疾病、子宫内膜异位症、多囊卵巢综合征、不孕症、阴挺等。

《金匮要略·妇人杂病脉证并治》曰："妇人之病，因虚、积冷、结气，为诸经水断绝，至有历年，血寒积结，胞门寒伤，经络凝坚。"提出了虚、冷、结气为妇科杂病的三大病因，由此而影响经带，进而导致其他疾患。杂病治疗包括调补脏腑，尤调肾、肝、脾，调理气血，调治冲任、胞宫，并兼顾祛邪。常用治法有补肾健脾、疏肝行气、活血化瘀、除湿化痰、软坚散结、清热解毒等。

一、盆腔炎性疾病后遗症

【疾病简介】

盆腔炎性疾病是指女性生殖道的一组感染性疾病，主要包括子宫内膜炎、输卵管炎、输卵管卵巢炎、输卵管卵巢脓肿、盆腔腹膜炎等。炎症可局限于一个部位，也可同时累及几个部位。盆腔炎性疾病若未得到及时正确的诊治，可能会发生盆腔炎性疾病后遗症，造成输卵管增粗及阻塞、输卵管积水、输卵管卵巢囊肿、盆腔粘连等病理改变，引发慢性盆腔痛、不孕、异位妊娠、盆腔炎性疾病反复发作等病证。本病多因正气未复，风寒湿热或虫毒之邪，乘虚留滞冲任，蕴结于胞宫胞脉，阻滞气血，反复迁延日久，耗伤气血，形成虚实夹杂之证。常见证型有湿热瘀结、气滞血瘀、寒湿凝滞、气虚血瘀和肾虚血瘀，治疗以活血化瘀为主。

【辨证施膳】

1. 湿热瘀结证

少腹隐痛，疼痛拒按，或痛连腰骶，经行或劳累时疼痛加重，带下量多，色黄，质黏稠，胸闷纳呆，口干不欲饮，大便溏，或秘结，小便短黄；舌质红，苔黄腻，脉弦滑。

选用冬瓜薏苡仁煲鸭、茵陈小豆薏苡仁粥、猕猴桃根茶调养。

冬瓜薏苡仁煲鸭

【食材】薏苡仁30克，桃仁10克，丹参10克，冬瓜200克，鸭1只。

【做法】将冬瓜洗净，切块；鸭洗净，去内脏，剁块焯水；薏苡仁、桃仁、丹参洗净；将鸭块转入砂锅中，加入薏苡仁、桃仁、丹参、姜片、红枣，加清水、料酒，大火烧开后，改小火煲约60分钟后放入冬瓜，煲至冬瓜熟软，加盐调味即可食用。

【功效】清热利湿，活血化瘀。

【药膳释义】

（1）薏苡仁：甘、淡，凉；归脾、胃、肺经。利水渗湿，健脾止泻，除痹，排脓，解毒散结。本品性凉，善清肺肠之热，排脓消痈。

（2）桃仁：苦、甘，平；归心、肝、大肠、肺经。活血祛瘀，润肠通便，止咳平喘。《神农本草经》曰："主瘀血，血闭，癥瘕，邪气。杀小虫。"桃仁苦泄破瘀，活血力强，常用治妇科血瘀经产诸证，又可治癥瘕积聚等多种瘀血证。

（3）丹参：苦，微寒；归心、肝经。活血祛瘀，通经止痛，清心除烦，凉血消痈。《神农本草经》曰："主心腹邪气，肠鸣幽幽如走水，寒热积聚，破癥除瘕，止烦满，益气。"丹参活血止痛，作用平和，活血而不伤正，其性偏寒凉，尤宜于血热瘀滞之证，能凉血活血，又能清热消痈。

（4）冬瓜：甘、淡，微寒；归肺、大肠、小肠、膀胱经。利尿，清热，化痰，生津，解毒。《名医别录》曰："主治小腹水胀，利小便，止渴。"冬瓜甘淡而凉，长于利水消痰、清热解毒。

【适宜人群】适宜于盆腔炎性疾病后遗症湿热瘀结证。

【注意事项】虚寒泄泻者禁用。

茵陈小豆薏苡仁粥

【食材】茵陈40克，茯苓20克，赤小豆50克，薏苡仁100克。

【做法】将茵陈洗净，加水煎煮约20分钟，去渣取汁；赤小豆泡发备用；茯苓磨粉备用；锅内放入赤小豆与薏苡仁，加水煎煮，赤小豆煮烂后，加茯苓粉、茵陈汁，共同熬煮成粥，加入冰糖即可食用。

【功效】清热利湿。

【药膳释义】

（1）茵陈：苦、辛，微寒；归脾、胃、肝、胆经。清利湿热，利胆退黄。《神农本草经》曰："主风、湿、寒、热邪气，热结黄疸。久服轻身，益气，耐老。"本品苦燥辛散，性寒而清，善清利湿热而解毒疗疮。

（2）茯苓：甘、淡，平；归心、肺、脾、肾经。利水渗湿，健脾安神。本品淡渗甘补，药性平和，既能渗湿利水以祛邪，又能健脾以扶正，利水而不伤正气。

（3）赤小豆：甘、酸，平；归心、小肠经。利水消肿，利湿退黄，消肿排脓。《神农本草经》曰："主下水，排痈肿脓血。"

（4）薏苡仁：甘、淡，凉。归脾、胃、肺经。利水渗湿，健脾止泻，除痹，排脓，解毒散结。本品性凉，善清肺肠之热，排脓消痈。

【适宜人群】适宜于盆腔炎性疾病后遗症湿热瘀结证。

【注意事项】虚寒泄泻者禁用

猕猴桃根茶

【食材】猕猴桃根30克，鸡血藤30克，败酱草12克，木香9克。

【做法】将猕猴桃根、鸡血藤、败酱草、木香洗净，加水煎汤取汁，代茶饮。

【功效】清热利湿，活血化瘀。

【药膳释义】

（1）猕猴桃根：微甘、涩，凉。清热利湿，活血消肿。

（2）鸡血藤：苦、甘，温；归肝、肾经。活血补血，调经止痛，舒筋活络。《饮片新参》云其："去瘀血，生新血，流利经脉。"

（3）败酱草：辛、苦，微寒。归胃、大肠、肝经。清热解毒，消痈排脓，祛瘀止痛。本品辛散行滞，可祛瘀通经止痛。

（4）木香：辛、苦，温；归脾、胃、大肠、三焦、胆经。行气止痛，健脾消食。本品辛行苦泄温通，长于通畅气滞，用于多种气滞疼痛证。

131

【适宜人群】适宜于盆腔炎性疾病后遗症湿热瘀结证。

【注意事项】脾胃虚寒者不宜服用。

2. 气滞血瘀证

少腹胀痛或刺痛，经行疼痛加重，月经色暗有血块，血块排出疼痛减轻，带下量多，婚久不孕，经前情志抑郁，乳房胀痛；舌质黯，或有瘀点、瘀斑，苔薄，脉弦涩。

选用丹参红花陈皮饮、丹参小茴香粉调养。

丹参红花陈皮饮

【食材】丹参10克，红花5克，陈皮5克。

【做法】丹参、红花、陈皮洗净备用；先将丹参、陈皮放入锅中，加水适量，大火煮开，转小火煮5分钟即可关火；再放入红花，加盖焖5分钟，倒入杯内，代茶饮用。

【功效】活血化瘀，行气止痛。

【药膳释义】

（1）丹参：苦，微寒；归心、肝经。活血祛瘀，通经止痛，清心除烦，凉血消痈。《神农本草经》曰："主心腹邪气，肠鸣幽幽如走水，寒热积聚，破癥除瘕，止烦满，益气。"丹参活血止痛，作用平和，活血而不伤正，为活血化瘀要药，

（2）红花：辛，温；归心、肝经。活血通经，散瘀止痛。《本草求真》云："辛苦而温，色红入血，为通瘀活血要剂。"本品功善调经，多用治妇科经水不调，又可用治各种血瘀证，为治癥瘕积聚、心腹瘀阻疼痛之常用药。

（3）陈皮：苦、辛，温；归脾、肺经。理气健脾，燥湿化痰。本品辛苦气香，有行气止痛、健脾和中之功。

【适宜人群】适宜于盆腔炎性疾病后遗症气滞血瘀证。

【注意事项】气虚血瘀者慎服。

丹参小茴香粉

【食材】丹参60克，炒小茴香15克，制香附30克，黄酒适量。

【做法】将丹参、炒小茴香、制香附洗净，晒干或烘干，共研细粉备用。月经前3天，每日早、晚用温黄酒冲服药粉9克。

【功效】活血化瘀，理气止痛。

【药膳释义】

（1）丹参：苦，微寒；归心、肝经。活血祛瘀，通经止痛，清心除烦，凉血消痈。丹参活血止痛，祛瘀生新，作用平和，活血而不伤正，为活血化瘀要药，广泛用于各种血瘀证。

（2）炒小茴香：辛，温；归肝、肾、脾、胃经。散寒止痛，理气和胃。炒小茴香辛散温通，能温暖肝肾，散寒止痛。

（3）制香附：辛、微苦、微甘，平；归肝、脾、三焦经。理气解郁，调经止痛。制香附为妇科调经止痛之要药。《本草纲目》云："气病之总司，女科之主帅"。

（4）黄酒：疏通经脉，行气活血。

【适宜人群】适宜于盆腔炎性疾病后遗症气滞血瘀证。

【注意事项】酒精过敏及肝病者不宜服用。

3. 寒湿凝滞证

小腹冷痛或坠胀，经行腹痛加重，喜热恶寒，得热痛缓，月经后期，量少，色黯，带下淋漓，婚久不孕，神疲乏力，腰骶冷痛，小便频数；舌质黯红，苔白腻，脉沉迟。

选用桂皮鸡蛋煎调养。

桂皮鸡蛋煎

【食材】桂皮12克，小茴香12克，乳香10克，没药10克，鸡蛋6枚。

【做法】将桂皮、小茴香、乳香、没药洗净，同鸡蛋放锅内煎煮；蛋熟去壳再煮1小时，使鸡蛋发黑，汁收尽，食蛋。

【功效】温经散寒止痛。

【药膳释义】

（1）桂皮：辛、甘，大热；归肾、脾、心、肝经。补火助阳，散寒止痛，温通经脉，引火归元。《本草汇言》云：“肉桂，治沉寒痼冷之药也。”

（2）小茴香：辛，温；归肝、肾、脾、胃经。散寒止痛，理气和胃。小茴香辛散温通，善治下焦寒凝气滞诸证。《本草汇言》云：“其温中散寒，立行诸气，乃小腹少腹至阴之分之要品也。”

（3）乳香：辛、苦，温；归心、肝、脾经。活血定痛，消肿生肌。《本草纲目》曰：“消痈疽诸毒，托里护心，活血定痛，伸筋，治妇人难产，折伤。”

（4）没药：辛、苦，平；归心、肝、脾经。活血定痛，消肿生肌。

【适宜人群】适宜于盆腔炎性疾病后遗症寒湿凝滞证。

【注意事项】阴虚火旺者不宜食用。

4. 气虚血瘀证

下腹疼痛，或有结块，痛连腰骶，经行加重，月经量多，有血块，带下量多，神疲乏力，食少纳呆；舌质黯淡，或有瘀点，苔白，脉弦细无力。

选用黄芪内金粥调养。

黄芪内金粥

【食材】黄芪30克，炒鸡内金20克，粳米100克。

【做法】黄芪洗净，浸泡备用；炒鸡内金磨粉备用；锅内放入粳米、黄芪、炒鸡内金粉，加水适量，小火慢煮成粥即可。

【功效】益气健脾化瘀。

【药膳释义】

（1）黄芪：甘，微温；归肺、脾经。补气升阳，固表止汗，利水消肿，托疮生肌。黄芪补气，气旺能生血、行血。

（2）炒鸡内金：甘，平；归脾、胃、小肠、膀胱经。消食健胃，固精止遗，通淋化石。炒鸡内金不但消脾胃之积，尤“善化瘀积”，张锡纯认为炒鸡内金“饶有化瘀之力，能化瘀血当即善消癥瘕”。

（3）粳米：甘，平；归脾、胃、肺经。调中和胃，渗湿止泻，除烦。

【适宜人群】适宜于盆腔炎性疾病后遗症气虚血瘀证。

【注意事项】阴虚便秘者不宜食用。

5. 肾虚血瘀证

下腹疼痛，或有结块，伴腰痛，经期疼痛加重，月经色黯有块，带下量多，腰酸膝软，头晕耳鸣，口干不欲饮；舌质黯淡，苔薄腻，脉弦细。

选用土茯苓芡实瘦肉汤调养。

土茯苓芡实瘦肉汤

【食材】土茯苓50克，芡实30克，金樱子15克，石菖蒲12克，鸡血藤15克，猪瘦肉100克。

【做法】将土茯苓、芡实、金樱子、石菖蒲洗净，放入锅内加水，煎煮30分钟后去渣取汁，备用；猪肉切块，焯水备用；起锅加入水、猪肉、药汁，小火慢炖约30分钟，调味后即可饮汤食肉。

【功效】补肾健脾，活血祛湿。

【药膳释义】

（1）芡实：甘、涩，平；归脾、肾经。益肾固精，除湿止带。芡实甘涩性平，补中兼涩，既益肾健脾，又固精、止带、止泻，作用与莲子相似，用于肾虚遗精遗尿、脾肾两虚带下、脾虚食少泄泻等。

（2）土茯苓：甘、淡，平；归肝、胃经。趋向沉降。解毒，除湿，通利关节。土茯苓甘淡渗利，长于解毒除湿。

（3）金樱子：酸、甘、涩，平；归肾、膀胱、大肠经。固精缩尿，固崩止带。

（4）石菖蒲：辛、苦，温，归心、胃经。开窍豁痰，醒神益智，化湿开胃。

（5）鸡血藤：苦、甘，温；归肝、肾经。活血补血，调经止痛，舒筋活络。

【适宜人群】适宜于盆腔炎性疾病后遗症肾虚血瘀证。

【注意事项】阴虚体质者不宜食用。

二、子宫内膜异位症

【疾病简介】

子宫内膜异位症（简称内异症）是指具有生长功能的子宫内膜组织（腺体和间质）出现在子宫腔被覆黏膜及宫体肌层以外的雌激素依赖性疾病。卵巢型内异症形成囊肿者称为卵巢子宫内膜异位囊肿，俗称卵巢巧克力囊肿。内异症常见的临床表现有：盆腔疼痛，包括痛经、非经期盆腔痛、性交痛及肛门坠痛等；不孕，40%～50%内异症患者合并不孕；盆腔结节及包块；其他症状，包括内异症侵犯肠道、膀胱等症状。内异症是慢性病，由于其病因不清、难以根治、容易复发以及有可能癌变，需要长期管理。

内异症异位内膜组织周期性出血，中医学称为"离经之血"。唐容川《血证论》曰："既然是离经之血，虽清血、鲜血，亦是瘀血。"血瘀是贯穿内异症发生发展过程中的中心环节，也是内异症最基本的病理基础。瘀血阻滞，气血运行不畅，不通则痛，引发痛经；

瘀滞日久，则成癥瘕；瘀血内停，阻滞冲任胞宫，不能摄精成孕，故婚久不孕。治疗以活血化瘀为主。瘀血为有形之邪，但久病多虚，临床上以虚实错杂多见，治疗当攻补兼施。

【辨证施膳】

1. 气滞血瘀证

经前或经期小腹胀痛或刺痛，拒按，肛门坠胀，月经色黯有血块，盆腔有包块或结节，经前心烦易怒，胸胁乳房胀痛，口干便结；舌质紫黯，或有瘀斑，苔薄白，脉弦涩。

选用荔枝核香附饮调养。

荔枝核香附饮

【食材】荔枝核5克，制香附6克。

【做法】将荔枝核、制香附分别洗净，浸泡10分钟；锅置火上，放入荔枝核、制香附和水，煎煮20分钟即可。

【功效】行气活血止痛。

【药膳释义】

（1）荔枝核：辛、苦，温；归肝、脾、心经。活血，行气，止痛。《本草备要》曰："入肝肾，散滞气，辟寒邪，治胃脘痛，妇人血气痛。"

（2）制香附：辛、微苦、微甘，平；归肝、脾、三焦经。疏肝解郁，理气宽中，调经止痛。制香附善行血中之气，畅达气机而止痛，为妇科调经止痛之要药。《本草纲目》曰"气病之总司，女科之主帅"。

【适宜人群】适宜于子宫内膜异位症气滞血瘀证。

【注意事项】阴虚内热证慎用。

2. 寒凝血瘀证

经前或经期小腹冷痛，或绞痛拒按，得热痛减，月经量少，色黯有块，或经血淋漓不净，或月经延后，盆腔有包块或结节，形寒肢冷，大便不实；舌质黯淡，苔白，脉沉迟。

选用丹参鸡肉汤、姜枣红糖饮调养。

丹参鸡肉汤

【食材】丹参20克，干姜10克，木香6克，鸡肉200克。

【做法】将干姜、木香、丹参洗净，用纱布包好；鸡肉处理干净，切成块，焯水；锅内放入鸡块、药包、料酒、水适量，小火慢炖煮至鸡肉熟烂，加盐调味食用。

【功效】温经散寒，化瘀止痛。

【药膳释义】

（1）丹参：苦，微寒；归心、肝经。丹参活血止痛，祛瘀生新，作用平和，活血而不伤正，为活血化瘀要药，广泛用于各种血瘀证。

（2）干姜：辛，热；归脾、胃、肾、心、肺经。温中散寒，回阳通脉，温肺化饮。

（3）木香：辛、苦，温；归脾、胃、大肠、三焦、胆经。行气止痛，健脾消食。木香辛行苦泄温通，长于通畅气滞而止痛。

（4）鸡肉：甘，温；归脾、胃经。温中益气，补精填髓。

【适宜人群】适宜于子宫内膜异位症寒凝血瘀证。

【注意事项】阴虚火旺者不宜食用。

姜枣红糖饮

【食材】干姜30克，红枣30克，红糖30克。

【做法】将红枣去核洗净，干姜洗净切片，放入砂锅，加红糖、适量水，炖煮30分钟即可。

【功效】温经散寒，化瘀止痛。

【药膳释义】

（1）干姜：辛，热；归脾、胃、肾、心、肺经。温中散寒，回阳通脉，温肺化饮。

（2）红枣：甘，温；归脾、胃、心经。补中益气，养血安神。

（3）红糖：甘，温；归肝、脾、胃经。补脾暖肝，活血散瘀。

【适宜人群】适宜于子宫内膜异位症寒凝血瘀证。

【注意事项】阴虚火旺者不宜食用。

3. 气虚血瘀证

经期腹痛，肛门坠胀不适，经色黯淡，质稀或夹血块，盆腔有结节或包块，面色淡而晦暗，神疲乏力，少气懒言，纳差便溏；舌体淡胖，或边尖有瘀斑，苔薄白，脉沉细。

选用十全大补糕调养。

十全大补糕

【食材】党参、白术、茯苓、当归、白芍、熟地黄、黄芪各500克，肉桂100克，川芎、甘草各300克，鸡蛋3枚，炒麦芽粉、面粉各500克，白糖1 000克。

【做法】药材洗净，烘干，并磨成细粉；将3枚鸡蛋打成蛋液，备用；把药粉、蛋液与炒麦芽粉、面粉、白糖混合均匀，加入适量水和成面团，按压成薄饼并撒上少许芝麻，送入烤箱烤至金黄色即可。饭前1～2小时服30克。

【功效】补气活血。

【药膳释义】

（1）党参：甘，平；归脾、肺经。补脾益肺，养血生津。《本草从新》曰："补中益气，和脾胃，除烦渴。"

（2）黄芪：甘，微温；归脾、肺经。补气升阳，益卫固表，利水消肿，托疮生肌。黄芪补气能行血滞。

（3）白术：甘、苦，温；归脾、胃经。补气健脾，燥湿利水。《本草求真》誉其"为脾脏补气第一要药也"。

（4）茯苓：甘、淡，平；归心、肺、脾、肾经。利水渗湿，健脾，宁心安神。

（5）当归：甘、辛，温；归肝、心、脾经。补血活血，调经止痛，润肠通便。当归甘辛温而质润，甘润以补血，辛散温通以活血，故可补血、活血、止痛。

（6）川芎：辛，温；归肝、胆、心包经。活血行气，祛风止痛。

（7）肉桂：辛、甘，大热；归肾、脾、心、肝经。补火助阳，散寒止痛，温通经脉，引火归元。

（8）白芍：苦、酸，微寒；归肝、脾经。养血调经，敛阴止汗，柔肝止痛，平抑肝阳。

（9）熟地黄：甘，微温；归肝、肾经。补血滋阴，益精填髓。

（10）甘草：甘，平；归心、肺、脾、胃经。补脾益气，清热解毒，缓急止痛，调和诸药。

【适宜人群】适宜于子宫内膜异位症气虚血瘀证。

【注意事项】气滞腹胀者不宜服用。

4. 肾虚血瘀证

经前或经期腹痛，经行先后不定，盆腔有结节或包块，腰膝酸软，神疲肢倦，头晕耳鸣，面色晦暗；舌质淡黯，苔白，脉沉细。

选用团鱼二子汤调养。

团鱼二子汤

【食材】菟丝子30克，枸杞20克，桃仁10克，团鱼（鳖）1只。

【做法】团鱼斩杀，去内脏，剁成小块，泡去血水，焯水备用；枸杞、菟丝子、桃仁洗净装纱布袋，与团鱼同入砂锅，加水、料酒适量，小火慢炖约2小时，待团鱼肉熟烂后，取出药袋，加葱、姜、盐调味即可。

【功效】补益肝肾，祛瘀消癥。

【药膳释义】

（1）菟丝子：辛、甘，平；归肝、肾、脾经。补益肝肾，固精缩尿，安胎，明目，止泻。《玉楸药解》曰："菟丝子酸涩敛固，治遗精淋漓，膝冷腰痛。"本品辛甘性平，平补阴阳，培固下元，用治肝肾虚损，下元不足诸证。

（2）枸杞：甘，平；归肝、肾经。滋补肝肾，益精明目。《神农本草经》曰："主五内邪气，热中消渴，周痹。久服坚筋骨，轻身不老。"

（3）桃仁：苦、甘，平；归心、肝、大肠、肺经。《神农本草经》曰："主瘀血，血闭，癥瘕，邪气。杀小虫。"桃仁苦泄破瘀，活血力强，常用治妇科血瘀经产诸证，又可治癥瘕积聚等多种瘀血证。

（4）团鱼：甘，平；归肝、肾经。滋阴补肾。鳖甲味咸入血，能软坚散结。《神农本草经》载鳖甲："味咸，平。主心腹癥瘕坚积，寒热，去痞息肉，阴蚀，痔恶肉。"

【适宜人群】适宜于子宫内膜异位症肾虚血瘀证。

【注意事项】湿热内盛者慎服。

三、多囊卵巢综合征

【疾病简介】

多囊卵巢综合征是育龄期女性最常见的妇科内分泌紊乱疾病，以排卵障碍、高雄激素血症和（或）临床表现及卵巢多囊样改变为特征，临床表现多样，有月经不规律，包括月经稀发、闭经、不规则子宫出血，或多毛、痤疮、肥胖、胰岛素抵抗等，是导致女性排卵障碍性不孕的主要原因之一，妊娠后自然流产的风险也增加。远期并发症有子宫内膜癌、

2型糖尿病、心脑血管疾病、代谢综合征、非酒精性脂肪肝等。

现代医家依据其临床表现，将其归于中医学"月经后期""月经过少""闭经""崩漏""不孕症""癥瘕"等病证范畴。发病特点与"痰湿""血瘀"的致病特点有很强的相关性。素体脾肾不足，或过食肥甘厚味、久坐少动、焦虑抑郁等不良生活方式等各种致病因素，可导致肾、肝、脾等脏腑功能失调，气血运行失常，气滞、痰凝、血瘀胶结，阻滞冲任胞宫胞脉，顽固难化，虚实夹杂，发为本病。治疗有补肾调经、健脾化痰除湿、疏肝理气、活血化瘀、软坚散结等法。

【辨证施膳】

1. 肾虚证

月经初潮迟至，月经后期、量少，渐至停闭，或经期延长，面色无华，头晕耳鸣，腰膝酸软，带下量少，阴中干涩，婚后日久不孕；舌质淡，苔薄，脉沉细。

选用泽兰蒸团鱼调养。

泽兰蒸团鱼

【食材】泽兰10克，团鱼1只，米酒适量。

【做法】团鱼斩杀，去内脏，焯水备用；将泽兰叶放入团鱼腹腔中，加料酒、清水适量，放蒸锅内蒸至肉熟烂后，加少许米酒、盐调味后食用。

【功效】补肾活血，软坚散结。

【药膳释义】

（1）泽兰：苦、辛，微温；归肝、脾经。活血调经，祛瘀消痈，利水消肿。本品辛散苦泄温通，药性平和而不峻，善活血调经，为妇科经产瘀血病证的常用药。《本草纲目》云："走血分故能治水肿，涂痈毒，破瘀血，消癥瘕而为妇人要药。"

（2）团鱼：甘，平；归肝、肾经。滋阴补肾，软坚散结。《神农本草经》载鳖甲："味咸，平。主心腹癥瘕坚积，寒热，去痞息肉，阴蚀，痔恶肉。"

【适宜人群】适宜于多囊卵巢综合征肾虚证。

【注意事项】湿热内盛者慎服。

2. 痰湿证

月经后期、量少，甚则停闭，婚久不孕，带下量多，形体肥胖，多毛，头晕泛恶，喉间多痰，四肢倦怠，疲乏无力；舌质淡，舌体胖大，苔厚腻，脉滑。

选用山楂薏苡仁粥、山药茯苓羹调养。

山楂薏苡仁粥

【食材】炒薏苡仁60克，生山楂15克，陈皮10克，大米50克。

【做法】将炒薏苡仁、山楂洗净，加水煎煮，去渣取汁；再加入陈皮、大米，慢火炖煮成粥。

【功效】化痰除湿消脂。

【药膳释义】

（1）炒薏苡仁：甘、淡，凉；归脾、胃、肺经。利水渗湿，健脾止泻，除痹，排脓，解毒散结。本品淡渗甘补，利水不伤正，补脾不滋腻，水湿为患者均可用之，尤宜于脾虚湿滞者。

（2）山楂：酸、甘，微温；归脾、胃、肝经。消食健胃，行气散瘀，化浊降脂。《本草纲目》曰："化饮食，消肉积，癥瘕，痰饮痞满吞酸，滞血痛胀。"

（3）陈皮：苦、辛，温；归脾、肺经。理气健脾，燥湿化痰。《神农本草经》："主胸中瘕热逆气，利水谷。久服去臭，下气，通神。"

（4）大米：甘，温；归脾、胃、肺经。补益中气，生津止渴，止泻。

【适宜人群】适宜于多囊卵巢综合征痰湿证。

【注意事项】阴虚火旺者不宜食用。

山药茯苓羹

【食材】鲜山药150克，白茯苓30克。

【做法】将鲜山药去皮，洗净，切碎备用；白茯苓研磨成粉，与山药一起放入砂锅中，加水适量，用小火煮成稠羹即成。

【功效】健脾化湿。

【药膳释义】

（1）鲜山药：甘，平；归脾、肺、肾经。生津益肺，补脾养胃，补肾涩精。

（2）白茯苓：甘、淡，平；归心、肺、脾、肾经。利水渗湿，健脾，宁心。

【适宜人群】适宜于多囊卵巢综合征痰湿证。

【注意事项】大便干结者不宜食用。

3. **气滞血瘀证**

月经后期、量少，经色暗，有血块，甚则经闭不孕，精神抑郁，心烦易怒，小腹胀满，胸胁、乳房胀痛；舌质黯红，或有瘀点，苔薄，脉沉弦。

选用鸡血藤乌鸡汤、佛手丹参饮调养。

鸡血藤乌鸡汤

【食材】鸡血藤30克，乌骨鸡1只，红枣4个，生姜10克。

【做法】乌骨鸡宰杀，去毛、内脏，剁块焯水；将乌骨鸡、鸡血藤片、生姜、红枣共同放入锅中，加清水适量，大火煮沸后，改小火慢炖约2小时，加盐调味食用。

【功效】活血调经。

【药膳释义】

（1）鸡血藤：苦、甘，温；归肝、肾经。活血补血，调经止痛，舒筋活络。可用于妇人血瘀及血虚所致的月经不调、痛经、闭经等证。

（2）乌骨鸡：甘，平；归肝、肾、肺经。补肝益肾，补气养血，退虚热。

（3）红枣：甘，温；归脾、胃、心经。补中益气，养血安神。

【适宜人群】适宜于多囊卵巢综合征气滞血瘀证。

【注意事项】虚寒泄泻者慎服。

佛手丹参饮

【食材】丹参8克，佛手5克，核桃仁5克，白砂糖6克。

【做法】丹参洗净，浸泡切片；佛手洗净；核桃仁洗净，捣碎；锅内放入丹参、佛手，核桃仁，加水适量，大火烧开后，转小火煎煮约1小时，滤去药渣，倒入碗中，加白砂糖拌匀即可。

【功效】疏肝理气，活血调经。

【药膳释义】

（1）丹参：苦，微寒；归心、肝经。活血祛瘀，通经止痛，清心除烦，凉血消痈。《妇科明理论》曰："一味丹参散，功同四物汤。"

（2）佛手：辛、苦、酸，温；归肝、脾、胃、肺经。疏肝理气，和胃止痛，燥湿化痰。《本草便读》云："佛手，理气快膈，惟肝脾气滞者宜之。"

（3）核桃仁：甘，温；归肾、肺、大肠经。补肾，温肺，润肠。

【适宜人群】适宜于多囊卵巢综合征气滞血瘀证。

【注意事项】虚寒泄泻者不宜服用。

4. 肝经郁火证

月经稀发、量少，甚则经闭不行，或月经紊乱，崩漏不止，毛发浓密，面部痤疮，经前胸胁、乳房胀痛，大便秘结，小便黄，带下色黄；舌红苔黄，脉弦数。

选用夏枯草菊花茶调养。

夏枯草菊花茶

【食材】夏枯草20克，菊花10克，陈皮3克。

【做法】将夏枯草、菊花、陈皮用水泡洗，置砂锅内，加水煎煮取汁，加少许蜂蜜饮用。

【功效】疏肝泻火。

【药膳释义】

（1）夏枯草：辛、苦，寒。归肝、胆经。清肝泻火，明目，散结消肿。《本草分经》云其"散肝经之郁火，解内热。"

（2）菊花：苦、辛，微寒。归肝、心经。清热解毒，泻火平肝。本品性寒，入肝经，可清肝火，平肝明目。

（3）陈皮：《本草经解》曰，"气温，味苦辛，无毒。主胸中瘕热逆气，利水谷。久服去臭，下气通神"。

【适宜人群】适宜于多囊卵巢综合征肝经郁火证。

【注意事项】脾胃虚寒者不宜食用。

四、不孕症

【疾病简介】

不孕症是指女子与配偶同居1年，性生活正常，未避孕而未孕，此为原发性不孕；曾有过妊娠，未避孕而又1年未再孕，为继发性不孕。不孕症病因复杂，女性因素主要包括盆腔因素和排卵障碍两方面，另外还有不明原因性不孕。不孕症的各种病因可能同时存在，常见多囊卵巢综合征、子宫内膜异位症、盆腔炎性疾病后遗症、高催乳素血症等原因引起的不孕。临床应根据特定的病史、体格检查、辅助检查结果明确诊断，建议男女双方同时就诊以明确病因。

《素问·上古天真论》曰："女子七岁，肾气盛，齿更发长；二七而天癸至，任脉通，太冲脉盛，月事以时下，故有子。"女子受孕的前提是肾气充盛，天癸成熟，冲任通盛，胞宫藏泻有期。肾藏精，主生殖，肝藏血，主疏泄，肾虚与肝郁是不孕症的主要病机。瘀血与痰湿是脏腑功能失调产生的病理产物，阻滞冲任胞宫而不能成孕。临床常见证型有肾虚、肝郁、痰湿内阻、瘀滞胞宫等。总之必先调经，通过补肾温肾、疏肝解郁、调理气血、化痰除湿等法，可达到调经助孕的目的。

【辨证施膳】

1. 肾气虚证

婚久不孕，月经不调或停闭，经量多或少，色淡黯，质稀，腰酸腿软，头晕耳鸣，神疲肢倦；舌质淡黯，苔白，脉沉弱。

选用鱼鳔五子汤、黄精炖鸡调养。

鱼鳔五子汤

【食材】沙苑子15克，菟丝子15克，女贞子15克，枸杞15克，五味子9克，干鱼鳔100克。

【做法】将干鱼鳔浸泡回软，取深盘加入鱼鳔、葱、姜、料酒，放入蒸锅内，蒸约1小时，取出放凉，加清水泡发约12小时，捞出切块备用；沙苑子、菟丝子、女贞子、枸杞、五味子洗净，装纱布袋中扎紧；锅内放入泡好的鱼鳔、药袋，加适量水，小火慢炖约1小时，取出药袋，加盐调味即可食用。

【功效】补益肾气助孕。

【药膳释义】

（1）沙苑子：甘，温；归肝、肾经。补肾助阳，固精缩尿，养肝明目。《本草纲目》曰："补肾，治腰痛泄精，虚损劳乏。"

（2）菟丝子：辛、甘，平；归肝、肾、脾经。补益肝肾，固精缩尿，安胎，明目，止泻。《神农本草经》曰："主续绝伤，补不足，益气力，肥健。汁：去面皯。久服明目，轻身延年。"

（3）女贞子：甘、苦，凉；归肝、肾经。滋补肝肾，明目乌发。《神农本草经》曰："主补中，安五脏，养精神，除百疾。久服肥健，轻身不老。"

（4）枸杞：甘，平；归肝、肾经。滋补肝肾，益精明目。《神农本草经》曰："主五内邪气，热中，消渴，周痹。久服坚筋骨，轻身不老。"

（5）五味子：酸、甘，温；归肺、心、肾经。收敛固涩，益气生津，补肾宁心。《神农本草经》曰："主益气，咳逆上气，劳伤羸瘦，补不足，强阴，益男子精。"

（6）干鱼鳔：甘，平；归肾、肝经。补肝肾，养血止血，散瘀消肿。

【适宜人群】适宜于不孕症肾气虚证。

【注意事项】痰湿内盛者慎服。

黄精炖鸡

【食材】黄精50克，党参25克，怀山药25克，母鸡1只，姜、葱各15克，胡椒粉3克，黄酒50毫升。

【做法】将母鸡宰杀，去毛、内脏，洗净剁块，泡去血水，焯水备用；锅置火上，加食用油，下葱、姜炒出香味，放入鸡块翻炒，加适量水、黄酒，放入黄精、党参、怀山药，大火烧开撇去浮沫，改小火慢炖约2小时；待鸡肉熟烂，拣去葱、姜，再加盐、胡椒粉调味即可食用。

【功效】补肾益气。

【药膳释义】

（1）黄精：甘，平；归脾、肺、肾经。补脾益肾，补气养阴。《药性切用》云："黄精性平味甘，补益中气，润养精血"。

（2）党参：甘，平；归脾、肺经。补脾益肺，养血生津。《本草从新》曰："补中益气，和脾胃，除烦渴。"

（3）怀山药：甘，平；归脾、肺、肾经。生津益肺，补脾养胃，补肾涩精。《神农本草经》曰："主伤中，补虚，除寒热邪气，补中益气力，长肌肉，久服耳目聪明。"

（4）鸡肉：甘，温；归脾、胃经。温中益气，补精填髓。

【适宜人群】适宜于不孕症肾气虚证。

【注意事项】痰湿内盛者慎服。

2. 肾阳虚证

婚久不孕，月经后期，量少色淡质稀，甚至闭经，带下量多，质稀，腰膝酸软，性欲淡漠，大便溏薄，面色晦暗；舌质淡，苔白，脉沉迟。

选用鹿角胶炖海参、羊脊粥调养。

鹿角胶炖海参

【食材】鹿角胶20克，海参300克，生姜5克。

【做法】将海参发透洗净，切块焯水备用；鹿角胶打碎成屑；将海参、鹿角胶、料酒、姜、葱同放入炖锅内，加水适量，小火炖煮约30分钟，加盐、胡椒粉即成。

【功效】温补肝肾。

【药膳释义】

（1）鹿角胶：甘、咸，温；归肾、肝经。温补肝肾，益精养血。《得配本草》曰："入足少阴经血分。补阴中之阳道，通督脉之血舍。壮筋骨，疗崩带。妇人虚冷，胎寒，腹痛，此为要药。"

（2）海参：甘、咸，平；归肾、肺经。补肾益精，养血润燥。

【适宜人群】适宜于不孕症肾阳虚证。

【注意事项】阴虚火旺者慎服。

羊脊粥

【食材】肉苁蓉30克，菟丝子30克，羊脊骨1具，大米100克。

【做法】将羊脊骨洗净砸碎，焯水；肉苁蓉、菟丝子以纱布包扎；将羊脊骨与药包入锅，加适量水、料酒小火煮炖约2小时，取汤加大米煮粥，粥熟后加葱、盐调味，即可食用。

【功效】补肾阳，益精气。

【药膳释义】

（1）肉苁蓉：甘、咸，温；归肾、大肠经。补肾阳，益精血，润肠通便。肉苁蓉甘温而润，味咸入肾，补而不腻，温而不燥，性质平和，既补肾壮阳，又填益精血，可用治肾阳不足、精血亏虚所致不孕、腰膝酸软、筋骨无力等。《得配本草》曰："入命门，兼入足少阴经血分。壮阳强阴，除茎中虚痛，腰膝寒疼，阴冷不孕。"

（2）菟丝子：辛、甘，平；归肝、肾、脾经。补益肝肾，固精缩尿，安胎，明目，止泻。《神农本草经》："主续绝伤，补不足，益气力，肥健。汁：去面䵟。久服明目，轻身延年。"

（3）羊脊骨：甘、温；归肾经。补肾强筋骨。

【适宜人群】适宜于不孕症肾阳虚证。

【注意事项】阴虚火旺、大便燥结者慎服。

3. 肾阴虚证

婚久不孕，月经先期，量少色红质稠，或闭经，腰酸腿软，头晕耳鸣，形体消瘦，口干失眠，手足心热；舌质红，苔少，脉细数。

选用生地黄鸡调养。

生地黄鸡

【食材】生地黄250克，雌乌鸡1只，饴糖150克。

【做法】雌乌鸡宰杀，去毛、内脏，焯水备用；生地黄洗净，切片，加入饴糖调拌后，塞入雌乌鸡腹内；将鸡腹部朝下置于锅内，于旺火上蒸约2小时，待其熟烂调味后食用。

【功效】补肾滋阴。

【药膳释义】

（1）生地黄：甘、寒；归心、肝、肾经。清热凉血，养阴生津。《神农本草经》曰："主折跌绝筋，伤中，逐血痹，填骨髓，长肌肉，作汤除寒热积聚，除痹，生者尤良。久服轻身不老。"

（2）雌乌鸡：甘，平。补虚。《本草纲目》曰："补虚劳羸弱，治消渴，中恶，益产妇，治女人崩中带下虚损诸病，大人小儿下痢噤口。"

（3）饴糖：甘。补脾益气，缓急止痛。《名医别录》曰："主补虚乏，止渴，去血。"

【适宜人群】适宜于不孕症肾阴虚证。

【注意事项】脾胃虚寒者慎服。

4. 肝郁证

婚久不孕，月经先后不定期，量或多或少，色黯，有血块，经前乳房胀痛，经行腹痛，精神抑郁，或烦躁易怒；舌质淡红，苔薄白，脉弦。

选用玫瑰茉莉茶、佛手柑粥调养。

玫瑰茉莉花茶

【食材】干玫瑰花瓣5克，干茉莉花5克，绿茶3克。

【做法】将干玫瑰花瓣、干茉莉花、绿茶洗净，放入茶壶内，开水冲泡。

【功效】疏肝解郁，行气和血。

【药膳释义】

（1）干玫瑰花瓣：甘、微苦，温；归肝、脾经。疏肝解郁，和血止痛。《本草纲目拾遗》曰："和血，行血，理气。治风痹。"

（2）干茉莉花：辛、微甘，微凉；归脾、胃、肝经。理气止痛，辟秽开郁。《本草再新》曰："能清虚火，去寒积，治疮毒，消瘰瘤。"

（3）绿茶：苦、甘，凉。清心除烦，生津止渴。

【适宜人群】适宜于不孕症肝郁证。

【注意事项】虚寒泄泻者慎服。

佛手柑粥

【食材】佛手柑15克，粳米100克。

【做法】将佛手柑煎汤去渣，再加入粳米、冰糖同煮为粥。

【功效】疏肝理气。

【药膳释义】

（1）佛手柑：辛、苦、酸，温；归肝、脾、胃、肺经。疏肝理气，和胃止痛，燥湿化痰。

（2）粳米：甘，平；归脾、胃、肺经。调中和胃，渗湿止泻，除烦。

【适宜人群】适宜于不孕症肝郁证。

【注意事项】阴虚内热者慎服。

5. 痰湿内阻证

婚久不孕，月经后期或闭经，带下量多，质黏，形体肥胖，头晕心悸，胸闷泛恶；舌淡胖，苔白腻，脉滑。

选用莱菔子粥调养。

莱菔子粥

【食材】莱菔子15克，粳米100克。

【做法】将莱菔子炒熟，研磨成粉；粳米洗净，与莱菔子粉一同置锅内，加水适量，小火熬煮成粥即可食用。

【功效】行气化痰消积。

【药膳释义】

（1）莱菔子：辛、甘，平；归脾、胃、肺经。消食除胀，降气化痰。《本草纲目》曰："辛甘，平，无毒。下气定喘，治痰，消食，除胀，利大小便，止气痛，下痢后重，发疮疹。"

（2）粳米：甘，平；归脾、胃、肺经。调中和胃，渗湿止泻，除烦。

【适宜人群】适宜于不孕症痰湿内阻证。

【注意事项】气虚者慎服。

6. 瘀滞胞宫证

婚久不孕，月经后期，经行不畅，色黯有血块，经行腹痛，平素小腹疼痛，肛门坠胀不适；舌质黯，边有瘀点，脉弦涩。

选用当归红花粥、黄酒核桃泥汤调养。

当归红花粥

【食材】当归10克，藏红花1克，大米100克，红糖适量。

【做法】当归、藏红花洗净；大米泡发洗净；当归放入砂锅，加适量水煎汤，去渣取汁，放入大米、藏红花煮至粥成，加红糖调味即可。

【功效】活血化瘀，调经助孕。

【药膳释义】

（1）当归：甘、辛，温；归肝、心、脾经。补血活血，调经止痛，润肠通便。《本草正》云："其味甘而重，故专能补血；其气轻而辛，故又能行血，补中有动，行中有补，诚血中之气药，亦血中圣药也。"

（2）藏红花：甘，平；归心、肝经。活血化瘀，凉血解毒，解郁安神。《本草品汇精要》曰："主散郁调血，宽胸膈，开胃进饮食，久服滋下元，悦颜色，及治伤寒发狂。"

（3）大米：健脾养胃，止泻痢，助消化。

【适宜人群】适宜于不孕症瘀滞胞宫证。

【注意事项】大便溏泄者慎用。

黄酒核桃泥汤

【食材】核桃仁100克，黄酒50克，白糖50克。

【做法】将核桃仁捣碎成泥，加黄酒、白糖，用小火煎煮10分钟即成。

【功效】补肾活血化瘀。

【药膳释义】

（1）核桃仁：甘，温。补肾，温肺，润肠。《医学衷中参西录》曰："胡桃，为滋补肝肾、强健筋骨之要药，故善治腰疼腿疼，一切筋骨疼痛。为其能补肾，故能固齿牙，乌须发，治虚劳咳嗽，气不归元，下焦虚寒，小便频数，女子崩带诸证。"

（2）黄酒：辛，温。活络舒筋，活血通经，散寒。

【适宜人群】适宜于不孕症瘀滞胞宫证。

【注意事项】大便溏泄者慎服。

五、阴挺

【疾病简介】

阴挺是指妇人子宫下脱，甚则脱出阴户之外，或阴道壁松弛膨出。本病主要为气虚下陷或肾虚不固，致胞络受损，不能提摄子宫。《景岳全书·妇人规》提出"升补元气，固涩真阴"的治疗原则，临床亦遵"虚者补之，陷者举之，脱者固之"，治法以益气升提、补肾固脱为主。

【辨证施膳】

1. 气虚证

子宫下移，或脱出阴道口外，劳则加剧，小腹下坠，少气懒言，四肢乏力，面色少华，小便频数，带下量多，色淡质稀；舌质淡，苔薄，脉虚细。

选用参芪炖牛肉、人参乌鸡汤、黄芪鲫鱼汤调养。

参芪炖牛肉

【食材】党参、黄芪各20克，升麻5克，牛肉500克。

【做法】牛肉洗净切块，焯水备用；党参、黄芪、升麻分别洗净，同放于纱布袋中，扎紧袋口，与牛肉同放于砂锅中，加适量水烧开后，撇去浮沫，加入姜片、黄酒，炖至软烂，拣出药袋，加盐、淋香油即可食用。

【功效】补中益气，升阳举陷。

【药膳释义】

（1）党参：甘，平；归脾、肺经。补脾益肺，养血生津。《本草从新》曰："补中益气，和脾胃，除烦渴。"

（2）黄芪：甘，微温；归肺、脾经。补气升阳，固表止汗，利水消肿，托疮生肌。《医学衷中参西录》称"善治胸中大气下陷"。黄芪补脾气重在升阳举陷。

（3）升麻：辛、微甘，微寒；归肺、脾、胃、大肠经。发表透疹，清热解毒，升举阳气。升麻善引清阳之气上升，能升举阳气，为升阳举陷之要药，《本草纲目》云："升麻引阳明清气上行……脾胃引经最要药也。"又治气虚下陷，久泻脱肛，子宫脱垂等内脏下垂证。

【适宜人群】适宜于阴挺气虚证。

【注意事项】湿热内盛者不宜多食。

人参乌鸡汤

【食材】人参10克，白术15克，红枣5枚，乌鸡300克。

【做法】乌鸡切块，焯水备用；锅内放入鸡块，加适量水、料酒，再加入人参、白术、红枣，大火烧开改小火慢炖约1小时，至乌鸡熟烂，加盐调味即可。

【功效】健脾益气，补血养虚。

【药膳释义】

（1）人参：甘、微苦，微温；归脾、肺、心、肾经。大补元气，复脉固脱，补脾益肺，生津养血，安神益智。《神农本草经》曰："主补五脏，安精神，定魂魄，止惊悸，除邪气，明目，开心益智。久服，轻身延年。"

（2）白术：甘，苦，温；归脾、胃经。补气健脾，燥湿利水。《本草求真》誉其"为脾脏补气第一要药也"。

（3）红枣：甘，温；归脾、胃、心经。补中益气，养血安神。《神农本草经》曰："主心腹邪气，安中养脾，助十二经。平胃气，通九窍，补少气、少津液，身中不足，大惊，四肢重，和百药。"

（4）乌鸡：甘，平。补虚。《本草纲目》曰："补虚劳羸弱，治消渴，中恶，益产妇，治女人崩中带下虚损诸病，大人小儿下痢噤口。"

【适宜人群】适宜于阴挺气虚证。

【注意事项】阴虚火旺者不宜食用。

黄芪鲫鱼汤

【食材】鲫鱼1条（约150克），黄芪20克，炒枳壳6克。

【做法】将鲫鱼去腮、鳞及内脏，焯水备用；炒枳壳、黄芪装入袋中封口，煎煮30分钟后放入鲫鱼，慢火炖约20分钟，鱼熟后取去药袋，稍加调料即可食用。

【功效】补气健脾，升提中气。

【药膳释义】

（1）黄芪：甘，微温；归肺、脾经。补气升阳，固表止汗，利水消肿，托疮生肌。《医学衷中参西录》称"善治胸中大气下陷"。黄芪补气以升阳举陷。

（2）炒枳壳：苦、辛、酸，微寒；归脾、胃经。理气宽胸，行滞消积。

（3）鲫鱼：甘，平；归脾、胃、大肠经。健脾和胃，利水消肿，通血脉。

【适宜人群】适宜于阴挺气虚证。

【注意事项】阴虚火旺者不宜食用。

2. 肾虚证

子宫下移，或脱出阴道口外，劳则加剧，小腹下坠，腰膝酸软，头晕耳鸣，小便频数；舌质淡，苔薄，脉沉弱。

选用甲鱼芡实汤、韭菜炒猪腰、枸杞羊肾粥调养。

甲鱼芡实汤

【食材】芡实15克，枸杞15克，甲鱼300克，鸡肉100克，红枣4枚，姜2克。

【做法】将甲鱼宰杀去内脏，清洗干净并斩块，加葱、姜、料酒焯水备用；鸡肉切块，焯水备用；把甲鱼块、鸡块、芡实、枸杞、红枣、料酒放入煲内，小火慢炖约2小时，至甲鱼熟烂加盐调味即可。

【功效】补肾益气。

【药膳释义】

（1）芡实：甘、涩，平；归脾、肾经。固肾涩精，补脾止泻，除湿止带。《神农本草经》曰："主治湿痹，腰脊膝痛，补中，除暴疾，益精气，强志，令耳目聪明。"本品甘涩收敛入肾，善能益肾固精。

（2）枸杞：甘，平；归肝、肾经。滋补肝肾，益精明目。《神农本草经》曰："主五内邪气，热中消渴；周痹，久服坚筋骨，轻身不老。"枸杞甘平质滋润，为养血益精之良药。

（3）甲鱼：甘，平；归肝、肾经。滋阴补肾，清退虚热。

【适宜人群】适宜于阴挺肾虚证。

【注意事项】脾胃虚寒者慎服。

韭菜炒猪腰

【食材】韭菜150克，猪腰200克，核桃仁20克。

【做法】韭菜洗净切段；猪腰去腰臊，切条，焯水；核桃仁油炸，沥油备用；锅中加油烧热，放入猪腰、核桃仁、韭菜、料酒，翻炒均匀，出锅时加少许盐调味即可。

【功效】补肾固脱。

【药膳释义】

（1）韭菜：辛，温；归肾、胃、肺、肝经。补肾，温中，行气，散瘀，解毒，润肠。

（2）猪腰：咸，平；归肾经。补肾益阴，利水。《本草纲目》载其："方药所用，借其引导而已。"

（3）核桃仁：甘，温；归肾、肺、大肠经。补肾，温肺，润肠。

【适宜人群】适宜于阴挺肾虚证。

【注意事项】阴虚火旺者不宜食用。

枸杞羊肾粥

【食材】枸杞30克，羊肾100克，羊肉250克，粳米50克，葱30克。

【做法】将羊肾洗净，去腰臊，改刀切条，焯水；羊肉洗净，切块焯水；粳米洗净；锅内放入粳米、羊肾、羊肉、料酒、葱，加适量水，小火慢炖成粥，加入枸杞，适当调味即可。

【功效】温肾壮阳益精。

【药膳释义】

（1）枸杞：甘，平；归肝、肾经。滋补肝肾，明目，润肺。《神农本草经》曰："主五内邪气，热中消渴；周痹，久服坚筋骨，轻身不老。"枸杞甘平质滋润，为养血益精之良药。

（2）羊肾：补精益气、美容养颜、补肾壮阳。

（3）羊肉：甘，热；归脾、胃、肾经。健脾温中，补肾壮阳，益气养血。

（4）粳米：甘，平；归脾、胃、肺经。调中和胃，渗湿止泻，除烦。

【适宜人群】适宜于阴挺肾虚证。

【注意事项】阴虚火旺者不宜食用。

第五章 骨伤科病证药膳

第一节 骨伤科病证药膳的特点与适宜范围

一、定义

骨伤科病证药膳是针对骨伤科病证设计的药膳，以辨病为基础，通过药材食材的合理搭配和烹饪方法，制作出有助于伤病恢复和机体功能改善的药膳。

二、骨伤科药膳的特点

骨伤科疾病通常分为骨折脱位、筋伤、骨病三大类。骨伤科疾病多以疼痛肿胀、活动受限为主要症状，初期多以气滞血瘀为主，中期多以营卫不和、筋骨初连为主，后期多以气血亏虚、肝肾不足或痰瘀互结所致关节粘连僵硬为主。因此，在药膳调理早期以行气散瘀为主，中期以祛瘀生新、调和营卫为主，后期以补养气血、调补肝肾或舒筋通络、软坚散结为主。

三、适宜范围

骨折脱位：根据对脏腑、神志、肢体功能的影响不同，骨折又可分为头颅骨折、脊柱骨折、胸廓骨折、四肢骨折。

伤筋病：按照病程可分为急性损伤与慢性损伤（劳损与退变）；按照部位可分为颈部伤筋、背部伤筋、胸部伤筋、腰部伤筋、上肢伤筋、下肢伤筋等；按照损伤组织不同可分为皮肤肌肉损伤、肌腱韧带损伤、软骨损伤、血管神经损伤等。

骨病：主要包括骨关节炎、骨质疏松、骨缺血性坏死、感染性关节炎、化脓性骨髓炎、骨结核、骨肿瘤等。

第二节 骨折脱位药膳

一、骨折

【疾病简介】

由于外力因素破坏了骨的连续性和完整性，称为骨折。骨折早期常表现为局部疼痛肿胀畸形和运动功能障碍。骨折的确诊一般需要以X线为依据，特殊情况下，磁共振和超声检查也可以作为诊断依据。骨折早期常伴有软组织损伤，严重者可伴血管断裂、严重血肿、大出血、失血性休克、感染、内脏损伤、神经损伤、脂肪栓塞、缺血性肌挛缩等。骨折后期可伴发迟发畸形、关节僵硬、创伤性关节炎、骨缺血坏死、骨化性肌炎、坠积性肺炎、褥疮、泌尿系统感染等。

（一）单纯骨折

【辨证施膳】

1.血瘀气滞证

伤后1～2周。局部肿痛青紫，疼痛较甚，动则加剧，肿胀严重者可伴皮肤出现水疱。舌质暗红或有瘀斑，脉弦紧或涩。

选用三七陈皮瘦肉汤、当归三七乌鸡汤、桃仁粥调养。

三七陈皮瘦肉汤

【食材】三七6克，陈皮3克，瘦肉200克。

【做法】三七粉碎为颗粒状，陈皮洗净；瘦肉切小块；锅中放入适量的水，倒入瘦肉块，再放入三七、陈皮；大火煮开后，去掉浮沫；盖上盖子，转中小火继续煮40分钟；最后加少许盐调味

【功效】活血化瘀，行气止痛。

【药膳释义】

（1）三七：味甘、微苦，性温；归肺、心、肝、大肠经。入血分，可散可收，具有祛瘀止血、消肿定痛之功效。时珍曰："此药近时始出，南人军中用为金疮要药，云有奇功。"又云："凡杖扑伤损，瘀血淋漓者，随即嚼烂，罨之即止；青肿者，即消散。若受杖时，先服一二钱，则血不冲心；杖后，尤宜服之。"

（2）陈皮：陈皮为芸香科植物橘及其变种的干燥成熟果皮，具有行气和胃，燥湿化痰的功效。《神农本草经》曰："橘柚，味辛温。主胸中瘕热逆气，利水谷。久服，去臭下气通神，一名橘皮。"

（3）瘦肉：《医林纂要》曰，"猪，甘咸寒，滋润肌肤，和柔筋骨，通利脏腑，渗达津液，水畜也"。

【适宜人群】包括跌打青紫肿痛在内的各种气滞血瘀证者。

【注意事项】

（1）经期孕期不宜服用。

（2）阴虚火旺、容易鼻衄及痔疮易出血者不宜服用。

（3）不宜与苦瓜、螃蟹等寒凉食物同用。

当归三七乌鸡汤

【食材】当归10克，三七5克，红枣10枚，乌骨母鸡半只。

【做法】三七粉碎为颗粒状或切片，当归、红枣洗净，混合后浸泡30分钟；乌鸡母鸡切块，放入煲锅或煲盅内，加水煮开5分钟，捞出冷水冲洗干净；将鸡块再次放入锅中，

将当归、三七、红枣放入，大火煮开，小火慢炖2小时左右；最后加少许盐调味。

【功效】补血活血，化瘀止痛。

【药膳释义】

（1）当归：性温，味甘，具有补血活血、调经止痛的功效，还能够润燥通便。《神农本草经》曰："当归，味甘，温。主逆上气，温疟寒热，洗在皮肤中，妇人漏下、绝子，诸恶疮疡金疮。煮饮之。一名乾归。"

（2）三七：性温，功效能化瘀止血，活血定痛，经过炖煮后的三七又增加了补血养血之功效。有"人参补气第一、三七补血第一"之说。

（3）乌骨母鸡：滋阴补血、补充营养。

【适宜人群】骨折瘀血肿痛及妇女痛经等血瘀证，经常服用也用于瘀血体质的调理。

【注意事项】

（1）经期、孕期不宜服用。

（2）阴虚火旺者不宜服用。

（3）感冒期间不宜服用。

桃仁粥

【食材】桃仁15克，大米50克。

【做法】将桃仁捣烂如泥，加水研汁去渣，或用榨汁机榨汁去渣；将桃仁汁和大米放入锅中，加适量水煎为稀粥，再加入红糖调味即可。

【功效】活血通经，祛瘀止痛，润肠通便。

【药膳释义】

桃仁：性善破血，入红糖与大米为粥，功专破血行血，活血不伤正。

【适宜人群】适宜于骨折早期瘀血阻滞，肿胀疼痛及跌打损伤初期诸证。

【注意事项】

禁忌人群：孕妇、经期、平素大便稀溏者不宜服用。

2. **瘀血凝滞、营卫失和证**

伤后2～4周，瘀血未尽，筋骨初连。证见肿胀明显减轻，局部隐隐作痛，动则疼痛加剧。舌质暗红苔薄白，脉弦涩。

选用补骨续筋排骨汤、骨碎补蟹肉粥、续骨活血汤调养。

补骨续筋排骨汤

【食材】骨碎补15克，续断10克，当归10克，猪排骨或牛排骨250克。

【做法】骨碎补、续断、当归洗净，混合后浸泡30分钟；排骨剁小块，冷水下锅煮开3～5分钟捞出洗净；锅中放入排骨，加入清水约2 500毫升，加入适量料酒，生姜；再将骨碎补15克，当归10克，续断10克包在纱布里包好，放入砂锅，一起清炖；炖煮1小时以上，加少许盐调味，汤肉共食。

【功效】续筋接骨，和营止痛。

【药膳释义】

（1）骨碎补：苦，温；归肾、肝经。补肾强骨、续伤止痛。《本草从新》曰："坚肾行血、治折伤。"《本草害利》曰："主骨碎折伤，去瘀生新，治肾虚泄泻，耳鸣牙痛。"

（2）当归：性温，味甘，具有补血活血、调经止痛的功效，还能够润燥通便。《神农本草经》曰："当归，味甘，温。主逆上气，温疟寒热，洗在皮肤中，妇人漏下、绝子，诸恶疮疡金疮。"

（3）续断：续筋接骨，散瘀止痛，并有安胎作用。《神农本草经》曰："续断，味苦，微温。主伤寒，补不足，金疮，痈伤折跌，续筋骨，妇人乳难。久服益气力。一名龙豆，一名属折。"

【适宜人群】骨折伤筋中期者。

【注意事项】

（1）胃肠积热大便干结者不宜服用。

（2）过敏体质慎用。

骨碎补蟹肉粥

【食材】骨碎补20克，合欢皮15克，蟹肉、大米。

【做法】骨碎补、合欢皮洗净加水煎煮取汁去渣；蟹肉需洗净备用；将大米淘洗干净，放入锅中，加入姜、葱白、骨碎补汁和适量清水，大火煮沸后转慢火慢煮45分钟左右；加入蟹肉，继续熬煮15分钟；加入适量盐，搅拌均匀即可。

【功效】活血化瘀，续筋接骨。

【药膳释义】

（1）骨碎补：苦，温；归肾、肝经。补肾强骨、续伤止痛。《本草从新》曰："坚肾行血、治折伤。"《本草害利》曰："主骨碎折伤，去瘀生新，治肾虚泄泻，耳鸣牙痛。"

（2）合欢皮：味甘、平；入心、肝经。解郁，和血，宁心，消痈肿。治心神不安，忧郁失眠，肺痈，痈肿，瘰疬，筋骨折伤。《日华子本草》曰："煎膏，消痈肿并续筋骨。"

（3）蟹肉：富含蛋白质、脂肪、矿物质等营养成分，具有滋补强壮、健脾胃、通经络的作用。与骨碎补一同煮粥，可增强粥品的营养价值，有助于身体的恢复和调理。

【适宜人群】适宜于骨折中期肿胀减轻、疼痛不适，伴睡眠差者尤为适宜。

【注意事项】过敏体质慎用。

续骨活血汤

【食材】当归12克，骨碎补12克，续断12克，猪排骨250克，生姜3片。

【做法】将当归、骨碎补、续断用清水冲洗干净，放入锅中加水煎煮去渣取汁；猪排骨清洗干净，放入锅中焯水；将药汁、猪排骨和生姜片一同放入锅中，加水适量；用大火煮沸后，转小火慢炖约1小时；加入适量的盐进行调味。

【功效】活血去瘀，续筋接骨，补益肝肾。

【药膳释义】

（1）当归：性温，味甘，具有补血活血、调经止痛的功效，还能够润燥通便。《神农本草经》曰："当归，味甘，温。主逆上气，温疟寒热，洗在皮肤中，妇人漏下、绝子，诸恶疮疡金疮。"

（2）骨碎补：苦，温；归肾、肝经。补肾强骨、续伤止痛。《本草从新》曰："坚肾行血、治折伤。"《本草害利》曰："主骨碎折伤，去瘀生新，治肾虚泄泻，耳鸣牙痛。"

（3）续断：续筋接骨，散瘀止痛，并有安胎作用。《神农本草经》曰："续断，味苦，微温。主伤寒，补不足，金疮，痈伤折跌，续筋骨，妇人乳难。久服益气力。"

【适宜人群】适宜于骨折中后期食用，有助于调和气血，促进骨骼愈合。

【注意事项】阴虚火旺、上盛下虚及气弱之人忌服。

3. 肝肾不足、气血亏虚证

伤后4周以上。表现为骨折愈合迟缓，骨痂较少，腰膝酸软，面色少华，舌淡胖，苔薄白，脉细。

选用牛膝杜仲腰花汤、千斤拔牛大力黄精鸡汤、鹿茸碎补鸽子汤、补肾壮筋汤调养。

牛膝杜仲腰花汤

【食材】杜仲30克，怀牛膝30克，生姜4片，猪腰2个。

【做法】选新鲜猪腰，剖开，割去白色内膜，用水反复漂去骚味；杜仲、怀牛膝、生姜洗净；把全部用料放入锅内，加清水适量，武火煮沸后，文火煲2～3小时；最后加少许盐调味。

【功效】补肝肾，强筋骨。

【药膳释义】

（1）杜仲：味甘，微辛、温，善温补肝肾，强筋健骨，安胎。《神农本草经》曰："杜仲主腰脊痛，补中益精气，坚筋骨，强志，除阴下痒湿，小便余沥。"

（2）怀牛膝：味苦、甘、酸、平；归肝、肾经。长于补虚，善补肝肾、强筋骨，为治腰膝酸软、筋骨无力之要药。《神农本草经》曰："牛膝主寒湿痿痹，四肢拘挛，膝痛不可屈伸，逐血气，伤热火烂，堕胎，久服轻身耐老。"

（3）猪腰：根据中医"同气相求，以形补形"的原则，猪腰有补肾的功效。

【适宜人群】骨折后期骨折延迟愈合，或肾虚骨痿腰膝酸软乏力。

【注意事项】

（1）感冒期间不宜服用。

（2）湿热证患者不宜服用。

千斤拔牛大力黄精鸡汤

【食材】千斤拔20克，牛大力30克，黄精30克，母鸡肉500克。

【做法】千斤拔、牛大力、黄精洗净；鸡切块，冷水下锅，煮5分钟，捞出冷水冲洗干净；将鸡块再次放入锅中，再将千斤拔、牛大力、黄精放入，大火煮开，小火慢炖2小时左右；最后加少许盐调味。

【功效】补益肝肾，强筋壮骨。

【药膳释义】

（1）千斤拔：味甘平，能祛风利湿，消瘀解毒。治风湿痹痛，慢性肾炎，跌打损伤，痈肿，喉蛾。《岭南采药录》曰："千斤拔祛风去湿。治手足痹痛，腰部风湿作痛，理跌打伤。"

（2）牛大力：味甘，性平；归肺、肾、肝经。补虚润肺、补肾壮阳、舒筋止痛、润肠通便、平肝补虚。牛大力始载于清代《生草药性备要》，牛大力为正名，大口唇、扮山虎为别名，曰其功效为"壮筋活络，补虚润肺。治腰腿痛、慢性肝炎、肺结核"。

【适宜人群】骨折后期骨折延迟愈合，或肌肉萎缩及腰膝酸软乏力等人群。

【注意事项】

（1）本汤不宜与萝卜同食。

（2）体质过敏患者慎用。

鹿茸碎补鸽子汤

【食材】鹿茸片10克，骨碎补20克，鸽子1只，香菇20克，姜5克，葱10克。

【做法】将鹿茸片加料酒浸泡一夜；鸽子宰杀，去毛、内脏及爪，入沸水锅氽去血水；姜拍碎，葱切段；香菇洗净，切薄片；将鸽子、骨碎补、香菇、姜、葱同放炖锅内，加入料酒、清水；炖锅置大火上烧开，撇去浮沫，再用小火炖煮45分钟，加入盐搅匀。

【功效】强筋壮骨，填精益髓。

【药膳释义】

（1）鹿茸片：味甘咸温，入肝、肾经。壮元阳，补气血，益精髓，强筋骨。《神农本草经》曰："主漏下恶血，寒热惊痫，益气强志。"《日华子本草》曰："补虚羸，壮筋骨，破瘀血，安胎下气。"

（2）骨碎补：味苦，温；归肾、肝经。功效补肾强骨、续伤止痛。

（3）鸽子：《食疗本草》曰，"味咸性平、无毒，滋阴壮阳、补肝肾、益气血"。《本草纲目》认为鸽肉性平，入肝、肾经，有调益气、滋肾养血和祛风解毒之功效。

【适宜人群】骨折延迟愈合，或腰脊冷痛、滑精、宫寒不孕、肾虚耳鸣耳聋等人群。

【注意事项】

（1）阴虚阳亢患者禁用。

（2）本汤不宜与鱼虾同食。

（3）本品过于温补，不宜长期服用。

补肾壮筋汤

【食材】猪脚2只，牛大力10克，牛膝10克，杜仲10克，茯苓20克，生姜3片。

【做法】将猪脚清洗干净，去除杂质和毛发，斩成块，焯水备用；将牛大力、牛膝、杜仲、茯苓等药材用清水冲洗干净，加水煎煮去渣留汁；取一个炖锅或砂锅，放入准备好的猪脚块与药汁，加入生姜片和适量清水；大火煮沸后撇去浮沫，转小火慢炖2小时左右；加入盐少许进行调味。

【功效】滋补肝肾，强筋壮骨，祛风除湿。

【药膳释义】

（1）牛大力：味甘，性平；归肾、肺经。补虚润肺，强筋活络。

（2）牛膝：首载于《神农本草经》，具有活血通经，补肝肾，强筋骨，利水通淋，引火（血）下行等功效。

（3）杜仲：甘微辛，温。补肝肾，强筋骨。

（4）茯苓：味甘、淡，性平；归心、肺、脾、肾经。利水渗湿，健脾，宁心。

【适宜人群】适合骨折伴后期体质虚弱患者，或骨折后期关节疼痛不适以及体质虚弱患者。

【注意事项】虚热体质不宜食用。

（二）骨折并发症

1. 骨折合并感染

常见于开放性骨折合并伤口感染，伤口有分泌物渗出，色黄，质稠，味臭。为气滞血瘀兼邪毒蕴结，膳食原则应为活血祛瘀，解毒祛湿。

选用土茯苓解毒汤调养。

土茯苓解毒汤

【食材】鲜土茯苓100克，粉葛50克，赤小豆20克，排骨200克。

【做法】鲜土茯苓、粉葛、赤小豆洗净，赤小豆温水浸泡4小时；排骨切小块；锅中放入适量的水，倒入排骨，再放入鲜土茯苓、粉葛、赤小豆；大火煮开后，去掉浮沫；盖上盖子，转中小火继续煮40分钟；最后加少许盐调味。

【功效】活血祛瘀，清热解毒。

【药膳释义】

（1）鲜土茯苓：味甘、淡，性平。有解毒，除湿，通利关节之功效。《本草正义》曰："土茯苓，利湿去热，能入络，搜剔湿热之蕴毒。"

（2）粉葛：味甘、辛，性凉；归脾、胃、肺经。具有解肌退热、生津止渴、发表透疹、升阳止泻、通经活络、解酒毒的功效。《神农本草经》曰："葛根味甘、平，主消渴，身大热，呕吐，诸痹，起阴气，解诸毒"。

（3）赤小豆：味甘、性寒，归心、小肠经。具有清热解毒、利水消肿、消痈排脓等功效。《神农本草经》曰："赤小豆主下水，排痈肿脓血。"

【适宜人群】开放性骨折合并伤口感染，或软组织外伤感染，感染性滑膜炎等人群。

【注意事项】

（1）不宜同食：避免和辣椒、芥末、胡椒等食物同食。

（2）禁忌人群：阳虚体质者不宜服用。

2. 骨折合并神经损伤

骨折合并神经损伤多由于暴力较大或受到旋转应力，神经受到过度牵拉或被骨折断端挤压甚至刺伤神经，导致相应神经支配区感觉运动障碍。一般考虑为气虚血瘀，治宜补气活血。

选用参芪乌鸡汤调养。

参芪乌鸡汤

【食材】党参15克，黄芪15克，红花3克，当归10克，去皮脂乌骨鸡500克，姜2片。

【做法】党参、黄芪、红花、当归洗净；乌骨鸡切小块放入锅中，加入适量的水；开火，水开后5分钟将鸡捞出，清洗；再次将鸡放入锅中，党参、黄芪、红花、当归、生姜片一并放入，加水适量，大火煮开后，去掉浮沫，转中小火继续煮2小时；最后加少许盐调味。

【功效】补气活血。

【药膳释义】

（1）党参：味甘、平。归肺脾经。健脾益肺，养血生津。党参作为药用首见于清代《本草从新》："党参补中益气，和脾胃除烦渴。"

（2）黄芪：味甘，性微温；归脾、肺经。补气升阳，益气固表，敛汗固脱，托毒生肌，利水消肿，行滞通痹。《本草纲目》认为黄芪为补气药之长。《神农本草经》曰："黄芪，味甘微温。无毒。主痈疽久败疮，排脓止痛，大风，癞疾，五痔，鼠瘘，补虚，小儿百病。"

（3）红花：味辛，温；归心、肝经。活血通经，散瘀止痛。

（4）当归：味甘、辛，温；归肝、心、脾经。补血活血，调经止痛，润肠通便。《神农本草经》曰："当归主咳逆上气，温疟寒热在皮肤中，妇人漏下，绝子，诸恶疮疡金疮。"

【适宜人群】适宜于骨折合并神经损伤，或骨折后失血较多、倦怠乏力，以及气血亏虚者调养身体。

【注意事项】

（1）本汤不宜与藜芦同用。

（2）湿热或阳亢体质者慎用。

3. 骨折后腹胀

骨折后腹胀多并发于脊椎骨折、脱位，或骨盆骨折及髋部骨折等严重损伤之后，或因骨折后腹膜血肿刺激胃肠道，或因长期卧床致胃肠功能减弱所致。

选用山楂粥、白术茯苓猪肚粥调养。

山楂粥

【食材】山楂20克，粳米100克，黑枣50克，红糖适量。

【做法】将山楂和黑枣洗净，如果是干山楂片，可以提前用温水浸泡30分钟，软化后备用；粳米淘洗干净，沥干水分备用；锅中放入山楂、黑枣和粳米，加入8杯水，煮开后，转小火；用勺子轻轻搅拌，防止粥底粘锅；继续小火熬煮30分钟，直到粥变得浓稠且粳米熟透；如果使用鲜山楂，则需要注意其可能更容易煮烂，可以适当减少熬煮时间；熟后加入红糖（或其他糖类），搅拌至糖完全溶解。

【功效】健胃消食，活血化瘀。

【药膳释义】

（1）山楂：《本草纲目》曰，"山楂酸，冷，无毒。止水痢。治疮痒。洗漆疮，多愈。治腰痛。能消食积，补脾，治小肠疝气，发小儿疮疹。治妇人产后枕痛，恶露不尽"。

（2）黑枣：《神农本草经》曰，"味甘，平。主心腹邪气，安中养脾，助十二经。平胃气，通九窍，补少气、少津液，身中不足，大惊，四肢重，和百药"。

（3）粳米：《滇南本草》，"治一切诸虚百损，强筋壮骨，生津，明目，长智"。

【适宜人群】骨折后腰腹疼痛、胀满、不思饮食的患者。

【注意事项】山楂对子宫有一定的刺激作用，孕妇应谨慎食用或避免食用。

白术茯苓猪肚粥

【食材】白术30克，茯苓15克，猪肚1只，粳米100克。

【做法】将猪肚洗净，去除杂质，切成片状；白术、茯苓、生姜洗净；粳米淘洗干净，沥干水分；取一煮锅，放入猪肚片、白术、茯苓和姜，加入适量的水；开大火，煮沸后转小火，继续煮1小时左右，直至猪肚熟烂；将淘洗好的粳米加入锅中，搅拌均匀；继续用小火煮，其间注意搅拌，防止粥底粘锅；当粥煮至黏稠时，即可关火。

【功效】健脾益气，和胃，利水渗湿。

【药膳释义】

（1）白术：《神农本草经》曰，"味苦，温。主风寒湿痹死肌，痉、疸、止汗、除热、消食，作煎饵。久服轻身延年，不饥"。

（2）茯苓：《神农本草经》曰，"气味甘、平，无毒。主胸胁逆气，忧恚惊邪恐悸，心下结痛，寒热烦满咳逆，口焦舌干，利小便。久服安魂养神，不饥延年"。

（3）粳米：《滇南本草》曰，"治一切诸虚百损，强筋壮骨，生津，明目，长智"。

【适宜人群】特别适合脾胃虚弱、食欲缺乏、消化不良的人群食用。

【注意事项】

（1）禁忌人群：感冒患者。

（2）不宜同食：绿豆、榴莲、柿子、黑木耳。

4. 骨折后便秘

骨折后便秘，或因血瘀气滞蓄结所致，或因病久气虚运化失常而成。治疗则当分别予活血化瘀，补气润肠。

选用当归桃仁柏子仁粥、丹参桃仁白薇粥调养。

当归桃仁柏子仁粥

【食材】当归20克，柏子仁15克，桃仁10克，枸杞10克，粳米100克。

【做法】将当归、柏子仁、桃仁、枸杞洗净；桃仁捣碎，粳米淘洗干净，沥干水分；将淘洗好的粳米加入锅中，当归、柏子仁、桃仁、枸杞依次放入，加水适量大火煮开，继续用小火煮，其间注意搅拌，防止粥底粘锅；持续煮至粳米熟透，粥变得黏稠；适量加入盐或其他调味料进行调味。

【功效】健脾益气，和胃，利水渗湿。

【药膳释义】

（1）当归：甘、辛，温；归肝、心、脾经。补血活血，调经止痛，润肠通便。

（2）柏子仁：味甘，性平；归心、肾、大肠经。《本草纲目》曰："柏子仁，性平而不寒不燥，味甘而补，辛而能润，其气清香，能透心肾、益脾胃，盖上品药也，宜乎滋养之剂用之。"

（3）桃仁：苦、平，归心肝肺经。活血祛瘀，润肠通便。《本草经解》曰："桃仁主瘀血，血闭癥瘕邪气。"

（4）枸杞：性甘，平；归肝、肾经。滋补肝肾，益精明目。《本草经集注》曰："补益精气，强盛阴道。"

（5）粳米：《滇南本草》曰，"治一切诸虚百损，强筋壮骨，生津，明目，长智"。

【适宜人群】适宜于脾胃虚弱、湿气重、消化不良、营养不良、气虚自汗及术后、病后恢复期的人群食用。

【注意事项】胃阴不足、津液亏少、大便秘结者不宜食用。

丹参桃仁白薇粥

【食材】桃仁10克（去皮尖），丹参15克，白薇10克，粳米50克。

【做法】将桃仁、丹参和白薇洗净，粳米淘洗干净，沥干水分；取一煮锅，加入适量的水（水量可根据个人喜好和锅具调整）；将桃仁、丹参和白薇放入锅中，大火煮沸后转小火煮约30分钟，使药材有效成分析出；使用滤网或纱布将药渣过滤掉，留下汤汁备用；将淘洗好的粳米加入草药汤汁中，加入清水适量；大火煮沸后转小火，继续煮至粳米熟透，粥变得黏稠；期间需多次搅拌，防止粥底粘锅；适量加入白糖或蜂蜜调味。

【功效】凉血化瘀，润肠通便。

【药膳释义】

（1）桃仁：《本草纲目》曰，"味苦，平。食之令人肥健，润肌，黑须发，通润血脉，骨肉细腻。多食利小便，去五痔。捣和胡粉，拔白须发，内孔内，则生黑毛"。

（2）丹参：《神农本草经》曰，"味苦微寒。主心腹邪气，肠鸣幽幽如走水，寒热积聚，破癥除瘕，止烦满，益气"。

（3）白薇：《神农本草经》曰，"性味，苦，平，入肺、胃、肾经"。

【功效】治暴中风，身热，肢满，忽忽不知人。

【适宜人群】适宜于损伤后瘀血发热、大便干结等症。

【注意事项】食用时，不宜用红枣、黄芪等补气药。

5. 骨折后肢体浮肿

选用赤小豆薏米仁汤调养。

赤小豆薏米仁汤

【食材】赤小豆（红豆）60克，薏苡仁60克。

【做法】赤小豆和薏苡仁提前清洗干净，浸泡数小时，备用；在锅中加入纯净水，水开后加入赤小豆；大火煮沸后，转小火继续煮约20分钟；然后加入薏苡仁，继续以小火煮约30分钟，或至赤小豆和薏苡仁熟烂、汤汁浓稠；加入适量冰糖，稍微冷却后即可食用；也可以将其放在冰箱中冷藏后食用，口感更佳。

【功效】活血，利湿，消肿。

【药膳释义】

（1）赤小豆：《神农本草经》曰，"味甘酸，平。主下水，排痈肿脓血"。《本草纲目》曰："辟温疫，治产难，下胞衣，通乳汁。"

（2）薏苡仁：《本草纲目》曰，"薏苡仁阳明药也，能健脾，益胃"。

【适宜人群】外伤后浮肿，或有水肿、脾胃虚弱、皮肤湿疹等人群。

【注意事项】阴虚火旺者不宜服用。

6.骨折后感染

开放性骨折如不及时清创或清创不彻底或创面大，污染严重，发生感染，局部红肿热痛，或伤口有瘘管，难以愈合。

选用赤小豆土茯苓煲猪排骨调养。

赤小豆土茯苓煲猪排骨

【食材】赤小豆50克，土茯苓25克，猪排骨500克，生姜3片。

【做法】赤小豆提前用清水浸泡2小时，这样可以更快煮熟；土茯苓洗净，备用；猪排骨洗净，砍成大小适中的块状；锅中加入适量清水，放入猪排骨，加入生姜片，大火煮开后撇去浮沫和血水，继续煮约5分钟，然后捞出排骨，用清水冲洗干净；锅中重新加入清水，放入焯水后的猪排骨、赤小豆、土茯苓和生姜片；大火煮开后转小火，煲煮1.5～2小时，直至赤小豆熟烂，猪排骨肉质软烂。

【功效】消炎，清热解毒，益精补气。

【药膳释义】

（1）赤小豆：《神农本草经》曰，"味甘酸，平。主下水，排痈肿脓血。"《本草纲目》曰："辟温疫，治产难，下胞衣，通乳汁"。

（2）土茯苓：甘、淡、平；归心、肺、脾、肾经。利水渗湿，健脾化痰，宁心安神。

【适宜人群】局部红肿热痛，或伤口有瘘管，难以愈合者；适合湿气重、脾胃虚弱、水肿等人群食用。

【注意事项】

（1）阴虚津伤者避免食用。

（2）赤小豆中的嘌呤含量比较丰富，痛风患者慎食。

二、脱位

【疾病简介】

脱位是指组成关节的各骨的关节面失去正常的对应关系，可以分为损伤性脱位、习惯性脱位及病理性脱位。脱位通常会出现局部疼痛、肿胀、关节活动障碍，特殊表现为畸形、弹性固定、关节窝空虚。脱位的核心治疗主要包括复位固定和康复训练，但关节脱位往往伴有伤筋的情况，治疗不善可能会有诸多后遗症。药膳作为一种补充，对关节脱位患者的康复具有很好的促进作用。

1.脱位初期

伤后1～2周，关节周围的筋肉与络脉受损，血离经脉，瘀积不散，经络受阻，气血不得畅通，肿胀较剧烈，故以活血化瘀为主，佐以行气止痛。

选用三七鸡骨汤调养。

三七鸡骨汤

【食材】三七粉3克，鸡腿骨1个（去肉，只留骨头，刀背敲裂以便熬煮）。

【做法】鸡腿骨去肉后，清洗干净，用刀背轻轻敲裂；处理好的鸡腿骨放入锅中，加入清水；大火烧开后转小火，继续熬煮1小时，直至汤色变浓；加入三七粉继续熬煮10分钟，确保三七的有效成分充分渗出；加入适量盐调味。

【功效】活血化瘀，止痛定痛。

【药膳释义】

三七粉：《本草纲目》，"甘微苦，温，无毒。止血，散血，定痛。金刃箭伤，跌扑杖疮，血出不止者，嚼烂涂，或为末掺之，其血即止。亦主吐血，衄血，下血，血痢，崩中，经水不止，产后恶血不下，血运，血痛，赤目，痈肿，虎咬，蛇伤诸病"。

【适宜人群】适合脱位早期及骨折、软组织损伤早期患者。

【注意事项】孕妇、哺乳期妇女不宜服用。有特殊疾病的人群在食用前请咨询专业医师或营养师的建议。

2. 脱位中期

伤后2～3周，疼痛瘀肿减轻，经脉尚未修复，故应以和营生新、续筋接骨为主。

选用猪蹄当归粥调养。

猪蹄当归粥

【食材】当归10克，猪蹄1根，粳米50克，大葱10克。

【做法】先将猪蹄去毛，洗净，切块；大葱洗净切末；猪蹄入锅加入清水和当归熬煮2小时左右；肉烂后捞出当归，去除骨头；在猪蹄汤中加入粳米，继续熬煮；待粥熟时加大葱和少量食盐。

【功效】补气活血，通络止痛。

【药膳释义】

（1）猪蹄：性平，味甘、咸；归脾、胃、肾经。补肾滋阴、养血润燥、益气消肿。

（2）粳米：《名医别录》曰，"味甘、苦，平，无毒"。《本草求真》曰："专入脾、胃，兼入心、脾。"《本草衍义》曰："平和五脏，补益胃气。"《滇南本草》曰："治一切诸虚百损，强筋壮骨，生津，明目，长智。"

（3）当归：味甘、辛，温；归肝、心、脾经。补血活血，调经止痛，润肠通便。《本草纲目》曰："治头痛、心腹诸痛，润肠胃、筋骨、皮肤，治痈疽，排脓止痛，和血补血。"

【适宜人群】关节脱位中期关节疼痛不适的患者。

【注意事项】肝病、动脉粥样硬化、高血压病患者不宜服用。

3. 脱位后期

损伤3周以后，解除固定，筋续连，肿痛消，但因筋骨损伤损及肝肾、气血亏损，部分患者出现寒湿凝滞关节粘连的情况。故应养气血、补肝肾、舒筋通络。

选用当归红枣排骨汤、牛蹄筋白芷汤、老桑枝煲鸡汤调养。

当归红枣排骨汤

【食材】当归10克，红枣15克，枸杞10克，排骨500克。

【做法】排骨洗净，剁成小段；红枣洗净，切成两半，去掉枣核；当归和枸杞分别洗净，当归切成小段；将所有食材（排骨、红枣、当归、枸杞、姜片）放入炖盅或锅中；加入适量清水，大火烧开，然后转小火慢炖2小时；加入适量盐调味。

【功效】补益气血，通利关节。

【药膳释义】

（1）当归：味甘、辛，温；归肝、心脾经。《本草纲目》曰："治头痛、心腹诸痛，润肠胃、筋骨、皮肤，治痈疽，排脓止痛，和血补血。"

（2）红枣：《神农本草经》："味甘，平。主心腹邪气，安中养脾，助十二经。平胃气，通九窍，补少气、少津液，身中不足，大惊，四肢重，和百药。"

（3）枸杞：性甘，平；归肝、肾经。滋补肝肾、益精明目。《食疗本草》曰："坚筋耐老，除风，补益筋骨，能益人，去虚劳。"

【适宜人群】关节脱位后期气血不足者。

【注意事项】湿热体质患者不宜服用。

牛蹄筋白芷汤

【食材】新鲜牛蹄筋100克，白芷20克。

【做法】将新鲜牛蹄筋洗净，切成小块；白芷洗净，用纱布包裹；生姜切片；锅中加入清水1 000毫升，将切好的牛蹄筋、白芷和生姜片放入锅中；大火煮开3分钟，去除浮沫，加入黄酒适量，转为小火，继续炖煮2小时，至牛蹄筋熟烂；加入少量葱、盐出锅。

【功效】强筋骨，利关节。

【药膳释义】

（1）白芷：味辛，性温；归肺，脾，胃经。解表散寒、祛风止痛，通鼻窍，燥湿止带，消肿排脓，祛风止痒。

（2）新鲜牛蹄筋：强健筋骨。

【适宜人群】适合关节脱位复位后，关节活动乏力，屈伸不利以及腰膝酸软乏力者。

【注意事项】阴虚内热者不宜服用。

老桑枝煲鸡汤

【食材】老桑枝60克（干品，鲜品则加倍），母鸡肉500克。

【做法】老桑枝用清水洗净，去除表面的杂质和灰尘，切段用纱布包裹；母鸡肉洗净血污，斩成拇指大小的块状；将鸡块用冷水下锅焯水5分钟捞出；将鸡块和老桑枝一起放入砂锅或炖盅中，加入适量清水；大火烧开后，撇去浮沫，转小火慢炖2小时，直到鸡肉熟烂；加入适量的食盐调味。

【功效】补气血，通经络。

【药膳释义】

（1）老桑枝：味微苦，性平；归肝经。有祛风湿，利关节的作用。《本草备要》曰：

"利关节，养津液，行水去风。"

（2）母鸡肉：温中益气，补虚填精，健脾胃，活血脉，强筋骨。

【适宜人群】关节脱位后期，关节疼痛活动不利、遇冷加重的人群。

【注意事项】阴虚体质慎服。

第三节　伤筋病药膳

【疾病简介】

凡因各种急性外伤或慢性劳损，以及风寒湿邪侵袭等原因造成的人体筋的伤害，统称为"筋伤"。筋伤中"筋"的范围是指人体骨组织和内脏以外的所有软组织。参考历代中医文献，结合现代医学解剖知识，"筋"主要是指人体皮肤、皮下浅筋膜、深筋膜、肌肉、肌腱、腱鞘、韧带、关节囊、滑膜囊、椎间盘、周围神经及血管等软组织。筋伤是骨伤科最常见的疾患，外来暴力、强力扭转、牵拉压迫、跌扑闪挫或慢性劳损及风寒湿邪侵袭等均可导致筋伤。伤筋病一般分为急性损伤和慢性损伤。急性伤筋一般分为筋歪、筋裂、筋断，其中筋断较严重，一般首先要考虑是否需要手术治疗。慢性伤筋一般是由于急性伤筋迁延不愈转变而成，或者慢性劳损导致。急性伤筋多表现为疼痛肿胀畸形活动障碍，慢性伤筋主要表现为疼痛、麻木、肿胀、僵硬、关节弹响、关节摩擦感、活动受限等。伤筋主要并发症有：肌肉萎缩、关节粘连、增生退变、关节游离体形成等。

一、颈椎病

【辨证施膳】

1.风寒湿痹型

头痛或后枕部疼痛，颈僵，转侧不利，一侧或两侧肩臂及手指酸麻胀痛；或头疼牵涉至上背痛，肌肤冷湿，畏寒喜热，颈椎旁可触及软组织肿胀结节。舌淡红，苔薄白，脉细弦。

选用桂枝葛根汤调养。

桂枝葛根汤

【食材】葛根50克，桂枝15克，生姜5克，红枣10克，薏苡仁50克，粳米各50克。

【做法】原料洗净，葛根切碎，桂枝、生姜先煎取汁，与余料同放锅中，加水适量；武火煮沸，文火熬成粥；可加冰糖适量。

【功效】祛风除湿，解痉止痛。

【药膳释义】

（1）葛根：味甘、辛凉，归脾、胃、肺经。解肌退热，透疹，生津止渴，升阳止泻，通经活络，解酒毒。《神农本草经》曰："葛根主消渴，身大热，呕吐，诸痹，起阴气，解诸毒。"

（2）桂枝：味辛、温；归肺、心、膀胱经。发汗解表，温通经脉，助阳化气。《神农本草经》曰："牡桂，味辛，温，主上气咳逆，结气，喉痹吐吸。利关节，补中益气。久服通神、轻身、不老。"

（3）薏苡仁：味甘、淡，性凉；归脾、胃、肺经。利水渗湿，健脾止泻，除痹，排脓，解毒散结。《本草纲目》曰："薏苡仁，阳明药也，能健脾，益胃。虚则补其母，故肺痿肺痈用之。筋骨之病，以治阳明为本，故拘挛筋急，风痹者用之。土能生水除湿，故泄痢水肿用之。"

【适宜人群】适宜颈椎病颈肩部僵硬疼痛或伴肢体麻木乏力的患者。

【注意事项】经期孕期不宜服用。阴虚火旺、容易鼻衄及痔疮易出血者不宜服用。

2. 痰湿瘀阻型

头晕目眩，动则加重，头重如裹，纳呆，或伴四肢麻木不仁；舌暗红，苔厚腻，脉弦滑。

选用天麻炖鱼头调养。

天麻炖鱼头

【食材】天麻10克，川芎6克，新鲜鱼头1个，生姜3片，葱3根，白酒10克，食用油20克。

【做法】鱼头洗净，切开，用白酒抹均匀后静置10分钟；葱洗净切碎；天麻用清水泡软；锅内倒油，加生姜片爆香；把鱼头用厨房用纸擦干净后入锅，煎成两面黄捞起，沥干油；开水倒入砂锅，放鱼头，倒掉砂锅内的水，再倒入开水，放生姜片大火烧开撇净浮沫；转小火煲一小时，加入天麻再煲15分钟；加入少量盐、葱调味。

【功效】祛风化痰，补虚散瘀。

【药膳释义】

（1）天麻：味甘，平；入肝、膀胱经。息风止痉，平抑肝阳，祛风通络。《本草汇言》曰："天麻主头风，头痛，头晕虚旋，癫痫强痉，四肢挛急，语言不顺，一切中风，风痰。"

（2）川芎：味辛，温；归肝胆经。活血行气，祛风止痛。《神农本草经》曰："川芎主中风入脑头痛，寒痹，筋挛缓急，金疮，妇人血闭无子。"

【适宜人群】颈椎病阵发性眩晕发作或伴肢体麻木乏力者。

【注意事项】经期孕期不宜服用。服用期间不宜同时喝绿茶。

3. 气血两虚型

头昏，眩晕，视物模糊或视物目痛，身软乏力，纳差，颈部酸痛，或双肩疼痛；舌淡红或淡胖，边有齿痕，苔薄白而润，脉沉细无力。

选用参芪龙眼粥调养。

参芪龙眼粥

【食材】党参、黄芪、桂圆肉、枸杞各20克，粳米50克。

【做法】先将材料洗净，把党参、黄芪放入锅中煎熬取汁；将桂圆肉、枸杞及粳米一同放入锅中，加入党参黄芪汁及适量清水；慢火煮成粥，加适量白糖调味即可。

【功效】补养气血。

【药膳释义】

（1）党参：味甘，平；归肺脾经。健脾益肺，养血生津。党参作为药用首见于清代《本草从新》："党参补中益气，和脾胃除烦渴。"

（2）黄芪：味甘，性微温；归脾、肺经。补气升阳，益气固表，敛汗固脱，托毒生肌，利水消肿，行滞通痹。《本草纲目》认为黄芪为补气药之长。《神农本草经》曰："黄芪，味甘微温。无毒。主痈疽久败创，排脓止痛，大风，癞疾，五痔，鼠瘘，补虚，小儿百病。"

（3）桂圆肉：归心、肝、脾经；具有补益心脾、养心安神、延缓衰老的功效，常用于治疗失眠、惊悸、健忘等病证。《神农本草经》曰："龙眼味甘，性平，主治：五脏邪气，安志厌食。久服强魂聪明，轻身不老，通神明。"《滇南本草》曰："龙眼养血安神，长智敛汗，开胃益脾。"

【适宜人群】颈椎病或营养不良或慢性失血导致的气血亏虚证。

【注意事项】湿阻中满或有停饮、痰、火者忌服。牙龈肿痛、大便秘结、口舌生疮者不宜食用。

4. 肝肾不足型

眩晕头昏头痛，耳鸣耳聋，失眠多梦，肢体麻木乏力，步态不稳，舌红少津，脉细。选用五子羊肉汤调养。

五子羊肉汤

【食材】枸杞、菟丝子、女贞子、五味子、桑葚、当归、生姜各10克，肉桂5克，羊肉200克。

【做法】原料洗净，菟丝子、女贞子、五味子纱布包；羊肉切片；锅中放油适量，翻炒羊肉约3分钟；将羊肉放入砂锅内，放入余料，加水、盐适量，武火煮沸后，文火煎半小时，取出菟丝子、女贞子、五味子纱布包即可食用。

【功效】补肝肾，益气血。

【药膳释义】

（1）枸杞：味甘，性平；归肝、肾、肺经。滋肾，润肺，补肝，明目。《神农本草经》曰："枸杞主五内邪气，热中，消渴，周痹。久服，坚筋骨，轻身不老。"《本草经疏》曰："枸杞，润而滋补，兼能退热，而专于补肾、润肺、生津、益气，为肝肾真阴不足、劳乏内热补益之要药。"

（2）菟丝子：味辛、甘，性平；归肝、肾、脾经。补益肝肾，固精缩尿，安胎，明目，止泻。《神农本草经》曰："菟丝子味辛，平。主续绝伤，补不足，益气力，肥健，汁：去面皯。久服明目，轻身延年。"

（3）女贞子：味甘苦，性凉；归肝、肾经。滋补肝肾，明目乌发。《神农本草经》曰："女贞子主补中，安五脏，养精神，除百疾。"《本草备要》曰："女贞子益肝肾，安五藏，强腰膝，明耳目，乌髭发，补风虚，除百病。"

（4）五味子：味酸、甘，性温；归肺、心、肾经。收敛固涩，益气生津，补肾宁心。《神农本草经》曰："五味子主益气；咳逆上气；劳伤羸瘦，补不足；强阴，益男子精。"

（5）桑葚：性温，味甘、酸；归心、肝、肾经。补肝益肾，滋阴补血，生津润肠。《本草纲目》曰："桑葚捣汁饮，解酒中毒、利水气、消肿、滋阴补血，用于肝肾不足、精血亏虚、头晕目暗、耳鸣失眠、须发早白等。"

（6）当归：味甘、辛，温；归肝、心、脾经。补血调经，活血止痛，润肠通便。《神农本草经》曰："当归味甘，温。主咳逆上气，温疟，寒热洗洗在皮肤中。妇人漏下，绝子。"《名医别录》曰："当归温中止痛，除客血内塞，中风痓、汗不出，湿痹，中恶，客气虚冷，补五脏，生肌肉。"

（7）羊肉：性温，助元阳，益精血。

【适宜人群】适宜于肝肾亏虚型颈椎病、肾虚阳痿及慢性腰腿痛腰膝酸软者。

【注意事项】不宜与醋同时服用。易上火者慎服。

二、肩关节周围炎

【疾病简介】

肩关节周围炎简称肩周炎，又称为冷凝肩、冻结肩、五十肩等。临床以肩周疼痛、肩关节活动受限为主要表现。疼痛可为钝痛、刀割样痛，夜间加重，可放射至肘前臂或手、颈、背部。本病有一定的自限性，自然病程为数月至三年，平均一年半。本病分为急性期、粘连期、解冻期（恢复期）。临床常见分型主要有寒湿痹阻型、气滞血瘀型和气血亏虚型。

【辨证施膳】

1. 寒湿痹阻型

受凉或无明显诱因起病，肩部疼痛，肩关节被动活动受限，遇风寒痛增，得温痛缓，肩部有沉重感。舌淡，舌苔薄白或腻，脉弦滑或弦紧。

选用桂附猪蹄汤调养。

桂附猪蹄汤

【食材】白附片、桂枝各10克，桑枝30克，羌活15克，猪蹄1对。

【做法】将猪蹄去毛洗净剁开，放锅中，加水适量、料酒少许煮开，10分钟左右捞出清洗干净；猪蹄放炖锅中，白附片、桂枝、桑枝、羌活纱布包裹放入锅中，加水，猛火烧开后小火炖煮2～3小时；去除布包，加入盐、味精、胡椒粉调味即可。

【功效】祛风散寒除湿，舒筋通络止痛。

【药膳释义】

（1）白附片：辛，甘；归心、肾、脾经。回阳救逆，补火助阳，散寒止痛。《神农本草经》曰："附子主风寒咳逆邪气，温中，金疮，破癥坚积聚，血瘕，寒湿踒躄，拘挛膝痛，不能行步。"

（2）桂枝：味辛温，归肺、心、膀胱经。发汗解表，温通经脉，助阳化气。《神农本草经》曰："牡桂，味辛，温，主上气咳逆，结气，喉痹吐吸。利关节，补中益气。久服通神、轻身、不老。"

（3）桑枝：性味微苦，平；归肝经。祛风通络，利水消肿。《本草撮要》曰："桑枝，功专去风湿拘挛，得桂枝治肩臂痹痛。"

（4）羌活：味辛、苦、温；归膀胱、肾经。散寒，祛风，除湿，止痛。《日华子本草》曰："羌活治一切风并气，筋骨拳挛，四肢羸劣，头旋眼目赤疼及伏梁水气，五劳七伤，虚损冷气，骨节酸疼，通利五脏。"

【适宜人群】适宜于寒湿痹阻型肩周炎，寒湿痹阻型颈椎病、风湿关节炎等。

【注意事项】阴虚及阳亢体质者不宜服用。白附片有小毒，服用需久煮，且不宜长期服用。

2. 气滞血瘀型

一般有外伤史或轻微外伤史，肩部疼痛，拒按，以夜间为甚，活动受限。舌紫黯或有瘀斑，舌苔白或薄黄，脉弦或细涩。

选用芍药桃仁粥调养。

芍药桃仁粥

【食材】白芍20克，桃仁15克，陈皮6克，大米60克。

【做法】先将白芍、陈皮加水煎煮取汁；再把桃仁去皮，捣烂如泥，加水过滤，去渣；用二味汁液同大米煮为稀粥，即可食用。

【功效】行气活血，缓急止痛。

【药膳释义】

（1）白芍：味苦、酸，性微寒；归肝、脾经；养血调经，敛阴止汗，柔肝止痛，平抑肝阳。《神农本草经》曰："芍药主邪气腹痛，除血痹，破坚积，治寒热疝瘕，止痛，利小便，益气。"

（2）桃仁：味苦、甘、平；归心、肝、大肠经；活血祛瘀，润肠通便，止咳平喘。《名医别录》曰："桃仁主咳逆上气，消心下坚，除卒暴击血，破瘕症，通月水，止痛。"

【适宜人群】适宜于气滞血瘀型肩周炎。

【注意事项】经期不宜服用，出血倾向者慎用，大便溏稀者慎用。

3. 气血亏虚型

肩部酸痛活动受限，劳累后疼痛加重，伴头晕目眩，气短懒言，心悸失眠，四肢乏力。舌淡，少苔或舌苔白，脉细弱或沉。

选用归芪二枝粥调养。

归芪二枝粥

【食材】黄芪20克，当归、桂枝各10克，桑枝30克，大米100克。

【做法】黄芪、当归、桂枝、桑枝加水煎煮30分钟取汁；药汁加大米煮稀粥。

【功效】补益气血，通络止痛。

【药膳释义】

（1）黄芪：味甘，性微温；归脾、肺经。补气升阳，益气固表，敛汗固脱，托毒生肌，利水消肿，行滞通痹。《本草纲目》认为黄芪为补气药之长。《神农本草经》曰："黄芪，味甘微温。无毒。主痈疽久败创，排脓止痛，大风，癞疾，五痔，鼠瘘，补虚，小儿百病。"

（2）当归：甘、辛，温；归肝、心、脾经。补血活血，调经止痛，润肠通便。《神农本草经》曰："当归主咳逆上气，温疟寒热在皮肤中，妇人漏下，绝子，诸恶疮疡金疮。"

（3）桂枝：味辛，温；归肺、心、膀胱经。发汗解表，温通经脉，助阳化气。《神农本草经》曰："牡桂，味辛，温，主上气咳逆，结气，喉痹吐吸。利关节，补中益气。久服通神、轻身、不老。"

（4）桑枝：性味微苦，平；归肝经。祛风通络，利水消肿。《本草撮要》曰："桑枝，功专去风湿拘挛，得桂枝治肩臂痹痛。

【适宜人群】适宜于气血亏虚型肩周炎，颈椎病肢体麻木等。

【注意事项】

（1）痰湿、湿热体质者不宜服用。

（2）有出血倾向者不宜服用。

三、腰椎间盘突出症

【疾病简介】

腰椎间盘突出症是由于退行性变或外力作用，使腰椎间盘纤维环破裂、髓核突出，进而压迫神经根、血管、脊髓、马尾神经等，主要表现为腰腿痛的疾病。

【辨证施膳】

1.气滞血瘀证

近期腰部有外伤史，腰腿痛剧烈，痛有定处，刺痛，腰部僵硬，俯仰活动艰难，痛处拒按，舌质暗紫，或有瘀斑，舌苔薄白或薄黄，脉沉涩或脉弦。

选用三七地黄瘦肉汤调养。

三七地黄瘦肉汤

【食材】三七12克，生地黄30克，红枣4个，瘦猪肉300克。

【做法】以上食材洗净，三七打碎；瘦肉切片焯水洗净；三七、生地黄、红枣、瘦猪肉混合炖煮2小时至肉烂；加少量食盐调味。

【功效】活血，散瘀，定痛。

【药膳释义】

（1）三七：味甘、微苦、温；归肝、胃经。散瘀止血，消肿定痛。《本草纲目》曰："三七止血散血定痛，金刃箭伤、跌扑杖疮、血出不止者，嚼烂涂，或为末掺之，其血即止。亦主吐血衄血，下血血痢，崩中经水不止，产后恶血不下，血运血痛，赤目痈肿，虎咬蛇伤诸病。"

（2）生地黄：味甘、寒；归心、肝、肾经。滋阴补肾，养血补血，凉血止血。

（3）红枣：补中益气，养血安神。

【适宜人群】适宜于气滞血瘀型腰椎间盘突出症，急性扭挫伤等。

【注意事项】虚寒体质便溏者不宜服用。腰椎间盘突出症属寒湿痹阻者不宜服用。

2.寒湿痹阻证

腰腿部冷痛重着，转侧不利，痛有定处，虽静卧亦不减或反而加重，日轻夜重，遇寒痛增，得热则减，舌质胖淡，苔白腻，脉弦紧、弦缓或沉紧。

选用附子猪肚汤调养。

附子猪肚汤

【食材】熟附子10克，肉桂3克，猪肚1个。

【做法】猪肚用食盐和面粉混合反复冲洗干净；将熟附子、肉桂放进猪肚，用棉线将其口子捆扎起来；入锅小火炖煮2小时，加少量食盐调味。

【功效】温阳散寒，除湿止痛。

【药膳释义】

（1）熟附子：辛，甘；归心、肾、脾经。回阳救逆，补火助阳，散寒止痛。《神农本草经》曰："附子主风寒咳逆邪气，温中，金疮，破癥坚积聚，血瘕，寒湿踒躄，拘挛膝痛，不能行步。"

（2）肉桂：味辛、甘，大热；归肾、脾、心、肝经。补火助阳，引火归元，散寒止痛，温通经脉。《神农本草经》曰："肉桂主上气咳逆，结气喉痹吐吸，利关节，补中益气。"

（3）猪肚：味甘、性温，有补虚损、脾胃之功，可治虚劳羸弱、泄泻、下痢、消渴、小便频数、小儿疳积等症。

【适宜人群】适宜于寒湿痹阻型腰椎间盘突出症，腰膝冷痛等。

【注意事项】体质湿热者不宜服用。本品不宜和半夏、瓜蒌、白及同用。

3. 湿热痹阻证

腰筋腿痛，痛处伴有热感，或见肢节红肿，口渴不欲饮，苔黄腻，脉濡数或滑数。

选用防己桑枝粥调养。

防己桑枝粥

【食材】桑枝20克，防己12克，薏苡仁50克，赤小豆50克。

【做法】将所有用料洗干净，放入锅中加水煮2小时。

【功效】清热利湿，通络止痛。

【药膳释义】

（1）桑枝：性味微苦，平；归肝经；祛风通络，利水消肿。《本草撮要》曰："桑枝，功专去风湿拘挛。"

（2）防己：味辛、苦，性寒；归膀胱、肺经。祛风止痛，利水消肿。《神农本草经》曰："防己主风寒温疟，热气诸痫，除邪，利大小便。"

（3）薏苡仁：味甘、淡，性凉；归脾、胃、肺经。利水渗湿，健脾止泻，除痹，排脓，解毒散结。《本草纲目》曰："薏苡仁阳明药也，能健脾，益胃。筋骨之病，以治阳明为本，故拘挛筋急，风痹者用之。"

（4）赤小豆：甘、酸，平；归心、小肠经。利水消肿，解毒排脓。《中药大辞典》曰："赤小豆利水除湿，和血排脓，消肿解毒。治水肿，脚气，黄疸，泻痢，便血，痈肿。"

【适宜人群】适宜于湿热痹阻型腰椎间盘突出症，痛风、滑膜炎等属湿热者。

【注意事项】阳虚体质者慎用。寒湿痹阻型不宜服用。

4. 肝肾亏虚证

腰腿痛缠绵日久，反复发作，乏力，不耐劳，劳则加重，卧则减轻，包括肝肾阴虚及肝肾阳虚证。阴虚证症见：心烦失眠，口苦咽干，舌红少津，脉弦细而数。阳虚证症见：四肢不温，形寒畏冷，筋脉拘挛，舌质胖淡，脉沉细无力等症。

选用杜仲牛尾汤调养。

杜仲牛尾汤

【食材】 杜仲15克，巴戟肉15克，核桃肉15克，红枣4个，牛尾巴1条，生姜3片。

【做法】 牛尾巴洗干净切块并焯水，捞起冲掉血沫；把杜仲、巴戟肉、核桃肉、红枣、牛尾巴、生姜片放进锅里加适量清水炖煮2～3小时；加少量食盐调味。

【功效】 补益肝肾，强筋健骨。

【药膳释义】

（1）杜仲：味甘，微辛、温，善温补肝肾、强筋健骨、安胎。《神农本草经》曰："杜仲主腰脊痛，补中益精气，坚筋骨，强志，除阴下痒湿，小便余沥。"

（2）巴戟肉：性味甘、辛，微温；归肾、肝经。补肾阳，强筋骨，祛风湿。

（3）核桃肉：味甘、温，归肾、肺、大肠经。补肾固精，温肺定喘，润肠。《医林纂要》曰："核桃肉补肾，润命门，固精，润大肠。"

【适宜人群】 适宜于肝肾阳虚型腰椎间盘突出症，腰膝酸软乏力，劳则加剧者。

【注意事项】 肝火亢盛、阴虚内热者不宜服用。

第四节　骨病药膳

一、骨性关节炎（骨痹）

【疾病简介】

骨性关节炎又称骨关节病、退行性关节病、增生性关节病、肥大性关节病，是一种常见的慢性、进展性关节疾病。其病理特点为关节软骨变性、破坏、软骨下骨硬化，关节边缘和软骨下骨反应性增生，骨赘形成。临床上以关节疼痛、僵硬、活动受限，或伴有活动时摩擦响声为特征。中医认为本病是由于长期劳损或中老年气血渐衰、肾精亏虚的情况下风寒湿等邪气侵扰人体筋骨关节，闭阻经脉气血，出现肢体沉重、关节剧痛，甚至发生肢体拘挛屈曲，或强直畸形。中医称为骨痹。

【辨证施膳】

1. 肾虚髓亏证

关节隐隐作痛，腰膝酸软，腰腿不利，俯仰转侧不利，伴有头晕、耳鸣、耳聋、目眩。舌淡红、苔薄白，脉细。

选用壮骨汤调养。

壮骨汤

【食材】 杜仲12克，枸杞12克，菟丝子15克，牛膝10克，山药30克，猪脊骨250克。

【做法】 将猪脊骨切块洗净；锅内加水并放少许料酒，将猪脊骨放入锅内煮开5分钟捞出冲洗；将杜仲、菟丝子、牛膝纱布包裹，与枸杞、猪脊骨一起放入锅中炖煮2小时；放入山药，再炖煮半小时；加入食盐少许调味即可食。

【功效】 补益肝肾，强筋壮骨。

【药膳释义】

（1）杜仲：味甘、微辛、温，善温补肝肾、强筋健骨、安胎。《神农本草经》曰："杜仲主腰脊痛，补中益精气，坚筋骨，强志，除阴下痒湿，小便余沥。"

（2）枸杞：味甘，性平；归肝、肾、肺经。滋肾，润肺，补肝，明目。《神农本草经》曰："枸杞主五内邪气，热中，消渴，周痹。久服，坚筋骨，轻身不老。"

（3）菟丝子：味辛、甘、性平；归肝、肾、脾经。补益肝肾，固精缩尿，安胎，明目，止泻。《神农本草经》曰："菟丝子味辛，平。主续绝伤，补不足，益气力，肥健，汁：去面皯。久服明目，轻身延年。"

（4）牛膝：味苦、甘、酸，平；归肝、肾经。长于补虚，善补肝肾、强筋骨，为治腰膝酸软、筋骨无力之要药。《神农本草经》曰："牛膝主寒湿痿痹，四肢拘挛，膝痛不可屈伸，逐血气，伤热火烂，堕胎，久服轻身耐老。"

（5）山药：性味甘，平；归脾、肺、肾经。补脾养胃，生津益肺，补肾涩精。《神农本草经》曰："山药主伤中，补虚，除寒热邪气，补中益气力，长肌肉，久服耳目聪明。"

（6）猪脊骨：味甘、性微温；入肾经。滋补肾阴，填补精髓。用于肾虚耳鸣、腰膝酸软、阳痿、遗精等。

【适宜人群】适宜于肾虚髓亏型骨关节炎（骨痹），腰椎管狭窄症等。

【注意事项】湿热证、痰湿证患者不宜服用。

2. **阳虚寒凝证**

肢体关节疼痛，重著，屈伸不利，天气变化时加重，昼轻夜重，遇寒痛增，得热稍减。舌淡，苔白，脉沉细缓。

选用杜仲核桃猪腰汤调养。

杜仲核桃猪腰汤

【食材】杜仲10克，核桃肉20克，红枣5枚，生姜3片，米酒3毫升，猪腰1对。

【做法】把猪腰除去筋膜，清洗干净；杜仲用纱布包裹；所有食材放入锅中，加入适量的水，大火煮沸后用文火熬煮1小时即可食。

【功效】温补肾阳。

【药膳释义】

（1）杜仲：味甘、微辛、温，善温补肝肾、强筋健骨、安胎。《神农本草经》曰："杜仲主腰脊痛，补中益精气，坚筋骨，强志，除阴下痒湿，小便余沥。"

（2）核桃肉：味甘、温；归肾经、肺经、大肠经。补肾固精，温肺定喘，润肠。《医林纂要》曰："核桃肉补肾，润命门，固精，润大肠。"

（3）红枣：补中益气、养血安神，兼调味。

（4）猪腰：腰者，肾之外府，肾主骨生髓，补骨必补肾。猪腰以脏补脏之意。

（5）生姜：温中散寒。

【适宜人群】适宜于阳虚寒凝型骨关节炎（骨痹），跌打损伤，瘀血肿痛等。

【注意事项】湿热体质者不宜服用。阴虚内热者不宜服用。

3. **瘀血阻滞证**

关节刺痛，痛处固定，关节畸形，活动不利，或腰弯背驼，面色晦暗。唇舌紫暗，脉沉或细涩。

选用三七丹参粥调养。

三七丹参粥

【食材】鸡血藤20克，丹参10克，三七5克，大米25克。

【做法】把鸡血藤、丹参、三七放进炖锅里，加水煎两次，每次半小时；把药汁放进锅里，同时放入大米，加入适量的水，用文火煮成粥。

【功效】活血化瘀，通络止痛。

【药膳释义】

（1）鸡血藤：味苦、甘，性温；归肝、肾经。补血，活血，通络。鸡血藤最早可追溯到清代汪昂的《本草备要》："鸡血藤，活血舒筋，治男女干血劳，一切虚损劳伤，吐血咯血，咳血嗽血，诸病要药"。

（2）丹参：味苦、微寒；归心、肝经。活血祛瘀，安神宁心，排脓，止痛。《日华子本草》曰："丹参养神定志，通利关脉。治冷热劳，骨节疼痛，四肢不遂；排脓止痛，生肌长肉；破宿血，补新生血；安生胎，落死胎；止血崩带下，调妇人经脉不匀，血邪心烦；恶疮疥癣，瘿赘肿毒，丹毒；头痛，赤眼，热温狂闷。"

【适宜人群】适宜于瘀血阻滞型骨关节炎（骨痹），跌打损伤瘀血肿痛等。

【注意事项】经期孕期不宜服用。有出血倾向者慎用。

4. 痰湿瘀阻证

肢体关节沉重酸胀疼痛，甚者关节肿胀，重者不移，四肢活动不便。舌质淡，苔白腻，脉濡缓。

选用冬瓜薏仁汤调养。

冬瓜薏仁汤

【食材】冬瓜250克，薏苡仁40克。

【做法】冬瓜洗净，不去皮，切片；薏苡仁洗净温水浸泡2～4小时；冬瓜、薏苡仁一起放入炖锅小火慢炖1小时；加少量盐调味。

【功效】除湿化痰，通络祛痹。

【药膳释义】

（1）冬瓜：味甘、微寒；入肺、大小肠、膀胱经。利水，消痰，清热，解毒。《本草再新》曰："冬瓜清心火，泻脾火，利湿去风，消肿止渴，解暑化热。"

（2）薏苡仁：味甘、淡，性凉；归脾、胃、肺经。利水渗湿，健脾止泻，除痹，排脓，解毒散结。《本草纲目》曰："薏苡仁阳明药也，能健脾，益胃。筋骨之病，以治阳明为本，故拘挛筋急，风痹者用之。"

【适宜人群】适宜于痰湿瘀阻型骨关节炎（骨痹），跌打损伤瘀血肿痛等。

【注意事项】冬瓜、薏苡仁性偏寒凉，虚寒体质者不宜服用。

二、股骨头缺血性坏死（骨蚀）

【疾病简介】

股骨头缺血性坏死，中医称为骨蚀，是以髋膝部疼痛、髋关节活动受限为主要临床表现的一种疾病，确诊需要依靠影像学检查，磁共振才能早期发现股骨头缺血性坏死。

【辨证施膳】

1. 血瘀气滞证

髋部疼痛，夜间痛剧，刺痛不移，关节屈伸不利，舌质暗或有瘀点，苔黄，脉弦或沉涩。

选用红杞田七鸡调养。

红杞田七鸡

【食材】红花5克，枸杞50克，三七5克，黄酒20毫升，生姜10克，葱白10克，鲜母鸡1只。

【做法】鲜母鸡半只，冲洗干净；三七润软后切成薄片，枸杞洗净，葱白洗净切段，生姜洗净切片；将鸡放入沸水中略焯片刻，捞出用凉水冲洗沥干；将红花、枸杞、三七片、生姜片、葱段塞于鸡腹内；锅底注入清水，鸡置蒸笼内，将胡椒粉、黄酒涂抹在鸡肉表面；旺火蒸约2小时即成。

【功效】补肾活血，去瘀生新。

【药膳释义】

（1）红花：辛，温；归心、肝经。活血通经，散瘀止痛。

（2）枸杞：味甘，性平；归肝、肾、肺经。滋肾，润肺，补肝，明目。《神农本草经》曰："枸杞主五内邪气，热中，消渴，周痹。久服，坚筋骨，轻身不老。"

（3）三七：味甘、微苦、温；归肝、胃经。散瘀止血，消肿定痛。

【适宜人群】适宜于血瘀气滞型股骨头缺血性坏死（骨蚀），皮肤色素沉着等。

【注意事项】经期、孕期不宜服用。有出血倾向者不宜服用。

2. 肾虚血瘀证

髋痛隐隐，绵绵不休，关节强硬，伴心烦失眠，口渴咽干，面色潮红。舌质红，苔燥黄或黄腻，脉细数。

选用碎补杜仲牛膝汤调养。

碎补杜仲牛膝汤

【食材】骨碎补20克，杜仲15克，牛膝10克，枸杞10克，黑豆20克，乌龟肉200克。

【做法】黑豆洗净浸泡2小时；将骨碎补、杜仲、牛膝洗净用纱布包裹，枸杞洗净；乌龟肉洗干净，切块，焯水3分钟；上述食材放入炖锅中，加水适量炖煮2小时；加入食盐调味。

【功效】补肾活血，强筋健骨。

【药膳释义】

（1）骨碎补：味苦，温；归肾、肝经。补肾强骨，续伤止痛。《景岳全书》曰："骨碎补味微苦，性温平，乃足少阴厥阴肝肾药也。能活血止血，补折伤，疗骨中邪毒，风热疼痛，及痢后下虚。或远行，或房劳，或外感风湿，以致两足痿弱疼痛，俱宜以四斤丸、补阴药之类佐而用之。"

（2）枸杞：味甘，性平；归肝、肾、肺经。滋肾，润肺，补肝，明目。《神农本草经》曰："枸杞主五内邪气，热中，消渴，周痹。久服，坚筋骨，轻身不老。"

（3）杜仲：味甘，微辛、温，善温补肝肾、强筋健骨、安胎。《神农本草经》曰："杜仲主腰脊痛，补中益精气，坚筋骨。"

（4）牛膝：味苦、甘、酸、平；归肝、肾经。长于补虚，善补肝肾、强筋骨，为治腰膝酸软、筋骨无力之要药。《神农本草经》曰："牛膝主寒湿痿痹，四肢拘挛，膝痛不可屈伸，逐血气，伤热火烂，堕胎，久服轻身耐老。"

（5）乌龟肉：味甘、咸，平，益阴补血。《食疗本草》曰："乌龟肉主除温瘴气，风痹，身肿，踒折。"

【适宜人群】适宜于肾虚血瘀型股骨头缺血性坏死（骨蚀），脊髓型颈椎病及腰椎椎管狭窄等导致肢体萎软乏力等症。

【注意事项】本方偏滋腻，痰湿内盛者不宜服用。阳虚内寒者不宜服用。

3. 痰瘀蕴结证

髋部沉重疼痛，痛处不移，关节漫肿，屈伸不利，肌肤麻木，形体肥胖。舌质灰，苔腻，脉滑或濡缓。

选用薏苡仁木瓜粥调养。

薏苡仁木瓜粥

【食材】薏苡仁30克，木瓜15克，三七粉6克，陈皮6克，大米30克。

【做法】薏苡仁、木瓜、陈皮、大米洗净；同三七粉放入炖锅加水小火熬煮1小时；加少量盐调味即成。

【功效】除湿化痰，散瘀通络。

【药膳释义】

（1）薏苡仁：味甘、淡，性凉；归脾、胃、肺经。利水渗湿，健脾止泻，除痹，排脓，解毒散结。《本草纲目》曰："薏苡仁阳明药也，能健脾，益胃。筋骨之病，以治阳明为本，故拘挛筋急，风痹者用之。"

（2）木瓜：味酸，温；归肝、脾经。舒筋活络，和胃化湿。《名医别录》曰："木瓜实，味酸温，无毒，主湿痹邪气、霍乱大吐下、转筋不止。"

（3）三七粉：味甘、微苦、温；归肝、胃经。散瘀止血，消肿定痛。

（4）陈皮：理气健脾，燥湿化痰。

【适宜人群】适宜于痰瘀蕴结型股骨头缺血性坏死（骨蚀）；痰湿导致的四肢沉重麻木，小腿抽筋等。

【注意事项】虚寒体质、阴虚体质不宜服用。

第六章 疼痛科病证药膳

第一节 疼痛科病证药膳的特点与适应范围

一、定义

疼痛科病证药膳是一种专门针对疼痛性疾病如头痛、牙痛、关节痛、神经痛等相关疾病而设计的药膳。它以传统中医理论为基础，结合神经分布的生理特点和疼痛疾病的证型特点，采用具有预防、调理、治疗、保健等作用的药材和食材，通过合理的搭配和烹饪，制作成具有一定止痛功效或达到缓解疼痛症状、口感适宜、易于患者接受的药膳。

二、疼痛科病证药膳的特点

疼痛科病证药膳主要针对神经分布生理部位或者疼痛性质，以及疼痛所发生的部位，如三叉神经痛、枕神经痛、牙痛、手关节痛、肩关节痛、颈椎关节痛、膝关节痛等的不同，设计出合理的药食烹饪方法，制作出药膳以调节或缓解疼痛。

中药学里不同的药材有不同的性味与归经，根据中药的这些特点，结合中医理论将适合应用于疼痛调节和治疗的药材选入药膳中。所谓药材的性是指寒、热、温、凉四种，而药材的味就是指辛、酸、甘、苦、咸五味。药材的归经就是把药物的作用与脏腑经脉的关系相结合起来，说明某种药物对某些脏腑经脉的病变起一定的治疗作用。中医古籍经典《黄帝内经·素问》曰："肝主筋，肾主骨，脾主肉，心主脉，肺主皮毛。"结合中医五藏所主理论，疼痛科病证药膳多用归肝、肾、脾经为主的药材。《素问·宣明五气》曰："五味所入：酸入肝，苦入心，甘入脾，辛入肺，咸入肾"，故疼痛科病症药材以酸、甘、咸味为主，以达到治疗不同部位疼痛疾病的目的。

三、适宜范围

疼痛科病证药膳主要用于治疗常见的疼痛性疾病，如头痛、牙痛、关节痛等。同时该类药膳主要以归肝、肾、脾经为主，故也可用于调理肝、肾、脾经相关疾病，以提高和改善机体功能、调节免疫力等。

总之，疼痛科药膳是一种专门针对疼痛疾病所设计的药膳，它以中医理论为基础，结合疼痛的神经分布生理特点和疾病的疼痛性质、原因等特点，采用具有调理、治疗、保健、镇痛等作用的药材和食材，通过合理的搭配和烹饪，制作出美味可口、营养丰富、易于患者接受的药食同用的膳食。它可以用于治疗疼痛性疾病和其他与疼痛相关的疾病，也可以用于调理人体的机体功能状态，能起到已病缓解，未病先防的作用。

第二节 关节痛药膳

【疾病简介】

关节痛是指身体的关节处出现疼痛感，包括肩、肘、膝、手腕、腰部、髋等关节，多见于西医的类风湿性关节炎、风湿性关节炎、反应性关节炎、肌纤维炎、强直性脊柱炎、增生性关节炎、痛风等病。对照中医理论多属于痹证范畴。中医定义痹证为人体机体表面、肌肉经络因感受风、寒、热、湿等引起的以肢体关节及肌肉酸痛、麻木、重着疼痛、屈伸不利，或者以关节肿大灼热等为主要症见的一类病证。痹证致病分内因与外因，外因多与外感风、寒、湿、热之邪有关，而内因和人体正气不足有关。常见外因为外邪在人体卫气虚弱时容易侵入人体而致病，汗出当风、坐卧湿地、涉水冒雨等，均可使邪气侵入机体经络，留滞于关节，导致经脉气血闭阻不通，不通则痛，正如《素问·痹论》所说："风寒湿三气杂至，合而为痹。"内因多为劳逸不当、久病体虚所致。

关节痛药膳的特点：关节痛药膳多为药食同源的中药材和普通烹饪食材的结合，根据中医理论将药性及归经融入食材烹饪中，达到驱除外邪、药入病处、食补体虚的目的。关节痛的药膳中具有中药的某些治疗效果，而避免了因中药方药的口感差、气味难闻等患者难以长期服用的弊端。将药材与生活中常见的食材通过合理地烹饪后让其口感及气味易于接受，使其兼具某些治疗功效且风味俱佳的优点，是人们调理自身健康的良好选择。

根据感受邪气的相对轻重，常分为行痹（风痹）、痛痹（寒痹）、着痹（湿痹）。常见的证型有：风寒湿痹证、风湿热痹证、痰瘀痹阻证、肝肾亏虚证。

一是辨邪气的偏盛，二是辨别虚实。如关节疼痛游走不定多为风邪盛；病势较重，痛点较固定，遇寒加重者多为寒邪盛；而关节以酸痛、重痛、漫肿者多为湿邪盛；如果关节肿胀明显，具备皮肤发热、灼烫等症状多为热邪盛。如关节痛病程长、肿胀比较局限，或见到皮下有结节者多为痰湿；而关节肿胀疼痛、局部僵硬、疼痛多为固定不移，可伴随见肌肤紫暗或瘀斑等多为瘀邪。关节疼痛新出现的，以风、寒、热、湿明显者多为实证；病程较长、气血耗损，或损伤脏腑、肝肾不足的多为虚证；如病程长、反复发作、时轻时重、伴随肝肾亏虚的多为痰和瘀邪相结，出现虚实夹杂的证。

【辨证施膳】

1. 风寒湿痹证

风寒湿痹证可见关节酸痛、肌肉疼痛，局部关节伸屈不利，常呈一个或多个关节疼痛；可见一处关节疼痛重、其他关节疼痛较轻，或者该处关节疼痛减轻后其他关节疼痛加重的游走性疼痛表现；关节疼痛的部位有时也可较固定，遇到寒冷外因时加重，遇到温热外因时可减轻，也可见局部皮肤肿胀、皮肤麻木不适等表现。舌质较淡，苔白，脉浮或脉象弦紧。

选用当归花椒羊肉汤调养。

当归花椒羊肉汤

【食材】当归30克，生姜15克，花椒（蜀椒最佳）3克，新鲜羊肉500克。

【做法】如为新鲜当归，可清洗干净，切段备用即可；如为干当归，则清水泡发后清洗切段备用；生姜清洗切片，备用；新鲜羊肉清洗干净、切块，焯水后去血沫杂质，备用；砂锅中放入适量清水并加入羊肉、当归后大火烧开，10分钟后加入生姜、花椒改小火慢炖，待羊肉熟透后加入适量盐、味精、胡椒调味即可。

【功效】祛风散寒，温经通络。

【药膳释义】

（1）当归：味甘、辛，温；归肝、心脾经；《医学启源》曰："当归，气温味甘，能和血补血，尾破血，身和血。"《名医别录》："味辛，大温，无毒，主温中，止痛，除客血内塞，中风痉，汗不出，湿痹，中恶，客气虚冷，补五藏，生肌肉。入肝、心经，兼入脾经。善补血活血、调经止痛、润肠通便，并能散寒。"

（2）羊肉：味甘，性热；归胃、脾、肾经。补肾壮阳。《医学发明》曰："补可去弱，人参、羊肉之属也。夫人参之甘温，能补气之虚；羊肉之甘热，能补血之虚；羊肉，有形之物也，能补有形肌肉之气。凡气味与人参、羊肉同者，皆可以补之。故云属也。人参补气，羊肉补形，形气者，有无之象也。"《本草求真》曰："羊肉气味甘温，东垣载能补形，此一句已尽羊肉大概矣。"

（3）花椒：味辛、性温；归脾经、胃经、肾经。温中止痛，杀虫止痒。《神农本草经》曰："主邪气咳逆，温中，逐骨节皮肤死肌，寒湿痹痛，下气。"《药性论》曰："治恶风，遍身四肢顽痹，口齿浮肿摇动；主女人月闭不通，治产后恶血痢，多年痢，主生发，疗腹中冷痛。治头风下泪，腰脚不遂，虚损留结，破血，下诸石水，腹内冷而痛，除齿痛。"

（4）胡椒：味辛、性热；归胃经、大肠经。温中散寒，下气，消痰。《本草纲目》曰："暖肠胃，除寒湿反胃、虚胀冷积，阴毒，牙齿浮热作痛。"《日华子本草》曰："调五脏，止霍乱，心腹冷痛，壮肾气，主冷痢，杀一切鱼、肉、鳖、蕈毒。"

【适宜人群】适宜于外感风寒、湿痹留滞肌肉筋骨者。

【注意事项】

（1）阴虚内热者禁服，孕妇不宜。

（2）对花椒、胡椒过敏者禁服。

2. 风湿热痹证

关节疼痛可见游走性，涉及一个或者多个关节，活动不便，关节局部伴随灼热、红肿，可见皮下结节或者瘀斑。关节疼痛遇冷缓解，遇热病势加重。可伴随有发热、出汗、怕风、口渴、烦躁等不适。舌质红，苔黄或黄腻，脉象为滑或者滑数。

选用薏苡仁赤小豆粥调养。

薏苡仁赤小豆粥

【食材】赤小豆50克，薏苡仁50克，粳米100克，薄荷叶5克。

【做法】赤小豆清水洗干净、泡发，备用；薏苡仁用清水洗干净，备用；粳米清水洗干净，备用；薄荷叶清洗干净、切细末，备用；砂锅中放入适量清水，加入赤小豆、薏苡仁、粳米，大火烧开，转小火慢熬，待食材软烂后加少许盐调味，最后撒上少许薄荷味末即可。

【功效】祛风除湿，清热止痛。

【药膳释义】

（1）赤小豆：其性平，味甘、酸；归心、小肠经。利水消肿，解毒排脓。《本草纲目》曰："消热毒，散恶血，除烦满，通气，健脾胃，令人美食。捣末同鸡子白，涂一切热毒痈肿。"《神农本草经》曰："下水肿，排痈肿脓血。"

（2）薏苡仁：味甘、淡，性凉；归脾、胃、肺经。利水渗湿，健脾止泻，除痹，排脓，解毒散结。《本草经疏》曰："性燥能除湿，味甘能入脾补脾，兼淡能渗湿，故主筋急拘挛不可屈伸及风湿痹，除筋骨邪气不仁，利肠胃，消水肿令人能食。"《本草纲目》曰："薏苡仁阳明药也，能健脾，益胃。虚则补其母，故肺痿、肺痈用之。筋骨之病，以治阳明为本，故拘挛筋急，风痹者用之。土能生水除湿，故泄痢水肿用之。"

（3）粳米：《本草纲目》曰，"北粳凉，南粳温，赤粳热，白粳凉，晚白粳寒，新粳热，陈粳凉"。《本草求真》曰："入脾、胃经"。《本草纲目》曰："粳米粥利小便，止烦渴，养肠胃。"

（4）薄荷：性凉，味辛；归肺、肝经。疏散风热，清利头目，利咽透疹，疏肝行气。《本草纲目》曰："薄荷，辛能发散，凉能清利，专于消风散热。故头痛、头风、眼目、咽喉、口齿诸病、小儿惊热、及瘰疬、疮疥为要药。"《药品化义》曰："薄荷，味辛能散，性凉而清，通利六阳之会首，祛除诸热之风邪。取其性锐而轻清，善行头面，用治失音，疗口齿，清咽喉。同川芎达巅顶，以导壅滞之热。取其气香而利窍，善走肌表，用消浮肿，散肌热，除背痛，引表药入营卫以疏结滞之气。"

【适宜人群】适宜于风湿热邪壅滞经脉，气血闭阻不通者。

【注意事项】风寒痹阻者不宜。

3. 痰瘀痹阻证

关节疼痛病程长，日久不愈，疼痛以局部刺痛、固定不移为主，可见关节肌肤紫暗及肿胀，按之较硬，肢体麻木不适或疼痛伴随沉重感，也可见关节局部僵硬变形，关节伸屈不利，局部可扪及硬结和瘀斑，病程日久可见面色黧黑，眼睑浮肿，或可伴随胸闷痰多的表现。舌质紫暗，或舌下瘀斑，苔白腻，脉弦涩。

选用陈皮茯苓牡蛎汤调养。

陈皮茯苓牡蛎汤

【食材】牡蛎1 000克，陈皮10克，茯苓50克，新鲜山药200克。

【做法】牡蛎清洗干净，清水浸泡去沙，去壳，备用；陈皮泡发清洗干净，切丝备用；茯苓清洗，备用；新鲜山药去皮，清洗干净，切小条，备用；锅中加入少许猪油，将牡蛎翻炒后，将食材转入砂锅中倒入清水，放入茯苓一同大火烧开，转小火后加入新鲜山药，炖到食材熟透后，加入陈皮丝炖煮10分钟，加入少许盐调味即可。

【功效】祛痰，散结，补脾通络。

【药膳释义】

（1）牡蛎：味咸，平；入足少阴、厥阴、少阳经。《本草纲目》曰："化痰软坚，清热除湿，止心脾气痛，痢下，赤白浊，消疝瘕积块，瘿疾结核。"

（2）陈皮：又称橘皮，其性温，味苦、辛；归肺经、脾经。理气健脾，燥湿化痰。《本草经集注》曰："止呕咳，主脾不能消谷，气冲胸中吐逆。"

（3）茯苓：味甘、淡，性平；归脾、肺、肾、心经。利水渗湿，健脾、宁心。《本草衍义》曰："茯苓、茯神，行水之功多，益心脾不可阙也。"《本草纲目》曰："茯苓气味淡而渗，其性上行，生津液，开腠理，滋水源而下降，利小便。"《本草正》曰："能利窍去湿，利窍则开心益智，导浊生津；去湿则逐水燥脾，补中健胃；祛惊痫，厚肠脏，治痰之本，助药之降。以其味有微甘，故曰补阳，但补少利多。"

（4）新鲜山药：味甘，温；入手、足太阴二经。《本草纲目》曰："益肾气，健脾胃，止泄痢，化痰涎，润皮毛。"《神农本草经》曰："主伤中，补虚，除寒热邪气，补中益气力，长肌肉，久服耳目聪明。"

【适宜人群】适宜于痰湿瘀结、闭阻经脉者。

【注意事项】有外感症状者不宜。

4.肝肾亏虚证

关节疼痛病程缠绵日久不愈，见肌肉瘦削、腰膝酸软无力，关节伸屈不利，可伴随有怕冷、肢体冷痛、阳痿、遗精，或骨蒸劳热，可伴随有心烦口干。舌质淡红，苔薄白或少津液，脉象沉细弱或细数。

选用黄芪茯苓生蚝汤调养。

黄芪茯苓生蚝汤

【食材】黄芪30克，山药50克，生蚝1 000克，生姜2片，大蒜1枚。

【做法】黄芪清洗，切小段，备用；山药清洗，备用；生蚝泡水去沙后清洗，去壳，备用；大蒜切细末，备用；锅中加猪油少许，蒜末、生姜片炒香后加入备好的生蚝翻炒出香味，加入适量清水，转入砂锅中加入黄芪、山药，大火烧开5分钟后转小火慢炖，待食材熟软后加入少许盐调味即可。

【功效】补肾壮阳，益气补虚，利水消肿。

【药膳释义】

（1）生蚝：《本草纲目》曰，"生蚝，治虚损，壮阳，解毒，补男女气血，令肌肤细嫩，防衰劳。"

（2）黄芪：性甘，微温；归脾、肺经。《名医别录》曰："主妇人子脏风邪气，逐五脏间恶血。补丈夫虚损，五劳羸瘦。止渴，腹痛，泄痢。益气，利阴气。"《药性本草》曰："主虚喘，肾衰，耳聋，疗寒热。"《景岳全书》："黄芪，生者微凉，可治痈疽；蜜炙性温，能补虚损。"

（3）生姜：辛、温；归肺、脾经。生用发散，解风寒湿痹、痰壅鼻塞、头痛外感，能和营卫，行脾之津液，入肺而开胃口。生姜皮：辛、凉，和脾行水。

（4）山药：味甘，温；入手、足太阴二经。《名医别录》曰："主头面游风，头风、眼眩，下气、止腰痛；治虚劳羸瘦，充五脏，除烦热，强阴。"《食疗本草》曰："治头疼，助阴力。"《本草纲目》曰："益肾气，健脾胃，止泄痢，化痰涎，润皮毛。"《神农本草经》曰："主伤中，补虚，除寒热邪气，补中益气力，长肌肉，久服耳目聪明。"

（5）大蒜：性温，味辛；归脾、胃、肺经。解毒消肿，杀虫止痢。《日华子本草》曰："健脾，治肾气，止霍乱转筋、腹痛，除邪辟温，疗劳疟、冷风、疬癖癣、温疫气，敷风损冷痛，蛇虫伤、恶疮疥、溪毒、沙虱。"

【适宜人群】适宜于肝肾亏虚、经脉不荣者。

【注意事项】不宜与柿子、山楂、石榴同食。

第三节　神经痛药膳

【疾病简介】

神经痛是指在没有外界刺激的条件下而感到的疼痛，又称为"自发痛"。按病变部位、疼痛原因及病变涉及的不同神经可有不同的分类。如按病变的部位分为周围神经性痛、中枢神经性痛；按病因分为原发性神经痛、继发性（或症状性）神经痛。根据中医论治，常见神经痛有肝郁气滞型、肝胆湿热型、瘀血阻络型、寒湿闭阻型、肝肾亏虚型。辨证要点在辨明气血与虚实。如胀痛多为气郁，且疼痛游走不定，病情时轻时重，与情绪多有关联；刺痛多为血瘀、寒湿所致，疼痛持续不已，拒绝按压，夜间疼痛加重。实证多以气滞、血瘀、寒湿为主，病程短，来势较急，症见疼痛较重且拒绝按压，脉实有力；虚证多为脉络失养，症见其隐隐疼痛，绵绵不休，且病程长，来势较缓，脉象无力。

【辨证施膳】

1. 肝郁气滞型

疼痛以胀痛为主，可见疼痛走窜不定，痛可累及胸背、肩臂等；伴有胸闷、腹胀、呃逆等症状，嗳声叹气，食欲差，口苦不适等表现。舌淡，苔薄白，脉弦。

选用玫瑰佛手茶调养。

玫瑰佛手茶

【食材】玫瑰花5克，佛手柑10克，冰糖20克。

【做法】将玫瑰花清洗干净，沥干水备用；佛手柑清洗干净，切片备用；将茶罐中加入适量清水、佛手柑熬煮约5分钟，过滤渣，留汁；加入玫瑰花和冰糖，加热待冰糖全部融化后，搅拌均匀即可。

【功效】疏肝解郁，理气消胀。

【药膳释义】

（1）玫瑰花：味甘微苦，温，无毒；入肝、脾二经。《本草纲目拾遗》曰："和血，行血，理气，治风痹。"《食物本草》曰："主利肺脾，益肝胆，辟邪恶之气，食之芳香甘美，令人神爽。"

（2）佛手柑：辛苦甘，温，无毒；入肝、脾、胃三经。《滇南本草》曰："补肝暖胃，止呕吐，消胃寒痰，治气疼痛。止面寒疼，和中行气。"《本草再新》曰："治气舒肝，和胃化痰，破积，治噎膈反胃，消癥瘕瘰疬。"

（3）冰糖：味甘，性平；入脾、肺二经。《本草再新》曰："补中益气，和胃润肺。"

【适宜人群】适宜于肝气郁结、胸闷胀及疼痛者。

【注意事项】

（1）阴虚有火、无气滞症状者慎服。

（2）寒虚久泻者不宜。

（3）血糖高者少冰糖或不用冰糖。

2. 肝胆湿热型

疼痛为胀痛或者灼热疼痛，伴随口苦、口中黏滞感，胸闷，饮食差，不欲进食或进食后食物不易消化，恶心呕吐，尿黄颜色深，大便难解，也可伴随身体发热，恶寒不适，身体皮肤或者眼目发黄。舌红，苔黄且厚腻，脉象为弦滑，或者滑数。

选用郁金乌梅饮调养。

郁金乌梅饮

【食材】郁金15克，乌梅20克，陈皮10克，菊花10克，红枣30克，冰糖1勺。

【做法】郁金、乌梅、陈皮清洗干净泡发，备用；菊花清洗干净备用；茶罐中加入适量清水，并加入泡发好的郁金、乌梅、陈皮大火熬煮5分钟，转小火，再加入菊花、红枣、冰糖，待冰糖融化后搅拌均匀，过滤去渣，留汁饮用即可。

【功效】清理湿热，疏肝解郁。

【药膳释义】

（1）郁金：辛、苦，寒；归肝、心、肺经。《本经逢原》曰："郁金辛香不烈，先升后降，入心及包络。治吐血、衄血、唾血血腥，破恶血。血淋，尿血，妇人经脉逆行，产后败血冲心，及宿血心痛，并宜郁金末加姜汁、童便同服，其血自清。"《本草纲目》曰："治血气心腹痛，产后败血冲心欲死，失心癫狂蛊毒。"

（2）乌梅：其味酸、涩，性平；归肝、脾、肺、大肠经。《黄帝内经》曰："热伤气，邪客于胸中，则气上逆而烦满，心为之不安。乌梅味酸，能敛浮热，能吸气归元，故主下气，除热烦满及安心也。"

（3）陈皮：味苦、辛，性温；归肺、脾经。理气健脾，燥湿化痰。

（4）菊花：苦、甘，性微寒；归肺、肝经。散风清热，平肝明目，清热解毒。《神农本草经》曰："诸风头眩肿痛，目欲脱，泪出，皮肤死肌，恶风湿痹。久服利血气，轻身耐老延年。"《本草纲目》曰："风热，目痛欲脱，泪出，养目去盲，作枕明目。"

（5）红枣：味甘，平、温；入足太阴、阳明经。补脾和胃，益气生津，调营卫，解药毒。《日华子本草》曰："润心肺，止嗽。补五藏、治虚劳损，除肠胃癖气。"《神农本草经》曰："味甘，平。主心腹邪气，安中养脾，助十二经。平胃气，通九窍，补少气、少津液，身中不足，大惊，四肢重，和百药。"

【适宜人群】适宜于湿热困阻中焦者。

【注意事项】

（1）不宜与丁香、母丁香同用。

（2）阴虚内热者不宜。

（3）血糖高者减少冰糖用量。

3.**瘀血阻络型**

疼痛为刺痛感，疼痛部位较固定，疼痛处剧烈且拒绝按压，夜间疼痛较重。舌下有瘀斑，舌质紫暗，苔白，或少，脉象沉涩。

选用丹参牛腩调养。

丹参牛腩

【食材】丹参20克，三七15克，新鲜牛腩500克，姜2片。

【做法】将新鲜牛腩清洗干净，撒少许料酒去腥，备用；丹参清洗干净，切段备用；三七清洗，泡发，切片备用；锅中放少许油，将生姜片炒香，放入牛腩一起翻炒，加入适量清水烧开，再加入备好的丹参、三七一起炖煮，待牛肉及其他食材软熟后加入适量盐、味精调味即可。

【功效】活血通络，祛瘀止痛。

【药膳释义】

（1）丹参：味苦，微寒；归心、肝经。《神农本草经》曰："心腹邪气，肠鸣幽幽如走水，寒热积聚，破癥除瘕，止烦满，益气。"《本草纲目》曰："活血，通心包络，治疝痛"，主要用于胸痹心痛，脘腹胁痛，热痹疼痛，心烦不眠，痛经经闭，疮疡肿痛。

（2）三七：甘、微苦，温；专入肝、胃，兼入心、大肠，归肝、胃经。《本草从新》曰："散血定痛。"《本草纲目》曰："止血散血定痛，金刃箭伤、跌扑杖疮、血出不止者，嚼烂涂，或为末掺之，其血即止。"

（3）新鲜牛腩：味甘，性平；归脾、胃经。《日华子本草》曰："水牛肉，冷；黄牛肉，温。"《本草拾遗》曰："消水肿，除湿气，补虚，令人强筋骨、壮健。"《名医别录》："主消渴，止泄，安中益气，养脾胃。"

【适宜人群】适宜于瘀血阻滞、血瘀内伤者。

【注意事项】

（1）不宜与藜芦同时服用。

（2）有明显出血的患者不宜。

（3）女性月经期间不宜。

4.**寒湿闭阻型**

疼痛以冷痛为主，较固定不移，伴运动、翻身等活动不利，病情逐渐加重，静卧休息疼痛不可减轻，遇到寒冷和阴雨天气时病情加重。舌淡，苔白腻，脉沉迟或迟缓。

选用龙眼桂花羹调养。

龙眼桂花羹

【食材】龙眼100克，新鲜桂花15克，粳米100克。

【做法】龙眼去壳、去核，取龙眼肉，切为粒备用；采摘的新鲜桂花清水漂洗干净，沥干水备用；砂锅中放入适量清水，加入粳米大火烧开后转小火，倒入备好的龙眼肉粒，一起小火慢炖，待米粒软烂后加入新鲜桂花再煮10分钟即可。

【功效】温经散寒，通络止痛。

【药膳释义】

（1）龙眼：味甘，性温；补益心脾，养血安神。《本草求真》曰："龙眼气味甘温，多有似于红枣，但此甘味更重，润气尤多，于补气之中，又更存有补血之力。"《理虚元鉴》曰："龙眼大补心血，功并人参。"

（2）新鲜桂花：性温、味辛；归肾经、脾经、肺经。《本草汇言》曰："散冷气，消瘀血，止肠风血痢。凡患阴寒冷气，疝瘕奔豚，腹内一切冷病，蒸热布裹熨之。"《浙江药用植物志》曰："治痰饮喘咳，经闭腹痛。"

（3）粳米：《本草纲目》曰，"北粳凉，南粳温，赤粳热，白粳凉，晚白粳寒，新粳热，陈粳凉；入脾、胃经。""粳米粥：利小便，止烦渴，养肠胃。炒米汤：益胃除湿。"《本草经疏》曰："粳米即人所常食米，为五谷之长，人相赖以为命者也。其味甘而淡，其性平而无毒，专入脾胃经，而五脏生气，血脉精髓，因之以充溢，周身筋骨肌肉皮肤，因之而强健。"

【适宜人群】适宜于寒湿痹阻、疼痛日久者。

【注意事项】

（1）阴虚火旺者不宜。

（2）血热内盛者不宜。

（3）孕妇不宜。

5. 肝肾亏虚型

疼痛隐隐发作，缠绵不休，劳累后加重，休息后可稍减轻，伴随口干咽燥，可见头晕目眩、腰膝酸软无力、心烦不舒，睡眠差，面色无华。舌红，苔白，脉象沉细，或细弱无力。

选用黄芪当归炖猪腰调养。

黄芪当归炖猪腰

【食材】黄芪30克，当归50克，红枣30克，猪腰1对。

【做法】猪腰清洗干净，去除筋膜，抹上少许料酒，备用；黄芪清洗，切片备用；当归清洗，切段备用；红枣清洗，去核备用；锅中放入清水，烧沸，入猪腰沸水中去除血沫，捞出切块；砂锅中加水，大火烧开，加入猪腰及有食材，用小火煲2小时左右，加盐、味精、油调味即可。

【功效】补肝血，益肾气。

【药膳释义】

（1）当归：味甘、辛，温；归肝、心脾经。善补血活血、调经止痛、润肠通便，并能散寒。凡血虚、血瘀有寒之证均宜，兼肠燥便秘者尤佳；既为妇科调经之要药，又为内科补血之佳品，还为外科、伤科消肿疗伤所常用。当归始载于《神农本草经》："主咳逆上气……妇人漏下，绝子，诸恶疮疡、金疮。煮饮之。一名干归。"《本草纲目》曰："治头痛、心腹诸痛，润肠胃、筋骨、皮肤，治痈疽，排脓止痛，和血补血。"《医学启源》曰："当归，气温味甘，能和血补血，尾破血，身和血。"

（2）黄芪：性甘，微温；归脾、肺经。《名医别录》："主妇人子脏风邪气，逐五脏间恶血。补丈夫虚损，五劳羸瘦。止渴，腹痛，泄痢。益气，利阴气。"《药性本草》曰："主虚喘，肾衰，耳聋，疗寒热。《景岳全书：本草正》曰："黄芪，生者微凉，可治痈疽；蜜炙性温，能补虚损。"

（3）红枣：《神农本草经》曰："味甘，平。主心腹邪气，安中养脾，助十二经。平胃气，通九窍，补少气、少津液，身中不足，大惊，四肢重，和百药。"

（4）猪腰：《备忘千金要方》曰，"治消渴有猪肾荠苨汤，补肾虚劳损诸病有肾沥汤，方甚多，皆用猪羊肾煮汤煎药，俱是引导之意。"

【适宜人群】适宜于肝肾亏虚者。

【注意事项】脾虚泄泻者、痰多湿盛者不宜。

第四节　牙痛药膳

【疾病简介】

牙痛是指牙齿因各种病证引起的疼痛，为口腔疾患中常见的症状之一。牙痛的中医分型主要有胃火牙痛型、风火牙痛型、虚火牙痛型。牙痛药膳的特点：根据中医的分型，以生活中相宜的食材作用于不同类型的牙痛，以达到减轻和缓解牙痛的目的，食材多易咀嚼和消化，是老少皆宜的药膳。胃火牙痛型：多因过食肥甘厚味的食物，导致胃火牙痛，可见胃热的症状表现。风火牙痛型：可能是外感风火邪毒引发牙痛，多有体质偏阳热有余的特点。虚火牙痛型：可能由于体弱过劳，导致虚火牙痛，体质以阴虚或体虚化热为特点。

【辨证施膳】

1. **胃火牙痛**

可见牙痛剧烈、牙龈红肿甚至出血，遇热加剧，多伴口臭、口渴、便秘、尿黄赤等症状。舌红或红赤，苔黄，脉象洪数。

选用荷叶莲藕排骨汤调养。

荷叶莲藕排骨汤

【食材】新鲜猪排骨1 000克，莲藕500克，新鲜荷叶20克。

【做法】将新鲜猪排骨清洗干净、切小段，撒少许料酒腌制备用；莲藕去皮清洗干净、切小块，备用；新鲜荷叶清洗干净，切细，备用；锅中放少许油，将备好的猪排骨下锅翻炒除去水分，微微金黄后放入适量清水，转入砂锅后加入备好的莲藕，大火烧开10分钟后除去汤面浮沫，转小火后加入切细丝的荷叶慢炖，待猪排骨及莲藕软熟后加入适量盐调味即可食用。

【功效】清热止痛，凉血止血。

【药膳释义】

（1）莲藕：味甘、性寒；主归心、胃、肝、脾经。清热生津，凉血止血，散瘀。《本草经疏》曰："藕，生者甘寒，能凉血止血，除热清胃，熟者甘温，能健脾开胃，益血补心，故主补五脏，实下焦，消食，止泄，生肌，及久服令人心欢止怒也。"

（2）新鲜荷叶：味苦，性平；归胃、肝、脾经。《本草再新》曰："清凉解暑，止渴生津，治泻痢，解火热。"《滇南本草》曰："上清头目之风热，止眩晕、清痰、泄气、止呕、头闷疼。"《医林纂要》曰："荷叶，功效略同于藕及莲心，而多入肝分，平热、去湿，以行清气，以青入肝也。然苦涩之味，实以泻心肝而清金固水，故能去瘀、保精、除妄热、平气血也。"

（3）新鲜猪排骨：味涩、性平；具有止渴，解毒，杀虫止痢的作用。

【适宜人群】适宜于胃火上炎、热胜牙痛者。

【注意事项】虚寒体质者少食。

2. 风火牙痛

主要表现为牙痛突然发作，来势急骤，且牙痛剧烈，伴随牙龈红肿、喜凉恶热，偶可见有发热的伴随症状。舌质红，舌苔以薄黄为主，脉象为浮数。

选用冬瓜绿豆羹调养。

冬瓜绿豆羹

【食材】新鲜冬瓜500克，绿豆200克，粳米100克，冰糖30克。

【做法】新鲜冬瓜去皮，清水清洗干净，切为小块，备用；绿豆清水清洗干净，温水泡发后备用；粳米清洗干净，沥干水，备用；砂锅中放入适量清水，再放入泡发好的绿豆和粳米大火煮开30分钟，待粳米及绿豆七成熟后放入新鲜冬瓜煮开，转小火，待食材软烂后加入适量冰糖调味即可。

【功效】清热生津，止痛。

【药膳释义】

（1）新鲜冬瓜：性寒，味甘；入脾、胃、大、小肠经。《本草再新》曰："清心火、泻脾火、利湿去风、消肿止渴、解暑化热。"《本草图经》曰："主三消渴疾，解积热，利大、小肠"，故冬瓜具有清热解毒、利尿消肿、生津止痛作用。《随息居饮食谱》曰："清热，养胃生津，涤秽治烦，消痈行水，治胀满，泻痢霍乱，解鱼、酒等毒。"

（2）绿豆：甘，寒，无毒；入心、胃经。《会约医镜》曰："清火清痰，疗痈肿痘烂。"《本草纲目》曰："治痘毒，利肿胀。"《本草汇言》："清暑热，静烦热，润燥热，解毒热。"《日华子本草》曰："益气，除热毒风，厚肠胃；作枕明目，治头风头痛。"

（3）粳米：《本草纲目》曰，"北粳凉，南粳温，赤粳热，白粳凉，晚白粳寒，新粳热，陈粳凉；入脾、胃经。""利小便，止烦渴，养肠胃。"《神农本草经》曰："益气止烦止泄，特其余事耳。"

（4）冰糖：味甘，性平；入脾、肺经。《本草再新》曰："补中益气，和胃润肺。"

【适宜人群】适宜于风热上攻、牙龈肿痛者。

【注意事项】

（1）虚寒体质、肾虚湿冷、久病滑精、泄泻者不宜。

（2）糖尿病及血糖偏高者可将冰糖换为少许食盐调味。

3. 虚火牙痛

虚火型牙痛常表现为牙齿隐隐作痛，时作时止，多在午后或夜晚加重，病程多较长、日久不愈，可见齿龈萎缩，甚则牙齿浮动，伴随腰膝酸软、手足心热、头晕眼花等症状。舌小，舌红，苔少，脉细涩。

选用莲子银耳羹调养。

莲子银耳羹

【食材】带芯莲子100克，银耳50克，枸杞10克，冰糖50克。

【做法】将带芯莲子清洗干净，泡发，备用；银耳开水泡发，清洗，切为细末，备用；锅中放入清水，加入银耳及莲子大火烧开10分钟，转小火慢炖，待银耳及莲子软烂后加入枸杞、冰糖焖5分钟，待冰糖融化后即可。

【功效】生津润燥，清心抑火。

【药膳释义】

（1）带芯莲子：味甘、涩，性平。《本草纲目》曰："莲之味甘，气温而性涩，禀清芳之气，得稼穑之味，乃脾之果也。"《温病条辨》曰："莲心，由心走肾，能使心火下通于肾，又回环上升，能使肾水上潮于心。"《本草再新》曰："清心火，平肝火，泻脾火，降肺火。消暑除烦，生津止渴，治目红肿。"

（2）银耳：性平，味甘；归肺、胃、肾经。补肺益气，养阴润燥。

（3）枸杞：入足少阴肾经、手少阴心经。能补益精血、诸不足，易颜色，变白，明目，安神。《本草纲目》曰："滋肾，润肺，明目。"

【适宜人群】久病虚火内热者适宜。

【注意事项】

（1）对银耳过敏者禁食。

（2）风寒、寒邪内郁者不宜食用。

第七章　外科病证药膳

第一节　外科病证药膳的特点与适宜范围

外科疾病是指通常需要通过手术切除或修补，才能获得良好治疗效果的疾病。外科疾病涉及的内容非常广泛，大致分为七类：

（1）损伤，暴力或其他致病因子引起人体组织器官的破坏，比如肝脾破裂、骨折伴内脏损伤等。

（2）感染，微生物侵入人体器官，损坏或破坏组织，如化脓性阑尾炎、肝脓肿等。

（3）寄生虫病，如肝棘球蚴病和胆道蛔虫。

（4）内分泌功能失调，如甲状腺及甲状旁腺功能亢进症等。

（5）梗阻性疾病，如肠梗阻、尿路梗阻、静脉曲张、胆石症等。

（6）先天性畸形，如唇裂、先天性心脏病等。

（7）肿瘤，大多数良性肿瘤和恶性肿瘤。

中医外科学重点是研究体表病证的病因、病理、证候、诊断、治法、医疗技术等之专门学科，包括痈、疽、疮、疡、疥、癣、伤折等疾病。

由于外科疾病的复杂性和涉及病种的广泛性，外科药膳也相对较复杂。外科药膳既要考虑疾病本身对人体机能的影响，以及体质调理对病程的影响，还要考虑手术作为治疗手段对机体产生的影响。药膳调理是将药材与食材进行合理搭配，药材按照辨证论治的原则，取其治疗的偏性，食材则突出本草学理论的特点。热性病选择寒凉性质的食品，如防治中暑用冬瓜、苦瓜、绿豆等；而寒性疾病选择具有温热性质的食品，如腹中冷痛使用肉桂、茴香等。部分药食同源之品则兼顾两方面。

第二节　外科术后药膳

在外科术后，中医的分型方法能够为患者的术后恢复提供个性化的治疗方案，主要包括气血阴阳脏腑经络辨证，并采用辨病、辨证、辨体相结合的原则。医生要结合患者的具体情况，运用中医的理论进行综合分析，针对性地进行药膳调理，可以有效地促进患者的术后恢复，降低并发症的发生率，提高患者的生活质量。

【辨证施膳】

1. 术后阳虚证

症见：畏寒肢冷，口淡不渴；或渴喜热饮，自汗，即不自主地出汗，尤其在活动后或稍感温暖时，小便清长；或尿少浮肿，大便稀溏，面色㿠白，舌淡胖嫩，苔白滑，脉沉迟无力，可兼有神疲、乏力、气短等表现。

选用淫羊藿（仙灵脾）茯苓炖鹌鹑、益智仁冬虫草炖鹅肉、山药菟丝子粥调养。

淫羊藿（仙灵脾）茯苓炖鹌鹑

【食材】淫羊藿30克，茯苓30克，鹌鹑1只。

【做法】宰杀鹌鹑，去除羽毛和内脏，洗净后切块；将淫羊藿、茯苓与鹌鹑块共同放入炖盅内；加盖隔水炖煮，约3小时；炖煮完成后，加入适量食盐等调味品（根据个人口味可调整），然后吃肉饮汤。

【功效】补肾阳，强筋骨，去湿，宁心安神，补脾胃。

【药膳释义】

（1）淫羊藿：《神农本草经》列为中品，具有补肾阳、强筋骨、祛风湿功效，用于肾阳虚衰所致阳痿遗精、筋骨痿软、风湿痹痛、麻木拘挛。

（2）茯苓：味甘、淡，性平；归脾、肺、肾、心经。利水渗湿，健脾，宁心。《本草衍义》曰："茯苓、茯神，行水之功多，益心脾不可阙也。"《本草纲目》曰："茯苓气味淡而渗，其性上行，生津液，开腠理，滋水源而下降，利小便。"《本草正》曰："能利窍去湿，利窍则开心益智，导浊生津；去湿则逐水燥脾，补中健胃；祛惊痫，厚肠脏，治痰之本，助药之降。以其味有微甘，故曰补阳。但补少利多。"

（3）鹌鹑：味甘，性平；归大肠、心、肝、脾、肺、肾经。补中气，强筋骨，止泻痢。

【适宜人群】术后畏寒肢冷、神疲乏力患者。

【注意事项】

（1）鹌鹑：《食疗本草》曰，"不可共猪肉食之，令人多生疮"。

（2）阴虚火旺或血热内盛者禁用。

益智仁冬虫草炖鹅肉

【食材】益智仁10克，冬虫夏草5克，鹅肉500克。

【做法】将鹅肉洗净并切块，焯水；将益智仁、冬虫夏草与鹅肉块共同放入炖盅内。加入适量的水；隔水炖煮约3小时，直到食材炖熟；根据个人口味加入适量的调味品，如盐、味精等，然后吃肉饮汤。

【功效】补肾，温脾，暖胃。

【药膳释义】

（1）益智仁：味辛，性温；归脾、肾经；温脾止泻摄涎，暖肾缩尿固精。

（2）冬虫夏草：《本草从新》曰，"甘平保肺，益肾，止血化痰，已劳嗽"。

（3）鹅肉：《本草拾遗》曰，"单用鹅肉煮汁饮，治消渴；取鹅肉补脾益胃、止渴"。

【适宜人群】适宜于久病体弱、身体虚弱的人群食用，同时也对脾肾阳虚型疾病患者具有一定的调理作用。

【注意事项】

（1）鹅肉忌茄子、鸭梨。

（2）阴虚火旺或血热内盛者禁用。

山药菟丝子粥

【食材】山药60克，菟丝子15克，大米100克。

【做法】将山药洗净、去皮、切片；菟丝子洗净后，用清水浸泡30分钟，以便更好地发挥其药效；大米淘洗干净，备用；将浸泡好的菟丝子连同浸泡水一起倒入锅中，加入适量的清水，大火烧开后转小火煮20分钟；然后将山药和大米加入锅中，搅拌均匀后继续煮；保持小火慢煮，其间可根据需要适量添加清水，防止粥过于黏稠或粘锅；煮粥约35分钟后，粥品变得黏稠时，根据个人口味加入少许盐或糖调味，搅拌均匀后即可关火。

【功效】补肾益精，健脾和胃。

【药膳释义】

（1）山药：《神农本草经》曰，"薯蓣味甘温，主伤中、补虚羸，除寒热邪气，补中益气，长肌肉，久服耳目聪明，轻身不饥，延年"。

（2）菟丝子：《神农本草经》曰，"味辛平。主续绝伤，补不足，益气力，肥健，汁，去面皯。久服明目，轻身延年"。

【适宜人群】适宜术后肾虚、脾胃虚弱、食欲缺乏等人群食用。

【注意事项】阴虚火旺或血热内盛者慎用。

2. 术后阴虚证

手术过程中涉及切开皮肤、剥离组织等操作，可能导致气血耗损，机体阴阳平衡失调。中医认为"气为血之帅，血为气之母"，即气与血相互依存、相互滋生。手术过程中气血的耗损，会导致阴精亏损，从而出现阴虚症状。

术后阴虚的表现：口干舌燥，夜间出汗增加，如眼睛干涩、大便干涩难解等，也可能出现眩晕耳鸣、失眠多梦、潮热盗汗、五心烦热、咽干颧红、舌红少苔等症状。

选用百合山药粥、鳖甲汤、枸杞山药燕麦粥调养。

百合山药粥

【食材】山药100克，百合50克，大米150克。

【做法】将山药洗净去皮后切片或切块，百合提前泡发（干百合）或洗净（新鲜百合），大米淘洗干净；将大米放入锅中，加入适量的清水，大火烧开后转小火慢煮；待大米煮至半熟时，加入山药继续煮；当山药煮至熟透时，加入百合继续煮5～10分钟；根据个人口味，可适量加入盐或糖进行调味；待粥品煮至黏稠、百合山药均熟透时，即可关火出锅。

【功效】滋养肝肾，健胃，清虚热。

【药膳释义】

（1）百合：甘平质润，入心肺经，具有养心安神，滋阴清热之效，为治疗虚烦不眠、心神不宁之要药。《日华子本草》曰："安心、定胆、益智、养五脏。"

（2）山药：《神农本草经》云，"薯蓣味甘温，主伤中、补虚羸，除寒热邪气，补中益气，长肌肉，久服耳目聪明，轻身不饥，延年"。

【适宜人群】对于脾胃虚弱、食欲缺乏等症状有很好的调理作用。百合则能润肺止咳、清心安神，对于阴虚咳嗽、失眠多梦等症状有显著改善作用。

【注意事项】阳虚发热者慎用。

鳖甲汤

【食材】甲鱼25克，枸杞50克。

【做法】将甲鱼洗净切块，枸杞捣细备用；将甲鱼、枸杞装入砂罐内，加入姜、蒜、葱煨炖60分钟左右；去掉姜、葱、蒜，加入料酒、猪油、食盐、酱油、味精等调料，继续炖煮至甲鱼烂熟即可。

【功效】滋阴潜阳，补虚扶正。

【药膳释义】

（1）甲鱼：味咸，性微寒；归肝、肾经。《药性论》曰："主宿食、癥块、痃癖气、冷痕、劳瘦，下气，除骨热，骨节间劳热，结实壅塞"。

（2）枸杞：性甘，平；归肝、肾经。滋补肝肾，益精明目。《本草经集注》曰："补益精气，强盛阴道。"

【适宜人群】术后肾阴不足或平素肾阴不足腰膝酸软、骨蒸潮热者。

【注意事项】甲鱼不宜与性质寒凉的食物一同食用。

枸杞山药燕麦粥

【食材】燕麦片50克，山药20克，枸杞10克。

【做法】将山药和枸杞分别洗净备用；山药可切成小块或切片，以便更好地融入粥中；将燕麦片放入锅中，加入适量水，大火煮开后转小火慢炖；待燕麦片煮至软烂时，加入山药和枸杞，继续煮至山药熟透；根据个人口味加入适量的蜂蜜或冰糖进行调味，喜欢甜食的可以适量增加蜂蜜或冰糖的用量。

【功效】滋阴润燥，养肝明目，健脾养胃。

【药膳释义】

（1）枸杞：性甘，平；归肝、肾经。滋补肝肾，益精明目。《本草经集注》曰："补益精气，强盛阴道。"

（2）燕麦片：富含膳食纤维和多种维生素、矿物质，具有降低胆固醇、稳定血糖的作用。

【适宜人群】适宜于术后潮热盗汗、浑身乏力、脾胃虚弱者。

【注意事项】

（1）山药切开后要立即泡在盐水里，以防氧化发黑。

（2）血糖控制不佳者，慎加糖及蜂蜜。

3. **术后气血亏虚证**

术后气血亏虚证是一种在术后常见的中医证候，可能由于手术损伤气血、术后营养未及时补充，导致气血虚弱。常见的症状包括头晕眼花、面白无华或萎黄、眼睑色淡、毛发指甲干枯、畏寒肢冷（怕冷，四肢冰凉）、神疲乏力（精神疲惫，身体乏力）、失眠多梦等。

选用黄芪枸杞炖鸡汤、清蒸人参鸡、人参红枣粥、豆豉炖黑驴肉、木耳炒瘦肉调养。

黄芪枸杞炖鸡汤

【食材】黄芪50克，枸杞15克，红枣10颗，生姜2片，母鸡500克。

【做法】母鸡清理干净，洗净沥干，剁成块；鸡块入锅中煮出浮沫，然后捞出鸡块，冲净沥干；黄芪、枸杞、红枣冲洗干净，沥干水分；鸡块、生姜片、黄芪（可放入滤袋内）都放入砂锅中，倒入适量清水；大火煮开后转小火，慢慢炖至鸡块软烂；倒入枸杞和红枣，以及适量盐和米酒（或黄酒、白胡椒粉）；盖上盖子闷一小会儿，至枸杞涨大即可。

【功效】补气升阳，滋补肝肾。

【药膳释义】

（1）黄芪：性甘，微温；归脾、肺经。《名医别录》曰："主妇人子脏风邪气，逐五脏间恶血。补丈夫虚损，五劳羸瘦。止渴，腹痛，泄痢。益气，利阴气。"

（2）枸杞：性甘，平；归肝、肾经。滋补肝肾，益精明目。《本草经集注》曰："补益精气，强盛阴道。"

（3）红枣：甘，温；归脾胃经。补脾和胃，益气生津，调营卫，解药毒。

【适宜人群】适宜于术后气血不足、神疲乏力者。

【注意事项】表实邪盛、内有积滞和阴虚阳亢等不宜食用。

清蒸人参鸡

【食材】人参1根（约15克），红枣10颗（去核），枸杞10克，姜3～4片，鸡半只。

【做法】将鸡清洗干净，沥干水分；将人参用清水冲洗干净，去除表面的泥土和杂质，然后用温水浸泡30分钟，使其软化；如果人参比较长，可以切成小段；在鸡身内外抹上适量的料酒和盐，腌制15～20分钟，让鸡肉入味；取一个合适的蒸锅或炖盅，将腌制好的鸡放入其中；在鸡腹内放入红枣、枸杞和姜片，再将人参放在鸡表面；加入适量的清水，水量以没过鸡身的一半为宜；将蒸锅或炖盅盖好，放入蒸锅或蒸笼中，用中火蒸1～1.5小时，直到鸡肉熟烂，人参的味道充分渗透到鸡肉中；蒸好后，根据个人口味，可以适量加盐调味，也可以加入一些鸡精或味精提升鲜味。

【功效】补气益血。

【药膳释义】

（1）人参：甘微苦，温；归脾、肺、心经。大补元气，复脉固脱，补脾益肺，生津，安神。《神农本草经》曰："主补五脏，安精神，止惊悸，除邪气，明目，开心益智。"

（2）枸杞：性甘，平；归肝、肾经。滋补肝肾，益精明目。《本草经集注》曰："补益精气，强盛阴道。"

（3）红枣：甘，温；归脾胃经。补脾和胃，益气生津，调营卫，解药毒。

【适宜人群】适宜于身体虚弱、疲劳乏力、面色无华等人群食用。

【注意事项】阴虚火旺者慎用。

人参红枣粥

【食材】人参10克（切片），红枣20颗，粳米50克。

【做法】将红枣去核，洗净；人参洗净，切成薄片，待用；粳米提前泡半小时；将红枣、人参片、粳米放入炖盅或砂锅中，加入适量清水（一般建议没过食材1～2指）；用旺火煮沸后，转小火炖煮1～2小时，直至汤色浓郁，红枣、人参和米粥的味道充分融合；根据个人口味，可以适量加入盐、糖、鸡精等调味品进行调味。

【功效】益气提神，滋补气血。

【药膳释义】

（1）红枣：甘，温；归脾胃经。补脾和胃，益气生津，调营卫，解药毒。

（2）人参：甘微苦，温；归脾、肺、心经。大补元气，复脉固脱，补脾益肺，生津，安神。《神农本草经》曰："主补五脏，安精神，止惊悸，除邪气，明目，开心益智。"

【适宜人群】适宜于术后气血不足、神疲乏力、面色萎黄者。

【注意事项】阴虚火旺者慎用。

豆豉炖黑驴肉

【食材】黑驴肉500克，豆豉30克。

【做法】将黑驴肉洗净，切成大小适中的块状；豆豉备好，如使用干豆豉，可稍微用水浸泡软化；将驴肉块放入锅中，加入豆豉和适量的盐、葱、姜、胡椒粉等；加入足够的清水，确保水能没过驴肉；先用大火将锅烧开，然后转小火慢炖；炖煮时间通常为1～2小时，直到驴肉软烂为止；出锅装盘，撒上葱花或香菜点缀即可。

【功效】补气养血，安神定志。

【药膳释义】

（1）豆豉：味苦，性寒；归肺、胃经。解表，除烦，宣郁，解毒。《本草纲目》曰："下气，调中。治伤寒温毒发痘，呕逆。"

（2）黑驴肉：被认为是大补之物，具有补气养血、安神定志的功效；味甘、酸，性平；补血益气。

【适宜人群】适宜于平素体虚或术后气血亏虚、失眠多梦者。

【注意事项】血虚风燥者不适。

木耳炒瘦肉

【食材】干木耳50克，瘦肉200克。

【做法】干木耳提前用温水浸泡，待木耳变软后去蒂洗净，撕成小块；瘦肉洗净，切成薄片备用；将切好的瘦肉放入碗中，加入生抽、料酒和淀粉，抓匀腌制10分钟，使瘦肉更加滑嫩；热锅凉油，待油温升至四成热时，放入腌制好的瘦肉片，快速滑炒至变色后捞出，控油备用；锅中留底油，放入大蒜片爆香，然后加入木耳翻炒，炒至木耳发出"噼啪"声，表示木耳已经熟透；将炒好的瘦肉片重新倒入锅中，与木耳一同翻炒均匀；根据个人口味加入适量的盐和白糖调味，快速翻炒均匀；加入切好的青葱段，翻炒均匀后即可出锅装盘。

【功效】补益气血。

【药膳释义】

木耳：味甘，性平；归肺、脾、大肠、肝经。补气养血，润肺，止血，降压，抗癌。

【适宜人群】术后气血亏虚或平素气血不足患者；术后气血虚弱者，或免疫力下降人群。

【注意事项】

（1）禁忌人群：有出血倾向的人群、慢性腹泻者。

（2）不宜同食：木耳不宜与麦冬、田螺、鹌鹑肉同食。

4. 术后脾胃虚弱型

术后患者常出现食欲缺乏、消化不良、腹胀便溏等症状。这是手术对脾胃功能的损伤或术后卧床运动减少，影响到脾的运化功能所致。症见纳少、腹胀，食后尤甚，大便溏薄，肢体倦怠，少气懒言，面色萎黄，形体消瘦，浮肿等。

选用山药栗子粥、山药粥、参苓粥、核桃粥调养。

山药栗子粥

【食材】 山药30克，板栗50克（去壳），枸杞10克，红枣4枚，粳米100克。

【做法】 山药去皮，红枣洗净，板栗去皮；山药切成均匀大小的块；锅里放水，粳米淘洗干净后放入锅中；放入山药和红枣，煮40分钟放入板栗和枸杞再煮10分钟即可；盛入碗中，即可享用。

【功效】 健脾益胃，补肺健肾。

【药膳释义】

（1）山药：《神农本草经》曰，"薯蓣味甘温，主伤中、补虚羸，除寒热邪气，补中益气，长肌肉，久服耳目聪明，轻身不饥，延年"。

（2）红枣：甘温，归脾、胃经。补脾和胃，益气生津，调营卫，解药毒。

（3）板栗：养胃健脾，补肾强筋，活血消肿，止血。

【适宜人群】 适宜于术后见食欲缺乏、消化不良脾肾气虚者。

【注意事项】 痰湿及湿热证患者慎用。

山药粥

【食材】 新鲜山药200克，大米或糯米100克。

【做法】 山药洗净，用削皮器去皮，切成小片或丁状备用；大米或糯米淘洗干净，沥干水分；在锅中加入适量清水，放入淘洗好的大米或糯米，大火烧开；水开后转小火，煮至米粒开始膨涨，但尚未完全熟透；加入切好的山药，继续用小火煮，期间不时搅拌，防止粘底；煮至山药熟透，米粒软糯，粥汁浓稠即可关火；根据个人口味，可以加入适量白糖或盐调味。

【功效】 健脾益胃，补肾固精。

【药膳释义】

山药：《神农本草经》曰，"薯蓣味甘温，主伤中、补虚羸，除寒热邪气，补中益气，长肌肉，久服耳目聪明，轻身不饥，延年"。

【适宜人群】 适宜于术后脾胃虚弱、消化不良、体质虚弱者。

【注意事项】 气滞腹胀者慎用。

参苓粥

【食材】 党参10克，白茯苓（去黑皮）20克，粳米100克，生姜10克。

【做法】 党参切片或切段，生姜切片，白茯苓去黑皮备用；粳米淘洗干净，沥干水分；将党参、白茯苓、生姜放入锅中，加入适量清水，煎煮两次，每次煎至水量减少一半；两次煎出的药汁合并，滤去渣滓；将合并的药汁倒入砂锅中，加入粳米；加水至没过粳米，大火烧开后转小火，煮至米烂粥稠；在粥即将煮好时，根据个人口味加入少许食盐调味（也可不加）。

【功效】健脾益气，养胃补虚。

【药膳释义】

（1）党参：甘，平；归脾、肺经。补中，益气，生津，益肺。《本草从新》曰："补中益气，和脾胃，除烦渴。"

（2）白茯苓：甘、淡，平；归心、肺、脾、肾经。利水渗湿，健脾化痰，宁心安神。《本草纲目》曰："茯苓气味淡而渗，其性上行，生津液，开腠理，滋水源而下降，利小便，故张洁古谓其属阳，浮而升，言其性也。"

（3）粳米：《名医别录》曰，"味甘、苦，平，无毒"。《本草求真》曰："专入脾、胃，兼入心、脾"。《滇南本草》曰："治一切诸虚百损，强筋壮骨，生津，明目，长智。"

【适宜人群】

（1）脾胃虚弱、食少纳呆、倦怠乏力、面色萎黄或苍白者。

（2）早衰多皱者及中老年人，作为日常保健品食用。

【注意事项】

（1）有实证、热证者不宜多吃。

（2）虚寒精滑或气虚下陷者忌服茯苓。

核桃粥

【食材】粳米100克，核桃仁120克，莲子30克，山药30克。

【做法】核桃仁、莲子、粳米可以提前用温水浸泡一段时间，以去除杂质并软化；山药去皮切段，粳米淘洗干净，沥干水分备用；将核桃仁、粳米、莲子、山药放入锅中，加入足够的清水；大火烧开后，转小火慢慢熬煮，其间需不时搅拌，以防粘底；煮至米烂粥稠，核桃仁熟透即可；根据个人口味，可以加入适量白糖或盐进行调味。也可根据个人喜好加入其他食材，如红枣、枸杞等。

【功效】补益脾肾，健脾理气。

【药膳释义】

（1）核桃仁：甘、涩、温；入肾、肝、肺经；补肾益精，温肺定喘，润肠通便。

（2）莲子：《神农本草经》，"味甘，平。主补中，养神，益气力"。《本草纲目》曰："交心肾，厚肠胃，固精气，强筋骨，补虚损，利耳目，除寒湿，止脾泄久痢，赤白浊，女人带下崩中诸血病。"

（3）粳米：《名医别录》曰，"味甘、苦，平，无毒"。《本草求真》曰："专入脾、胃，兼入心、脾。"《滇南本草》曰，"治一切诸虚百损，强筋壮骨，生津，明目，长智。"

（4）山药：《神农本草经》云，"薯蓣味甘温，主伤中，补虚羸，除寒热邪气，补中益气，长肌肉，久服耳目聪明，轻身不饥，延年"。

【适宜人群】术后脾胃气虚、泄泻者。

【注意事项】有实证、热证者不宜多吃。虚寒精滑或气虚下陷者忌服茯苓。

5. 术后气滞血瘀证

气滞血瘀证是中医理论中的一种证候，主要指气机郁滞、血行不畅所导致的病理状态。在术后，由于手术创伤、麻醉药物等多种因素的影响，患者可能出现气滞血瘀证，表现为局部或全身的气血运行不畅，从而引起各种不适反应，并影响手术恢复效果。

术后气滞血瘀证的表现多样，主要包括以下几个方面：

（1）疼痛：气滞血瘀最明显的症状之一就是疼痛，疼痛多为刺痛、胀痛或固定痛，常在夜间加重。疼痛部位多见于胸胁、腰腹、肢体等处。

（2）肿胀：气滞血瘀会导致局部肿胀，皮肤紧绷、发亮，有时伴有局部温度升高。肿胀多发生在四肢、关节、乳房等部位。

（3）瘀血：表现为皮肤青紫、瘀斑或紫癜等。

（4）功能障碍：气滞血瘀会影响气血的流通，导致脏腑功能失调。患者可能出现肢体麻木、无力、活动受限等症状。

选用田七桃仁瘦肉汤、红薯姜汤调养。

田七桃仁瘦肉汤

【食材】田七10克，核桃仁10克，枸杞10克，瘦肉200克，生姜2片。

【做法】将田七和核桃仁用清水浸泡30分钟，然后洗净备用，这样可以去除药材表面的灰尘和杂质，同时让药材更易煮出有效成分；将瘦肉洗净，切成小块，用少量料酒和姜片腌制一下，去除腥味；锅中加入清水，放入腌制好的瘦肉，大火煮沸后撇去浮沫；将浸泡好的田七和桃仁放入锅中，加入生姜片，转小火慢炖1～2小时，直到肉质软烂，汤色浓郁；最后加入一些枸杞，增加汤的营养和口感；根据个人口味，加入适量的食盐调味，搅拌均匀后即可出锅。

【功效】活血化瘀，消肿止痛。

【药膳释义】

（1）核桃仁：甘、涩、温；入肾、肝、肺经。补肾益精，温肺定喘，润肠通便。

（2）田七：味甘、微苦、温；归肝、胃经。散瘀止血，消肿定痛。

【适宜人群】适宜于术后肿胀、疼痛等患者。

【注意事项】经期、孕期不宜服用。

红薯姜汤

【食材】红薯300克，生姜100克。

【做法】红薯去皮、洗净，切成较大的块状；生姜同样去皮、洗净，切成块状；将锅置于火上，加入足量清水并烧开；放入红薯块和生姜块，大火煮开后转小火煮约30分钟，直到红薯煮熟变软；最后，加入盐和白糖，并搅拌均匀，直到白糖完全溶化。

【功效】温阳活血，补益气血。

【药膳释义】

（1）红薯：润肺止咳，健脾胃。

（2）生姜：味辛，性微温；归肺、脾、胃经。解表散寒，温中止呕，温肺止咳，解毒。

【适宜人群】适宜于术后畏寒怕冷、血瘀疼痛者。

【注意事项】

（1）红薯姜汤中糖分含量较高，糖尿病患者应适量饮用。

（2）对患有胃溃疡等胃部疾病的人来说，可能会对胃造成刺激。

6. 术后湿热证

手术受湿热邪气的影响或自身体质因素，出现湿热胶着，患者气血和脏腑功能的调节受影响。主要表现以下几个方面：

（1）发热：术后患者可能出现持续或间断性的发热，体温多高于正常，但也可能表现为低热。

（2）汗出：湿热患者常出现汗出异常，如夜间盗汗、自汗等。

（3）口渴：由于湿热邪气阻滞气机，影响水液代谢，患者常感口渴，饮水不解。

（4）尿黄：湿热邪气下注，可能导致尿液颜色加深，呈现黄色或深黄色。

（4）舌苔黄腻：湿热邪气上蒸，可见舌苔黄腻，甚至伴有口臭。

选用板蓝根炖猪腱、冬瓜薏苡仁水鸭汤调养。

板蓝根炖猪腱

【食材】板蓝根15克，猪腱500克，生姜1片，红枣6颗，黄芪10克。

【做法】清洗猪腱（即猪前小腿的肉），焯水洗净，切成大片或小块备用；用水冲洗一下板蓝根，确保干净；准备其他配料，如姜片、红枣、黄芪等；将所有材料放入炖盅内（或电锅内锅）；加入适量清水，一般水量应覆盖所有食材；使用猛火烧开，小火炖煮3小时；加入适量的盐进行调味。

【功效】清热解毒，补养气血。

【药膳释义】

（1）板蓝根：味苦，性寒；归心、胃经；清热解毒，凉血，利咽。《本草便读》曰："板蓝根即靛青根，其功用性味与靛青叶同，能入肝胃血分，不过清热、解毒、辟疫、杀虫四者而已。"

（2）黄芪：《神农本草经》曰，"味甘、微温，无毒。主痈疽久败疮，排脓止痛；大风痢痢；五痔鼠瘘；补虚小儿百病"。

（3）红枣：《神农本草经》曰，"甘温。主心腹邪气，安中养脾，助十二经。平胃气，通九窍，补少气、少津液，身中不足，大惊，四肢重，和百药"。

【适宜人群】适宜于术后湿热浸淫者。

【注意事项】体虚而无实火热毒者忌服，脾胃虚寒者慎用。

冬瓜薏苡仁水鸭汤

【食材】冬瓜500克，薏苡仁50克，老鸭半只，生姜3片。

【做法】老鸭洗净，斩块，焯水去腥，控干水分；薏苡仁提前洗净，泡发备用（可以提前一晚泡发）；冬瓜洗净，去皮切块（注意冬瓜清热的功效主要在瓜皮，因此建议连皮切块）；将所有材料（包括老鸭、冬瓜、薏苡仁、姜片）放入锅中，加入足够的水；使用压力锅或砂锅，大火煮开后转小火炖煮，如果使用压力锅，可以炖煮20～45分钟，如果使用砂锅，则需要炖煮1~1.5小时，直至肉质软烂，汤色浓郁；炖煮完成后，根据个人口味加入适量的盐进行调味。

【功效】清热解毒，利水消肿，健脾和胃。

【药膳释义】

（1）薏苡仁：《本草纲目》曰，"薏苡仁阳明药也，能健脾，益胃"。

（2）冬瓜：性寒，利水消肿，能够清热降火。

【适宜人群】适宜于术后湿热下注、肢体肿胀者。

【注意事项】

（1）脾胃虚寒者慎用。

（2）阴虚体质、消化不良者及孕妇不宜食用。

第三节　烧烫伤药膳

【疾病简介】

烧烫伤是由于人体受到火焰、气液固体、射线等高温物理性接触，或化学性物质接触产生灼伤，侵害人体，一般受累部位为皮肤及皮下浅筋膜等结缔组织，严重者出现肌肉、韧带、关节等受累，甚至出现内脏器官烧烫伤。中医讲烧烫伤轻者仅表面皮肉经络损伤，不影响脏腑；严重者可出现火毒炽盛，伤及体内阴液，或热毒内攻脏腑，以致脏腑不和，阴阳失衡，产生诸多变证，甚至危及生命。

【辨证施膳】

（一）普通烧烫伤

日常生活中的Ⅱ度以下烧烫伤总面积在9%以下（小儿在5%以下），患者症状轻，无明显全身症状，可有局部红肿疼痛发热的表现，疼痛拒按，舌淡红或红，苔薄白，脉数而弦涩。辨证为：气滞血瘀，兼热毒浸肤。治疗以行气活血，清热解毒为法。多采用行气药：陈皮、化橘红、佛手、山柰、木香、香附等。活血化瘀药：川芎、郁金、丹参、西红花、桃仁、鸡血藤等。清热解毒药：金银花、连翘、蒲公英、荷叶、鱼腥草、土茯苓、紫花地丁、菊苣等。

选用山柰凉拌折耳根、英丁郁金绿豆汤、桃蒲绿豆粥调养。

山柰凉拌折耳根

【食材】新鲜折耳根（鱼腥草）250克（叶、根都行，一定选鲜嫩部分），山柰20克。

【做法】将新鲜折耳根摘去老叶，用清水洗净，如果根部较长，将其切成长短合适的段；将洗净沥干水分的折耳根放在一个大盆内，放入山柰，并将所有调料按自己口味放入，拌匀即可。

【功效】清热解毒，行气活血，消肿止痛。

【药膳释义】

（1）折耳根（鱼腥草）：味辛、微寒；入肺经。清热解毒，消痈排脓，利尿通淋。

（2）山柰：又名沙姜，味甘、辛，性温；归胃经。行气温中，消肿止痛。

【适宜人群】适宜于烧烫伤早期即肺热壅盛患者。

【注意事项】虚寒体质人可适当多加山柰以抑制鱼腥草寒性。

英丁郁金绿豆汤

【食材】蒲公英20克，紫花地丁20克，郁金10克，绿豆60克。

【做法】将蒲公英、郁金、紫花地丁洗净，切碎；将蒲公英、郁金、紫花地丁一同放入锅内，加入适量水，煎煮20～30分钟，去掉杂质，取出汤液；再将药汁放入锅内，加入适量水，放入绿豆，煮至绿豆软烂即可；温服食用。

【功效】清热解毒，活血化瘀。

【药膳释义】

（1）蒲公英：味苦、甘，性寒；归肝、胃经。清热解毒，消肿散结，利尿通淋。

（2）紫花地丁：味苦、辛，性寒；归心、肝经。清热解毒，凉血消肿。

（3）郁金：味辛、苦，性寒；归肝、胆、心、肺经。活血止痛，行气解郁，清心凉血，利胆退黄。

【适宜人群】烧烫伤及热毒疮疡患者。

【注意事项】素体虚寒或脾胃虚寒者慎用。

桃蒲绿豆粥

【食材】绿豆60克，蒲公英30克，粳米100克，桃仁15克。

【做法】将蒲公英、桃仁洗净，切碎入锅，加入适量的水熬制20～30分钟，去渣取汁；将粳米、绿豆洗净入锅，加入适量的水煮粥，将蒲公英、桃仁汤汁倒入，再煮熟温服。

【功效】活血化瘀，清热解毒。

【药膳释义】

（1）桃仁：味苦、甘，性平；归心、肝、大肠、肺经。活血化瘀，润肠通便，止咳平喘。

（2）蒲公英：味苦、甘，性寒；归肝、胃经。清热解毒，消肿散结，利尿通淋。

【适宜人群】烧、烫伤及热毒瘀阻疮疡患者。

【注意事项】虚寒体质人慎用，孕妇禁用。

（二）严重烧烫伤

大面积的重度烧烫伤，有显著的全身表现。

1. 烧烫伤早期：津伤燥热

火为阳邪，易伤阴液。烧烫伤早期，热伤津液，可表现为津伤燥热，出现口渴喜饮，咽干唇燥，大便干结，小便短赤等。津液脱失，火热耗气，气阴两伤，则见神疲乏力，烦渴引饮，面色无华，舌红而干。阴津被竭，阳无所附，阴竭阳脱，可出现体温反低，四肢厥冷，汗出淋漓，神志淡漠，面色苍白，脉微细促等阴阳离决的危重症候。

选用增味生脉饮、理中粥、麦冬花粉芦根粥调养。

增味生脉饮

【食材】人参10克，麦冬15克，五味子10克，生地黄15克。

【做法】上药水煎，取汁，不时温服。

【功效】益气生津，清热养阴。

【药膳释义】

（1）人参：味甘、微苦，性微温；归脾、心、肺、肾经。大补元气，复脉固脱，补脾益肺，生津养血，安神益智。

（2）麦冬：味甘、微苦，性微寒；归心、肺、胃经。养阴润肺，益胃生津，清心除烦。

（3）五味子：味酸、甘，性温；归肺、心、肾经；收敛固涩，益气生津，补肾宁心。

（4）生地黄：味甘，性寒；归心、肝、肾经。有清热凉血，养阴生津。

【适宜人群】适宜于气阴两虚患者。

【注意事项】患者素体偏热，可适当减少五味子量，甚至去掉五味子。

理中粥

【食材】干姜5克，人参10克，白术10克，粳米100克。

【做法】将干姜、人参、白术洗净切片，粳米淘净；用适量的水先煮干姜、人参、白术，约30分钟后去渣取汁，再放粳米于汤汁中，文火煮烂成粥；调味后早、晚趁热服用。

【功效】回阳救逆，温阳散寒。

【药膳释义】

（1）干姜：味辛，性热；归脾、胃、肾、心、肺经。温中散寒，回阳通脉，温肺化饮。

（2）人参：味甘、微苦，性微温；归脾、心、肺、肾经。大补元气，复脉固脱，补脾益肺，生津养血，安神益智。

（3）白术：味甘、苦，性温；归脾、胃经。补气健脾，燥湿利水，止汗，安胎。

【适宜人群】适宜于四肢厥冷、阴阳离决的危重症候人群。

【注意事项】阴虚患者不宜服用。

麦冬花粉芦根粥

【食材】麦冬15克，天花粉15克，芦根30克，粳米100克。

【做法】将麦冬、天花粉、芦根洗净，放入锅中，加入适量水煎取药汁备用；粳米洗净，放入锅中，加入适量水；武火煮开后，调入药汁；改用文火继续煮至米熟烂即成粥。

【功效】清热养阴，生津润燥。

【药膳释义】

（1）麦冬：味甘、微苦，性微寒；归心、肺、胃经。养阴润肺，益胃生津，清心除烦。

（2）天花粉：味甘、微苦，性微寒；归肺、胃经。清热泻火，生津止渴，消肿排脓。

（3）芦根：味甘，性寒；归肺、胃经。清热泻火，生津止渴，除烦，止呕，利尿。

【适宜人群】阴虚患者。

【注意事项】有寒证患者慎用。

2. 烧烫伤中期：热毒炽盛

中期由于火热之毒传里，或因火疮酿脓败坏，疮毒陷里，内攻脏腑，可见壮热烦渴，躁动不安，口干唇燥，便秘尿赤等热毒炽盛的症状，或出现有关脏腑功能衰败之兼症。

选用石膏乌梅饮、竹叶石膏粥、银花麦冬冬瓜汤调养。

石膏乌梅饮

【食材】生石膏150克，乌梅20枚。

【做法】生石膏打碎，纱布包裹；将生石膏与洗净的乌梅一同放入锅中；加入适量水武火煮开，改用文火继续煮，去渣取汁；调入白糖搅拌均匀即可；代茶饮用。

【功效】清热泻火，生津止渴。

【药膳释义】

（1）生石膏：味辛、甘，性大寒；归肺、胃经。清热泻火，除烦止渴。

（2）乌梅：味酸、涩，性平；归肝、脾、肺、大肠经。敛肺，涩肠，生津，安蛔。

【适宜人群】适宜于热盛伤津患者。

【注意事项】体虚寒或脾胃虚寒的人群忌用。

竹叶石膏粥

【食材】生石膏30克，鲜竹叶10克，粳米100克。

【做法】鲜竹叶洗净，同生石膏（包）一同放入锅中；加入适量水煎煮，去渣取汁；放入洗净的粳米，煮成稀粥，调入冰糖即可。

【功效】清心泻火，生津止渴，除烦利尿。

【药膳释义】

（1）生石膏：味辛、甘，性大寒；归肺、胃经。清热泻火，除烦止渴。

（2）鲜竹叶：味甘、辛、淡，性寒；归心、胃、小肠经。清热泻火，除烦，生津，利尿。

【适宜人群】适宜于热盛伤津，尿黄口渴心烦之人。

【注意事项】体寒、脾胃虚寒或阴虚发热者不宜用。

银花麦冬冬瓜汤

【食材】金银花15克，麦冬15克，冬瓜100克。

【做法】金银花、麦冬洗净，冬瓜去皮切片，备用；加入适量水先煮冬瓜、麦冬，后入金银花，再加入生姜、蒜等调料。

【功效】清热解毒，养阴生津。

【药膳释义】

（1）金银花：味甘，性寒；归肺、心、胃经；清热解毒，疏散风热。

（2）麦冬：味甘、微苦，性微寒；归心、肺、胃经；养阴润肺，益胃生津，清心除烦。

【适宜人群】适宜于热毒甚、伤口较深溃脓之人。

【注意事项】体寒、脾胃虚寒者不宜用。

3. 烧烫伤后期：气血两虚

后期虽邪热渐退，由于火热所伤，阴液未复，气血被耗。临床以气血两虚及脾胃虚弱的表现为主。

选用黄芪山药八珍汤、参芪当归白果鸡调养。

黄芪山药八珍汤

【食材】人参、黄芪、白术、茯苓、熟地黄、白芍、山药各10克，当归5克，川芎、甘草各3克，红枣10枚，生姜20克，墨鱼、肥母鸡、老鸭、猪肚、肘子各250克，排骨500克，冬笋、蘑菇、花生米各50克。

【做法】将诸药装纱布袋内，扎紧袋口；墨鱼、老鸭、肥母鸡、猪肚、肘子清水洗净；排骨洗净，剁成小块；生姜洗净拍破；冬笋洗净切块；蘑菇洗净去除杂质及木质部分；各配料备好后一起放入锅中，加入适量水；先用武火煮开，再改用文火慢煨炖，后放入黄酒、花椒、味精、盐等调料；待各种肉均熟烂后捞出，切成细条，再放入药汤中，捞出药袋；煮开后，调入味精即可。

【功效】温补气血。

【药膳释义】

（1）人参：味甘、微苦，性微温；归脾、心、肺、肾经。大补元气，复脉固脱，补脾益肺，生津养血，安神益智。

（2）黄芪：味甘，性微温；归脾、肺经。补气升阳，益卫固表，利水消肿，生津养血，行滞通痹，托毒排脓，敛疮生肌。

（3）白术：味甘、苦，性温；归脾、胃经。补气健脾，燥湿利水，止汗，安胎。

（4）茯苓：味甘、淡，性平；归心、肺、脾、肾经。利水渗湿，健脾，宁心安神。

（5）熟地黄：味甘，性微温；归肝、肾经。补血滋阴，益精填髓。

（6）白芍：味苦、酸，性微寒；归肝、脾经。养血调经，敛阴止汗，柔肝止痛，平抑肝阳。

（7）当归：味甘、辛，性温；归肝、心、脾经。补血活血，调经止痛，润肠通便。

（8）川芎：味辛，性温；归肝、胆、心包经。活血行气，祛风止痛。

（9）山药：味甘，性平；归脾、肺、肾经。益气养阴，补脾肺肾，涩精止带。

（10）甘草：味甘，性平；归心、肺、脾、胃经。补脾益气，清热解毒，祛痰止咳，缓急止痛，调和诸药。

（11）红枣：味甘，性温；归脾、胃、心经。补中益气，养血安神。

【适宜人群】适宜于气血两虚患者。

【注意事项】本膳味厚偏于滋腻，故烧烫伤后感染较重、感染未愈、阴虚火旺等患者不宜食用。

参芪当归白果鸡

【食材】炙黄芪10克，党参15克，当归5克，白果30克，土鸡1只，猪棒骨500克。

【做法】土鸡宰杀，去内脏、净血，放入50～60℃热水中烫透（2～3分钟），捞出，用镊子夹净鸡身绒毛，待用；将白果去壳洗净；将党参、当归、炙黄芪洗净备用，生姜拍碎，切粒，混合拌入花椒、味精、盐一同作为佐料，待用；将土鸡、猪棒骨和已配好的佐料一同放入锅中以微火熬煮（5～6小时），使佐料尽量透入鸡肉当中；在炖鸡起锅前半小时将白果放入锅中煮透即可。

【功效】补气生血。

【药膳释义】

（1）党参：味甘，性平；归脾、肺经。补脾益肺，养血生津。

（2）炙黄芪：味甘，性微温；归脾、肺经。补气升阳，益卫固表，利水消肿，生津养血，行滞通痹，托毒排脓，敛疮生肌。

（3）当归：味甘、辛，性温；归肝、心、脾经。补血活血，调经止痛，润肠通便。

【适宜人群】适宜于气血亏虚患者。

【注意事项】烧烫伤后期感染热重者不宜服用。

以上是烧烫伤的一般辨证规律，但烧烫伤病证多来势迅猛，复杂多变，临证必须灵活辨证。对重伤员，辨舌苔与脉象有一定的重要性。初期舌质多淡红，或有浮浊苔；火毒内攻，则舌红苔黄而干；阴津损耗者，舌多光绛，甚起芒刺；病情好转，正气渐复时，舌苔渐生，舌红转淡。烧烫伤的脉象，一般为洪大弦数，尤以数脉居多，即使在治愈后往往还可持续较长时间，随气阴恢复后才逐渐缓和；如合并全身化脓性感染时，脉数更甚。如数疾之脉，转为沉迟时，为脉症不符，病情趋向恶化。总之，本病以清火解毒，固护气阴为主要治疗原则。急则治其标，缓则治其本。患者适宜的药膳处方还是以当时的具体情况为定。在严重烧烫伤的患者早期以清热养阴为主，中后期则以补养气阴为主，以促进伤口及全身恢复。

4. 烧烫伤后期并发症：消化道溃疡

烧烫伤后可引起急性消化道溃疡，患者出现典型症状如呕血、黑便、上腹部疼痛。这类患者适宜养护胃气，保护胃黏膜，减少对胃部的刺激，待胃部症状好转后再进行下一步治疗。

选用三七山药鸡蛋羹、山药南瓜莲子粥调养。

三七山药鸡蛋羹

【食材】三七末10克，山药末10克，藕汁适量，鸡蛋3个。

【做法】取了3个鸡蛋，将鸡蛋打破，倒入碗中搅拌；用新鲜藕汁、山药末及三七末，加入适量白糖，与鸡蛋搅匀；隔水蒸熟后服用。

【功效】散瘀止血。

【药膳释义】

（1）三七末：味甘、微苦，性温；归肝、胃经。散瘀止血，消肿定痛

（2）山药末：味甘，性平；归脾、肺、肾经。益气养阴，补脾肺肾，涩精止带。

【适宜人群】适宜于瘀血型胃溃疡。

【注意事项】无瘀血者不宜服用。

山药南瓜莲子粥

【食材】南瓜30克，山药10克，莲子10克，粳米100克。

【做法】将南瓜切块去瓤去皮，煮熟，并压成泥；将粳米、山药、莲子洗净备用；将粳米、山药、莲子和切好的南瓜放入锅中，加入适量的水熬煮；熬煮15分钟后放入适量的冰糖即可。

【功效】养护胃气。

【药膳释义】

（1）山药：味甘，性平；归脾、肺、肾经。益气养阴，补脾肺肾，涩精止带。

（2）莲子：味甘、涩，性平；归脾、肾、心经。补脾止泻，止带，益肾涩精，养心安神。

【适宜人群】适宜于胃黏膜损伤及胃溃疡患者。

【注意事项】气滞腹胀者慎用。

第四节　外科感染药膳

【疾病简介】

中医认为，外科感染是由于外感风邪、湿热毒邪侵袭皮肤所致。这些邪气与体内的气血相搏结，郁积于经络之中，久则化热成脓而成病。患者可能出现局部红肿、疼痛、发热等症状，严重时还可能伴有恶寒、发热、口渴等全身症状，以及食欲减退等现象。辨证多以"热毒"为主，如"风热痰毒""火毒浸淫""湿热火毒""阴虚火炽""气血亏虚"等。治疗方法以清热解毒，消肿散结为主。

【辨证施膳】

1. 风热痰毒证

伤口局部红、肿、热、痛，伴有恶寒发热，头痛，咳嗽；舌质淡红，苔黄，脉浮数。

选用牛蒡子茶调养。

牛蒡子茶

【食材】牛蒡子3克，连翘3克，夏枯草3克。

【做法】上药泡水代茶饮用即可。

【功效】疏风散热，清热消肿。

【药膳释义】

（1）牛蒡子：味辛、苦，性寒；归肺、胃经。疏散风热，宣肺祛痰，利咽透疹，解毒消肿。

（2）夏枯草：味辛、苦，性寒；归肝、胆经。清肝泻火，明目，散结消肿。

（3）连翘：味苦，性微寒；归肺、心、小肠经。清热解毒，消肿散结，疏散风热。

【适宜人群】适宜于感染早期风热痰毒证患者。

【注意事项】脾胃虚寒以及气虚脓清者不宜食用。

2. 火毒浸淫证

伤口局部红、肿、热、痛，肿势散漫，伴高热，口渴欲饮，大便秘结，小便黄赤；舌质红，苔黄，脉弦数。

选用黄连银花粥调养。

黄连银花粥

【食材】黄连5克，金银花10克，粳米30克。

【做法】将黄连、金银花入锅水煎，去渣取汁；将锅中加粳米和适量清水煮粥，后调入药汁，继续煮成粥，温服即可。

【功效】清热泻火解毒。

【药膳释义】

（1）黄连：味苦，性寒；归心、脾、胃、肝、胆、大肠经。清热燥湿，泻火解毒。

（2）金银花：味甘，性寒；归肺、心、胃经。清热解毒，疏散风热。

【注意事项】脾胃虚寒者不宜食用。

【适宜人群】感染早期火毒浸淫证患者。

3. 湿热火毒

伤口局部红、肿、热、痛，伴食欲不佳，发热不扬，乏力，口干，口苦，小便黄赤，大便干或不畅；舌红，苔黄腻，脉滑数。

选用黄连薏苡仁粥调养。

黄连薏苡仁粥

【食材】黄连3克，黄芩8克，茯苓15克，白术15克，薏苡仁60克，粳米60克，适量调味料。

【做法】将黄连、黄芩、茯苓、白术放入锅中，加入适量水，熬煮取汁备用；将薏苡仁洗净捣碎，粳米淘洗，同入锅中，加入适量水，共煮为粥；粥熟后调入药汁，再加入适量食盐、味精、香油即可。

【功效】清热燥湿，健脾渗湿。

【药膳释义】

（1）黄连：味苦，性寒；归心、脾、胃、肝、胆、大肠经。清热燥湿，泻火解毒。

（2）薏苡仁：味甘、淡，性凉；归脾、胃、肺经。利水渗湿，健脾止泻，除痹，排脓，解毒散结。

（3）茯苓：味甘、淡，性平；归心、肺、脾、肾经。利水渗湿，健脾，宁心安神。

（4）黄芩：味苦，性寒；归肺、胆、脾、大肠、小肠经。清热燥湿，泻火解毒，止血，安胎。

【适宜人群】感染中期热毒炽盛患者。

【注意事项】孕妇及脾胃虚寒者慎用。

4. 阴虚火炽

伤口局部暗红、平塌、热、痛，伴发热，烦躁口渴，大便秘结，小便短赤；舌质红，苔少而黄，脉细数。

选用增液粥调养。

增液粥

【食材】生地黄30克，麦冬15克，玄参15克，粳米100克。

【做法】生地黄、麦冬、玄参洗净切段，绞汁备用；粳米洗净，放入锅内，加水适量，武火煮沸数分钟后加入药液与生姜片；改用文火继续煮成稀粥即成。

【功效】清热养阴。

【药膳释义】

（1）生地黄：味甘，性寒；归心、肝、肾经。清热凉血，养阴生津。

（2）玄参：味甘、苦、咸，性微寒；归肺、胃、肾经。清热凉血，滋阴降火，解毒散结。

（3）麦冬：味甘、微苦，性微寒；归心、肺、胃经。养阴润肺，益胃生津，清心除烦。

【适宜人群】适宜于阴虚火旺患者。

【注意事项】孕妇及脾胃虚寒者慎用。

5. 气血亏虚

伤口感染日久肿势不局限，脓出稀薄；头晕眼花，神疲乏力，纳差；舌质淡红，苔薄白，脉细弱。

选用黄芪八珍汤调养。

黄芪八珍汤

【食材】黄芪、党参、炒白术、茯苓、熟地黄、白芍各8克，当归5克，川芎、甘草各3克，红枣10枚，生姜20克，排骨、肥母鸡、老鸭、猪蹄各200克，冬笋、蘑菇、花生米各50克。

【做法】将诸药装纱布袋内，扎紧袋口；排骨、肥母鸡、老鸭、猪蹄清水洗净，生姜洗净切块，蘑菇洗净去除杂质；各配料备好后同放锅中，加入适量水；先用大火煮开后改用小火慢炖，再加入黄酒、花椒、味精等调料；肉煮烂后捞出，取出药袋，饮汤食肉。

【功效】补气益血。

【药膳释义】

（1）党参：味甘、平，性平；归脾、肺经。补脾益肺，养血生津。

（2）黄芪：味甘，性微温；归脾、肺经。补气升阳，益卫固表，利水消肿，生津养血，行滞通痹，托毒排脓，敛疮生肌。

（3）炒白术：味甘、苦，性温；归脾、胃经。补气健脾，燥湿利水，止汗，安胎。

（4）茯苓：味甘、淡，性平；归心、肺、脾、肾经。利水渗湿，健脾，宁心安神。

（5）熟地黄：味甘，性微温；归肝、肾经。补血滋阴，益精填髓。

（6）白芍：味苦、酸，性微寒；归肝、脾经。养血调经，敛阴止汗，揉肝止痛，平抑肝阳。

（7）当归：味甘、辛，性温；归肝、心、脾经。补血活血，调经止痛，润肠通便。

（8）川芎：味辛，性温；归肝、胆、心包经。活血行气，祛风止痛。

（9）甘草：味甘，性平；归心、肺、脾、胃经。补脾益气，清热解毒，祛痰止咳，缓急止痛，调和诸药。

（10）红枣：味甘，性温；归脾、胃、心经。补中益气，养血安神。

【适宜人群】适宜于气血亏虚患者。

【注意事项】阴虚内热者，湿热体质者，或感染有急性加重期者不宜食用。

第五节 泌尿系结石药膳

【疾病简介】

泌尿系结石在中医上属于"淋证"，主要表现为小便频数、淋漓涩痛、小腹拘急隐痛。病因为外感湿热，饮食不节，情志失调，禀赋不足或劳伤久病。基本病机为湿热蕴结下焦，肾与膀胱气化不利。根据不同的症状和体质，中医辨证主要分为下焦湿热、气滞血瘀、脾肾气虚、气阴不足证。

【辨证施膳】

1. 下焦湿热证

患者表现为腰酸时痛，或腰腹绞痛难以忍受，尿滞不畅，或排尿时突然中断，刺痛灼热，或尿中砂石，尿黄红，或尿中带血，口臭口苦，便秘，舌红，苔黄腻，脉滑数。

选用滑石金钱草粥、海金沙茶调养。

滑石金钱草粥

【食材】滑石粉20克，金钱草10克，粳米50克。

【做法】将用布将滑石粉包紧，与金钱草一同放入煲内加入500毫升水，中火煎煮30分钟留取药汁；粳米洗净入煲内，注入药汁，再加入适量水，大火煮沸后小火煮成粥；粥成后调入白糖，温食。

【功效】清热利湿，利尿通淋。

【药膳释义】

（1）滑石粉：味甘、淡，性寒；归膀胱、肺、胃经。利尿通淋，清热解暑。

（2）金钱草：味甘、咸，性微寒；归肝、胆、肾、膀胱经。利湿退黄，利尿通淋，解毒消肿。

【适宜人群】适宜于下焦湿热证。

【注意事项】滑利之品孕妇忌用，脾胃虚寒及小便多、滑精者不宜服用。

海金沙茶

【食材】海金沙、绿茶各适量。

【做法】将海金沙清洗干净后和绿茶一起放到茶杯中；用开水冲泡后盖好盖；15分钟后即可开盖饮用。

【功效】清热利湿，通淋止痛。

【药膳释义】

海金沙：味甘、咸，性寒；归膀胱、小肠经。清热利湿，通淋止痛。

【适宜人群】对于尿血红紫、小便疼痛满急者适宜。

【注意事项】脾胃虚寒慎用。

2. 气滞血瘀证

患者症状往往在郁怒之后发作，腰痛剧烈，腰腹胀闷不适，或伴有尿色紫红，或夹有血块，小便难涩，滴下，或欲出不能，尿流中断，舌紫暗，苔薄白或黄，脉弦涩。

选用金钱草元胡蜜饮、桃红川芎酒调养。

金钱草元胡蜜饮

【食材】金钱草30克，延胡索30克，川楝子20克，蜂蜜30克。

【做法】先将金钱草、延胡索、川楝子分别拣去杂质，晒干或烘干，切碎；一同放入砂锅，加水浸泡片刻，煎煮30分钟，用洁净纱布过滤去渣；滤汁放入容器，待其温热时，兑入蜂蜜，拌匀即成。

【功效】行气活血，利湿通淋。

【药膳释义】

（1）金钱草：味甘、咸，性微寒；归肝、胆、肾、膀胱经。利湿退黄，利尿通淋，解毒消肿。

（2）延胡索：味辛、苦，性温；归肝、脾、心经。活血，行气，止痛。

（3）川楝子：味苦，性寒；归肝、小肠、膀胱经。疏肝泄热，行气止痛。

【适宜人群】适宜于气滞血瘀疼痛明显或刺痛患者。

【注意事项】无疼痛者不宜服用。

桃红川芎酒

【食材】桃仁50克，红花50克，川芎30克，食用白酒1 000毫升。

【做法】将上述药物磨成粉，装入布袋内；置于白酒中，浸泡10～15天，过滤去渣。

【功效】行气活血。

【药膳释义】

（1）桃仁：味苦、甘，性平；归心、肝、大肠、肺经。活血化瘀，润肠通便，止咳平喘。

（2）红花：味辛，性温；归心、肝经。活血化瘀，散瘀止痛。

（3）川芎：味辛，性温；归肝、胆、心包经。活血行气，祛风止痛。

【适宜人群】适宜于尿中有血块者。

【注意事项】孕妇慎用，阴虚阳亢者不宜食用。

3.脾肾气虚证

患者长期患有肾结石，神疲乏力，面色少华，腰腹隐痛，喜揉喜压，腰膝酸软，遇劳时尿涩不明显，尿出无力，少腹胀，尿中时夹砂石，纳差，大便稀疏，面色少华；舌苔薄，舌淡，边有齿痕，脉细无力。

选用党参山药乌鸡汤调养。

党参山药乌鸡汤

【食材】山药30克，党参30克，乌鸡1只（约500克）。

【做法】乌鸡宰杀去毛，清洗干净入沸水除尽血水；打尽浮沫转小火，保持水面微沸，待鸡七成熟时下党参及山药；继续用小火炖至鸡软离骨时，放入盐、味精即可。

【功效】补益脾肾。

【药膳释义】

（1）山药：味甘，性平；归脾、肺、肾经。益气养阴，补脾肺肾，涩精止带。

（2）党参：味甘，性平；归脾、肺经。补脾益肺，养血生津。

【适宜人群】适宜于小便无力淋漓不尽者。

【注意事项】本方滋腻之品，有脾胃湿热者或食积者不宜食用。

4. 气阴不足证

患者患结石日久，腰痛绵绵，小便微涩，滴不完，尿血鲜红，潮热盗汗，五心烦热，口干咽干，头晕耳鸣，舌红少苔，脉细数。

选用参精枸杞粥调养。

参精枸杞粥

【食材】人参30克，黄精30克，枸杞30克，粳米100克。

【做法】先将人参、黄精、枸杞煎取药汁备用；将粳米放入锅中，加入适量的水，煮开后，调入药汁和适量白糖；再用小火继续煮至米熟烂即成粥。

【功效】补气养阴。

【药膳释义】

（1）人参：味甘、微苦，性微温；归脾、肺、心、肾经。大补元气，复脉固脱，补脾益肺，生津养血，安神益智。

（2）黄精：味甘，性平；归脾、肺、肾经。补气养阴，健脾，润肺，益肾。

（3）枸杞：味甘，性平；归肝、肾经。滋补肝肾，益精明目。

【适宜人群】适宜于气阴不足、腰膝酸软、小便淋漓不尽患者。

【注意事项】本膳味厚偏于滋腻，脾虚湿困、中气壅滞、脾失健运者不宜服用。

第六节　痔疮药膳

【疾病简介】

痔疮，中医俗称"痔"，是由于肛管或直肠下端静脉丛充血或瘀血并肿大导致的常见肛肠病。按病证位置可将痔疮可分为外痔、内痔和混合痔。不同的病症表现不同，如可见肛门出血、肛周瘙痒、疼痛和脱垂等。

中医常将痔疮分为风伤肠络型、湿热下注型、气滞血瘀型、脾虚气陷型。辨证要点在于辨明出血和大便的关系、局部疼痛性质、痔疮的形态、合并伴随症状及病程时长。

【辨证施膳】

1. 风伤肠络型

可见痔疮在大便时出血，出血的颜色较鲜红，可伴随肛门周围发痒、大便不畅的表现，舌质淡红、苔薄白，脉弦数或浮数。

选用生地冬瓜汤调养。

生地冬瓜汤

【食材】新鲜生地100克，冬瓜500克。

【做法】将新鲜生地清洗干净，切小块，备用；冬瓜去皮、去瓤，清洗干净，切块，备用；锅中放入适量猪油，将冬瓜翻炒后加入适量清水，大火烧开，再加入新鲜生地小火炖煮，待食材熟软后加入适量盐、味精调味即可。

【功效】清热凉血，润肠通便。

【药膳释义】

（1）新鲜生地：味甘、苦，性寒；归心、肝、肾经。《本草纲目》曰："生地黄诸经血热，滋阴退阳。"

（2）冬瓜：《名医别录》曰，"味甘，微寒。主治小腹水胀，利小便，止渴"。

【适宜人群】风伤伤络者，以无痛性出血颜色较鲜为主要表现患者。

【注意事项】

（1）孕妇不宜。

（2）体寒者慎用。

2. 湿热下注型

患者多以大便时出血，出血的颜色较灰暗，常伴随有大便不爽，可见舌红、苔黄腻、脉滑等表现。

选用白头翁茶调养。

白头翁茶

【食材】白头翁10克，菊花10克，绿茶10克，红枣20克。

【做法】将白头翁清水冲洗灰尘后，放入清水泡发，备用；菊花清水冲去灰尘，沥干水，备用；将茶罐中加入适量清水、泡发的白头翁连同泡发用的水熬煮约5分钟，过滤渣，去白头翁，留药汁，加入菊花、红枣和绿茶，加热待茶叶泡开后，搅拌均匀即可代茶饮。

【功效】清热解毒，利湿和血。

【药膳释义】

（1）白头翁：性寒、味苦；胃、大肠经。《名医别录》曰："止鼻衄，弘景止毒痢，亦是热毒入伤血分之候。"

（2）菊花：味苦、甘，性微寒；归肺、肝经。《神农本草经》曰："诸风头眩肿痛，目欲脱，泪出，皮肤死肌，恶风湿痹。久服利血气，轻身耐老延年。"《名医别录》曰："疗腰痛去来陶陶，除胸中烦热，安肠胃，利五脉，调四肢。"

（3）红枣：《神农本草经》曰，"味甘，平、温"。《本草经疏》曰："入足太阴，阳明经。补脾和胃，益气生津，调营卫，解药毒。"《日华子本草》曰："润心肺，止嗽。补五藏、治虚劳损，除肠胃癖气。"

（4）绿茶：味苦、甘，性凉；归心、肺、胃经。《雷公炮制药性解》曰："绿茶，性微寒，味苦、甘。收敛、利尿、提神。"

【适宜人群】适宜于湿热下注、便血者。

【注意事项】

（1）孕妇禁用。

（2）饮茶后难以入睡者慎用。

3. 气滞血瘀型

患者以外痔为主要表现，多病程较长，常常会感到肛门疼痛；便时出血比较多，可见突出的痔疮肿大；舌淡，苔白，脉象为细弱。

选用槐花茶调养。

槐花茶

【食材】槐花10克，黄芪30克，红茶10克，红枣30克。

【做法】将槐花清水冲洗灰尘后，放入清水泡发，备用；黄芪清水冲去灰尘，泡发，备用；将茶罐中加入适量清水、泡发的槐花、黄芪连同泡发用的水熬煮约5分钟，过滤渣，去槐花和黄芪，留药汁，加入红茶和红枣，待茶叶泡开后，搅拌均匀即可代茶饮。

【功效】补血益气，止血止痛。

【药膳释义】

（1）槐花：苦，微寒；归肝、大肠经。《本经逢原》曰："槐花苦凉，阳明、厥阴血分药也。故大小便血，及目赤肿痛皆用之。目得血而能视，赤肿乃血热之病也。肠血痔血同柏叶微炒为末，乌梅汤服。肠风脏毒，淘净炒香为末。肠风荆芥汤服，脏毒蘸猪脏日日服之。"

（2）黄芪：性甘，微温；归脾、肺经。《名医别录》曰："主妇人子脏风邪气，逐五脏间恶血。补丈夫虚损，五劳羸瘦。止渴，腹痛，泄痢。益气，利阴气。"

（3）红茶：性温、味苦。《汤液本草》曰："入手、足厥阴经。具有生津清热、温中散寒、养胃暖身、消除疲劳、振奋阳气等功效。"《赤水玄珠》曰："治风热上攻，头目昏痛，及头风热痛不可忍。"

（4）红枣：《神农本草经》，"味甘，平。主心腹邪气，安中养脾，助十二经。平胃气，通九窍，补少气、少津液，身中不足，大惊，四肢重，和百药"。

【适宜人群】适宜于气血虚少、痔疮出血疼痛者。

【注意事项】

（1）孕妇禁用。

（2）饮茶后难以入睡者慎用。

4. 脾虚气陷型

患者痔疮的出血量比较多，常常伴随全身症状，如有全身乏力、大便不爽，便稀溏，饮食欠佳，舌淡、苔白，脉细或濡。

选用黄芪山药茯苓羹调养。

黄芪山药茯苓羹

【食材】黄芪30克，党参20克，茯苓50克，新鲜山药200克，粳米100克。

【做法】新鲜山药去皮，清水清洗干净，切为小块，备用；黄芪、党参、茯苓清水清洗干净，温水泡发后备用；粳米清洗干净，沥干水，备用；砂锅中放适量清水，放入发泡好的黄芪、党参、茯苓和粳米大火煮开30分钟，待米及食材七成熟后放入新鲜山药熬开，转小火，待食材软烂后加入适量盐调味即可。

【功效】补气和中，固本健脾。

【药膳释义】

（1）党参：味甘、平；归肺、脾经。健脾益肺，养血生津。《本草从新》曰："党参补中益气，和脾胃除烦渴。"

（2）黄芪：味甘，性微温；归脾、肺经。补气升阳，益气固表，敛汗固脱，托毒生肌，利水消肿，行滞通痹。《本草纲目》认为黄芪为补气药之长。《神农本草经》曰："黄耆，味甘微温。主痈疽久败创，排脓止痛，大风，癞疾，五痔，鼠瘘，补虚，小儿百病。"

（3）茯苓：《神农本草经》曰，"气味甘、平，无毒。主胸胁逆气，忧恚惊邪恐悸，心下结痛，寒热烦满咳逆，口焦舌干，利小便。久服安魂养神，不饥延年"。

（4）山药：性味甘，平；归脾、肺、肾经。补脾养胃，生津益肺，补肾涩精。《神农本草经》曰："山药主伤中，补虚，除寒热邪气，补中益气力，长肌肉，久服耳目聪明。"

（5）粳米：《滇南本草》曰，"治一切诸虚百损，强筋壮骨，生津，明目，长智"。

【适宜人群】适宜于血瘀内阻、气滞胁痛者。

【注意事项】腹胀、大便干者慎用。

第七节　乳腺炎（乳痈）药膳

【疾病简介】

乳腺炎是女性常见的疾病，根据病因的不同可以分为急性化脓性乳腺炎、乳晕旁瘘管、浆细胞性乳腺炎等，以急性化脓性乳腺炎最为常见。急性化脓性乳腺炎常发生于哺乳期，特别是初产妇产后1～2个月，故又叫急性哺乳期或产褥期化脓性乳腺炎，中医称为乳痈。

急性化脓性乳腺炎的临床表现，可以分为三期。

一期，瘀奶肿块期或红肿期。主要表现是乳房的某一部分，通常是外上或内上象限突发肿硬胀痛，边界不清，多有明显的压痛。此期乳房内部的炎症呈蜂窝织炎阶段，尚未形成脓肿。乳房皮肤的颜色正常，微红或微热，突然高热寒战、疼痛肿胀、局部鲜红，很快化脓破溃，多伴有胸闷头痛，食欲缺乏等。若有乳头皲裂，哺乳时会感觉乳头像针扎一样疼痛，乳头表面可见一两个小脓点或很小的裂口。

二期，脓肿形成期。蜂窝织炎阶段未能及时消散，炎症继续发展，组织坏死，脓肿形成在所难免。肿块逐渐增大变硬，疼痛加重，多为搏动性跳痛，甚至持续性剧烈疼痛，乳房局部皮肤发红、灼热。全身壮热不退，口渴思饮，恶心厌食，同侧腋窝淋巴结肿大等。红肿热痛2～3天后，肿块中央渐渐变软，有波动感，中心红肿发亮，皮肤变薄，周边皮肤大片鲜红，穿刺会有脓液吸出。此期脓肿已成，保守治愈的时机已过。

三期，脓肿溃后期。脓肿成熟时可自行破溃，或手术切开排脓。如果引流通畅，则局部肿消痛减，体温正常，经过换药，大约一个月创口逐渐愈合。如果溃后脓出不畅，肿势不消，疼痛不减，身热不退，那就是引流不畅，经久不愈转成慢性乳腺炎，也会形成乳瘘，即有乳汁伴脓液混合流出。

【辨证施膳】

根据病程变化和临床表现不同，乳痈可分为三种证型。

1. 气滞热壅证

乳汁淤积结块，皮色不变或微红，肿胀疼痛，伴有恶寒发热，头痛，周身酸楚，口渴，便秘；舌淡红苔黄，脉数。

选用蒲公英粥调养。

蒲公英粥

【食材】干蒲公英20克，金银花10克，大米50克。

【做法】将干蒲公英、金银花洗净，干蒲公英切碎；干蒲公英、金银花加水煎煮去渣取汁；放入大米，大火煮开，小火熬煮到粥黏稠。

【功效】清热解毒，消痈散疖。

【药膳释义】

（1）干蒲公英：味苦、甘，性寒；归肝、胃经。清热解毒，消肿散结，利尿通淋。

（2）金银花：味甘，性寒；归肺、心、胃经。清热解毒，疏散风热。

（3）大米：《滇南本草》曰，"治一切诸虚百损，强筋壮骨，生津，明目，长智"。

【适宜人群】适宜于乳腺炎早期者。

【注意事项】寒性体质慎用。

2. 热毒炽盛证

乳房肿痛，皮肤焮红灼热，肿块变软，有应指感，可伴有发热；或切开排脓后引流不畅，红肿热痛不消，舌质红，苔黄腻，脉洪数。

选用蒲公英桃仁饮、皂角刺煨老母鸡调养。

蒲公英桃仁饮

【食材】干蒲公英30克，桃仁12克，桔梗12克，红糖适量。

【做法】干蒲公英、桃仁、桔梗洗净，加水600毫升煎煮取汁；加入红糖适量。

【功效】清热解毒，消痈排脓。

【药膳释义】

（1）蒲公英：味苦、甘，性寒；归肝、胃经。清热解毒，消肿散结，利尿通淋。

（2）桃仁：味苦、甘，性平；归心、肝、大肠、肺经。活血化瘀，润肠通便，止咳平喘。

（3）桔梗：味苦、辛，性平；归肺经。宣肺，祛痰，利咽，排脓。

【适宜人群】急性乳腺炎中期热毒织盛证。

【注意事项】非热毒炽盛者慎用。

皂角刺煨老母鸡

【食材】皂角刺120克，老母鸡1只。

【做法】将老母鸡宰杀，去毛及内脏，洗净；用皂角刺戳满鸡身，放入锅中，加水适量；用大火煮开，去掉泡沫，小火煨2~3小时至鸡肉烂熟，去皂角刺，吃肉喝汤。

【功效】活血祛瘀，消痈排脓。

【药膳释义】

皂角刺：又称天丁，味辛，性温；归肝、胃经。消肿托毒排脓，破坚削积，活血祛瘀、祛风杀虫。

【适宜人群】适宜于急性乳腺炎脓已成或已破溃者。

【注意事项】避免同时服用辛辣、生冷、油腻等刺激性的食物，不宜与醋同服。

3. 正虚毒恋证

溃脓后乳房肿痛减轻，但疮口脓水不断，脓汁清稀，愈合缓慢或形成乳漏，全身乏力，面色少华，或低热不退，饮食减少，舌质淡，苔薄，脉弱无力。

选用花粉当归饮调养。

花粉当归饮

【食材】黄芪30克，天花粉15克，当归15克，红糖适量。

【做法】将黄芪、天花粉、当归洗净，放入锅中，加入适量的水煎煮30分钟，去渣取汁；汤汁中加入适量红糖即可。

【功效】补益气血，托里消痈。

【药膳释义】

（1）黄芪：味甘，性微温；归脾、肺经。补气升阳，益气固表，敛汗固脱，托毒生肌，利水消肿，行滞通痹。《本草纲目》认为黄芪为补气药之长。《神农本草经》曰："黄芪，味甘微温。无毒。主痈疽久败创，排脓止痛，大风，癫疾，五痔，鼠瘘，补虚，小儿百病。"

（2）天花粉：味甘、微苦，性微寒；归肺、胃经。清热泻火，生津止渴，消肿排脓。

（3）当归：味甘、辛，性温；归肝、心、脾经；补血活血，调经止痛，润肠通便。

【适宜人群】适宜于乳腺炎破溃后久不愈合或形成瘘管者。

【注意事项】热盛阳亢体质慎用。